무엇이든 물어보세요! 치과진료 Q&A

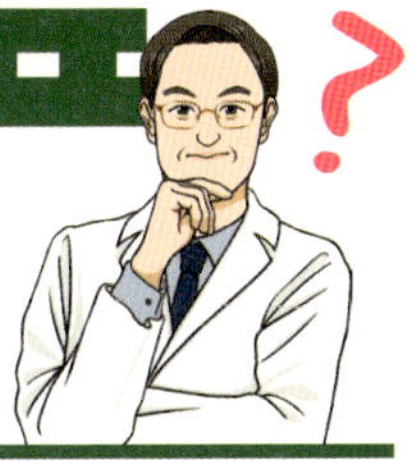

김영균 · 윤필영 · 이남기 · 이효정 · 최용훈 · 조득원 · 소현수

군자출판사

무엇이든 물어보세요!
치과진료 Q&A

첫째판 1쇄 인쇄 2023년 11월 25일
첫째판 1쇄 발행 2023년 12월 10일

지 은 이 김영균, 윤필영, 이남기, 이효정, 최용훈, 조득원, 소현수
발 행 인 장주연
출판기획 한수인
책임편집 김민수
디 자 인 신지원
제 작 황인우
발 행 처 군자출판사(주)
등록 제4-139호(1991. 6. 24)
(10881) **파주출판단지** 경기도 파주시 회동길 338(서패동 474-1)
전화 (031) 943-1888 팩스 (031) 943-0209
www.koonja.co.kr

ISBN 979-11-7068-076-5
정가 70,000원

무엇이든 물어보세요! 치과진료

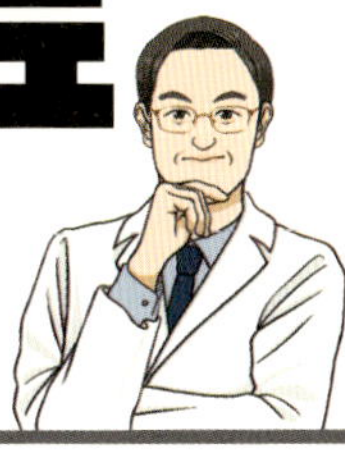

Q&A

서문

모든 치과진료 시 설명의 중요성은 아무리 강조해도 지나침이 없습니다. 또한 법적으로도 진료 관련 설명의무의 중요성을 강조하고 있습니다. 치과에 내원하는 모든 환자들은 진료와 관련하여 궁금한 것들이 매우 많고 치료 시 통증, 치료 후 합병증, 비싼 진료비 등에 대한 공포감이 잠재해 있습니다. 그런데 치과대학병원, 종합병원 치과, 치과병원, 치과의원에 근무하는 치과의사들과 치과위생사 및 직원들이 환자들에게 설명을 잘하고 있을까요? 당연히 친절하고 상세하게 설명하고 있을 것입니다. 그런데 왜 환자들은 병원을 나서면 기억을 못 하고 분쟁이 발생하였을 때 설명을 들은 바가 없다고 주장할까요? 또한 환자들은 설명하는 의료진들마다 내용이 다르다는 얘기를 많이 하곤 합니다. 환자들이 궁금한 것을 질문할 때 치과의사들마다 각각 대답이 다르고, 치과위생사들의 답변도 상이한 경우가 많으며 이러한 일이 발생하면 병원에 대한 신뢰감이 매우 떨어진다고 생각합니다.

치과의료진들은 모두 각자의 병의원에서 환자들의 질문에 일관되게 답하고 있는지 잘 생각해 보시기 바랍니다. 본인을 포함하여 총 7명의 의료진이 환자들이 많이 궁금해하는 질문들에 대한 답변을 정리해 보았습니다. 가급적 문헌과 근거자료들을 기반으로 객관적인 답변이 될 수 있도록 최선을 다했으나 미흡한 점이 많을 것입니다. 독자들은 본 책자의 내용을 일부 수정하거나 첨삭하여 각자 질문과 답변을 정리해 두면 환자 진료 시 조금이나마 도움이 될 것이라고 생각합니다.

본 책자를 편집하고 출판해 주신 군자출판사 임직원들께 깊은 감사의 말씀을 드리며, 각자 전공분야에 맞춰 질문과 답변을 정리해 주신 공저자 선생님들께도 깊은 감사의 말씀을 드립니다.

2023년 11월

대표저자 **김영균**

저자약력

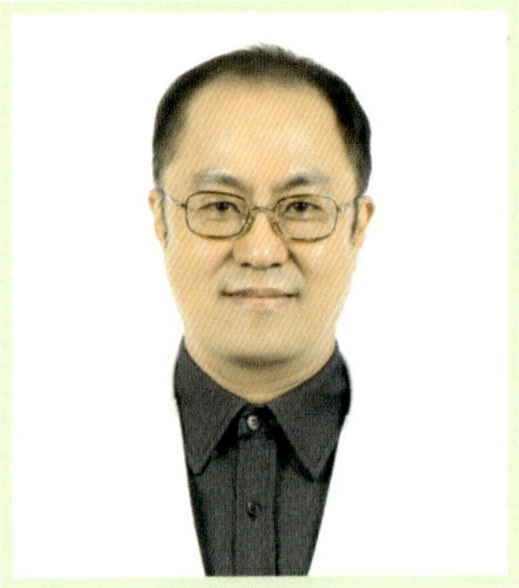

김영균

분당서울대학교병원 치과 구강악안면외과 교수
대한민국의학한림원 정회원

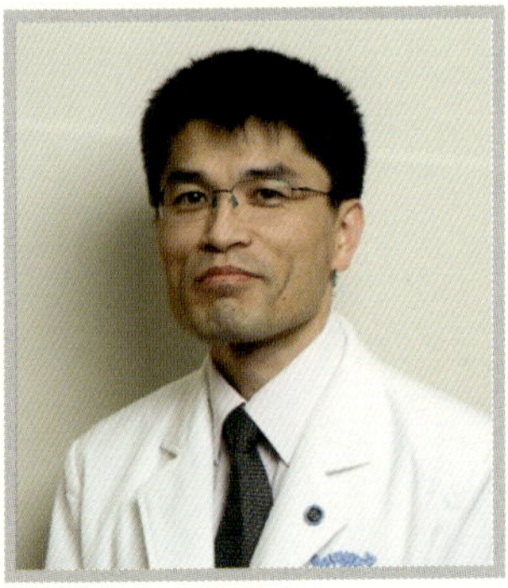

윤필영

분당서울대학교병원 치과 임상조교수/부교수/교수
서울대학교 치의학대학원 기금부교수

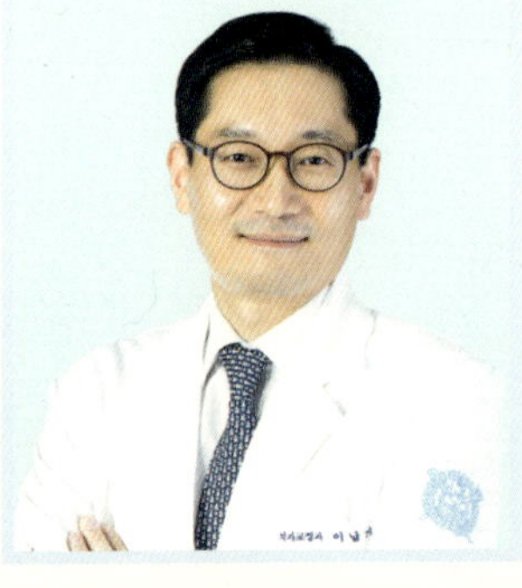

이남기

분당서울대학교병원 치과교정과 교수
대한치과교정학회 학술위원회 위원

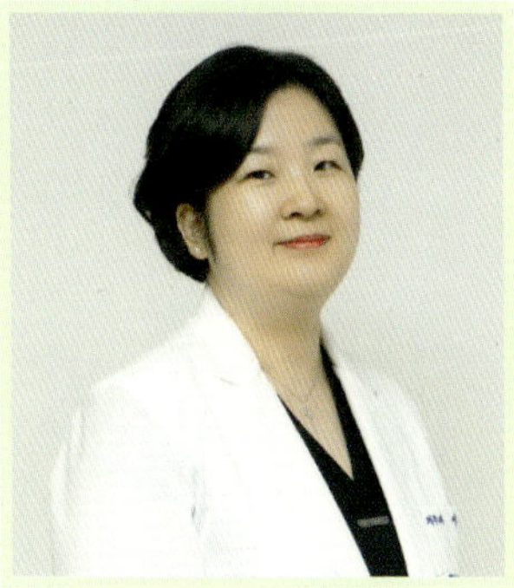

이효정

분당서울대학교병원 치과치주과 교수
미국 치주과 전문의
대한치주과학회 지도의, 후생이사(현)

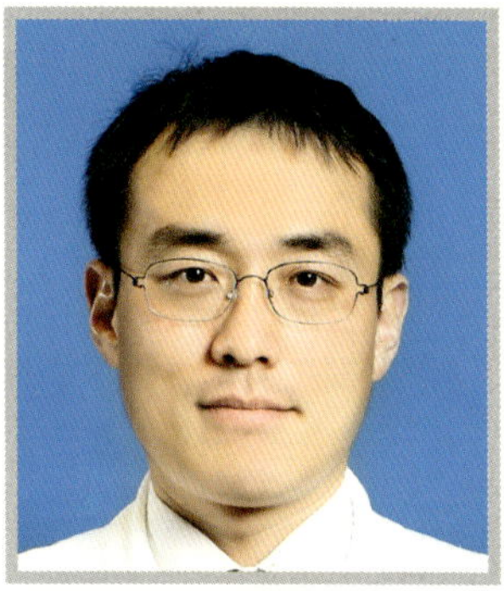

최용훈

분당서울대학교병원 치과보존과 교수
대한치과보존학회 정회원
미국 근관치료학회 정회원
자연치아 아끼기 운동 학술 이사

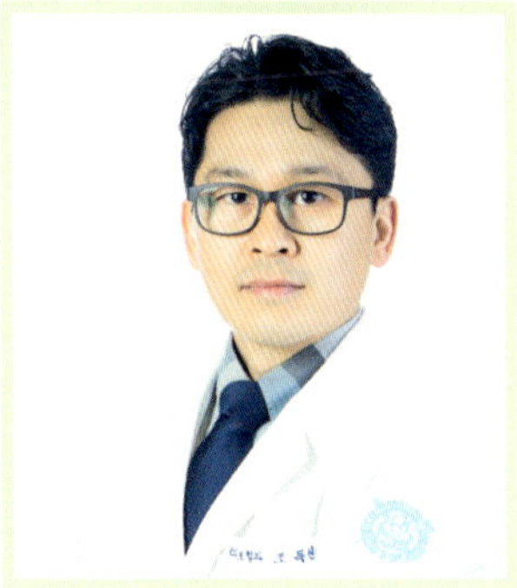

조득원

前 분당서울대학교병원 치과보철과 교수
現 Attending UCLA residency program

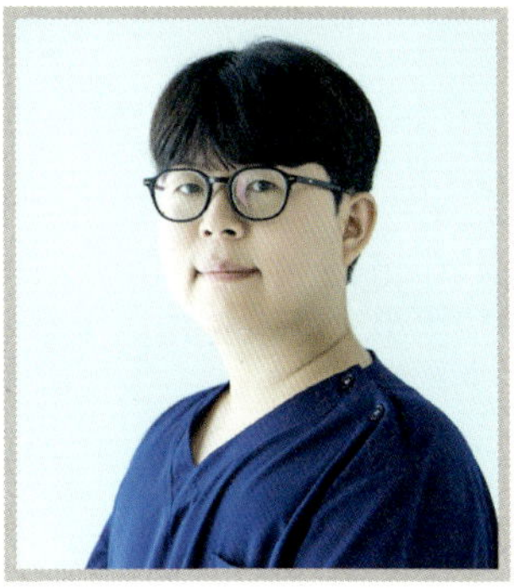

소현수

통합치의학과 전문의
책 〈재주좋은 치과의사〉 저자

목차

01 CHAPTER 턱관절치료

02 CHAPTER 임플란트

03 CHAPTER 보철치료

CHAPTER 1

턱관절치료

Q1 턱관절이 아프지는 않은데 소리가 나는 것이 신경 쓰이고 너무 불편합니다. 어떻게 치료하나요?

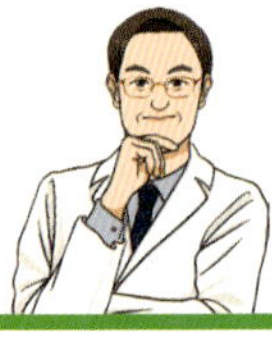

턱관절에서 단순히 소리(입을 벌리고 다물 때 “딱딱”거리는 소리)만 나고 통증이 없는 경우는 심각한 질환으로 보지 않습니다. 일반인들의 상당수가 턱관절에서 소리가 나지만 치료 대상이 아닌 경우가 많습니다. 단순한 관절잡음은 치료해도 없어지지 않고 지속될 수 있으며 환자가 턱관절에 무리가 가지 않도록 주의하면서 지내다 보면 저절로 소멸되거나 소리가 줄어드는 경우도 많습니다. 그러나 지글거리는 소리(모래 비비는 소리, 머리카락 비비는 소리, 염발음: crepitus)나 인접한 사람들에게 들릴 정도로 큰 소리(거대잡음: popping)는 정밀검사 후 치료를 받아야 합니다. 그 외에도 소리가 나다가 없어지면서 입이 안 벌어지는 경우와 입을 벌릴 때 통증이 심한 경우 역시 정밀검사 후 치료를 받아야 합니다(김영균 & 김상윤; 2022).

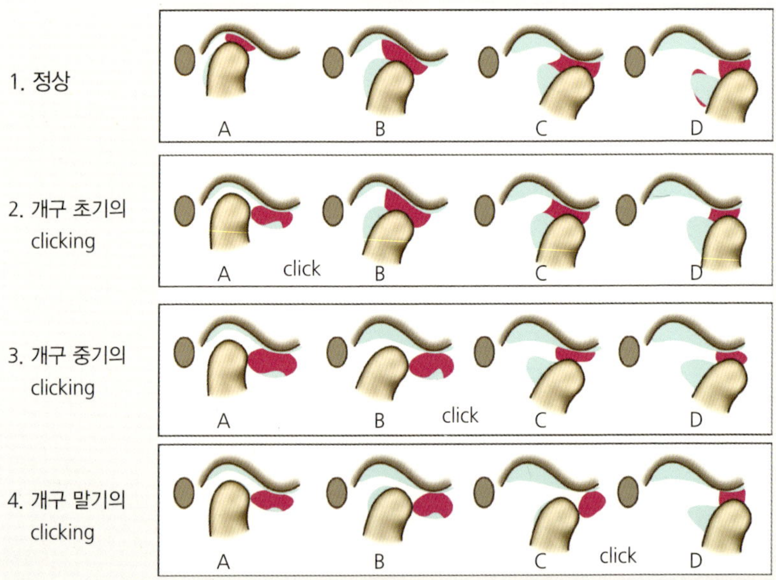

1-1. 디스크가 전방으로 전위되어 입을 벌리고 다물 때 턱에서 소리가 나는 기전 모식도.

Q2 턱관절에서 소리가 나면서 머리가 같이 아파요. 두통의 원인과 치료방법은 무엇인가요?

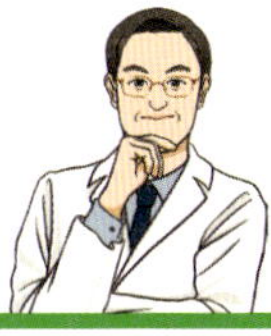

턱관절증상 및 진단 관련 Q&A

❶ 턱관절 주변의 근육이 긴장되거나 좌우 균형이 깨지면 머리 부위까지 연관통이 발생할 수 있습니다. 또한 측두근이나 전두근과 같은 머리 주변의 근육이 과도하게 긴장될 경우 통증이 발생하기 때문에 환자들은 두통이라고 표현하는 경우가 많습니다.

❷ 턱관절과 얼굴, 머리 근육들에 의해 두통이 발생하는 경우라면 통상적인 턱관절치료를 통해 해결될 수 있습니다. 그러나 두통이 소멸되지 않는다면 신경과, 신경외과 등과 같은 의과 협진 치료가 필요할 수 있습니다.

Q3 이명이 있는 것 같아요. 이비인후과에서는 이상이 없다고 하는데 어떻게 해야 하나요?

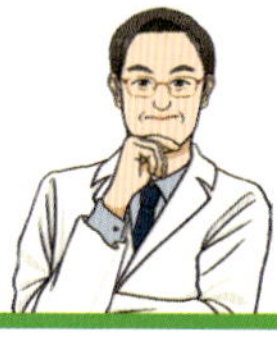

❶ 이명과 턱관절질환은 직접적인 연관이 없습니다. 다만 부위가 비슷하여 턱관절에서 발생하는 소리를 환자분들이 헷갈릴 수 있습니다. 턱관절에서 나는 소리는 정밀검사 후 적절한 조치를 받으면 됩니다.

❷ 턱관절증상과 동시에 귀 증상(이명, 귀통증 등)들이 발생한 경우, 턱관절치료를 시행하면 귀 증상들도 완화될 수 있다는 보고들이 많습니다. 그러나 치과와 이비인후과 진찰을 함께 받아보는 것이 좋습니다.

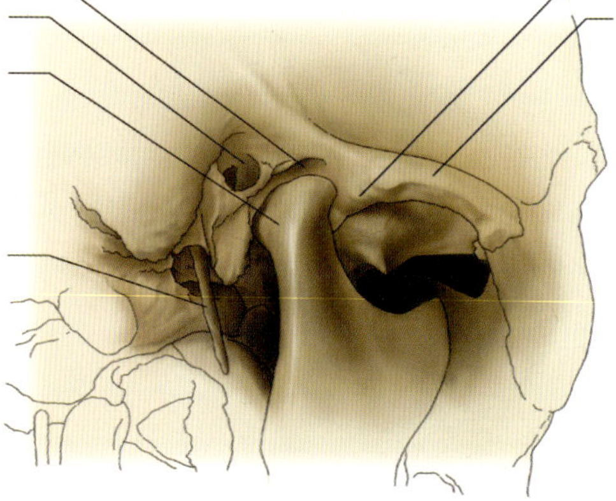

1-2. 턱관절의 해부학적 모식도. 귀와 턱관절이 매우 근접해 있기 때문에 턱관절과 이비인후과 증상이 유사한 경우가 많다.

Q4 갑자기 이가 안 맞기 시작했어요. 1주 전까지만 해도 괜찮았는데 왜 이렇게 된 거죠?

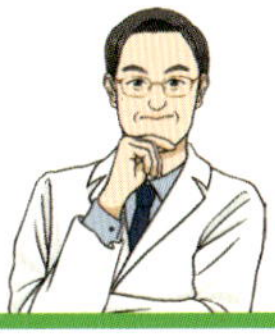

턱관절 내에 존재하는 디스크가 빠졌거나, 주변 근육들의 기능이 비정상적일 경우, 이전부터 서서히 진행되고 있던 턱관절염증이 심해질 경우, 턱관절의 위치가 갑자기 변한 경우에 발생할 수 있습니다. 여러 가지 정밀검사를 받은 후 해결방안을 모색하는 것이 좋겠습니다.

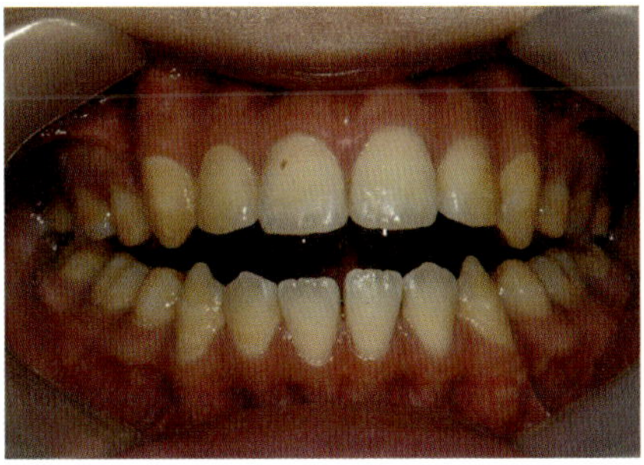

1-3. 개방교합 등 부정교합이 심해진 소견.

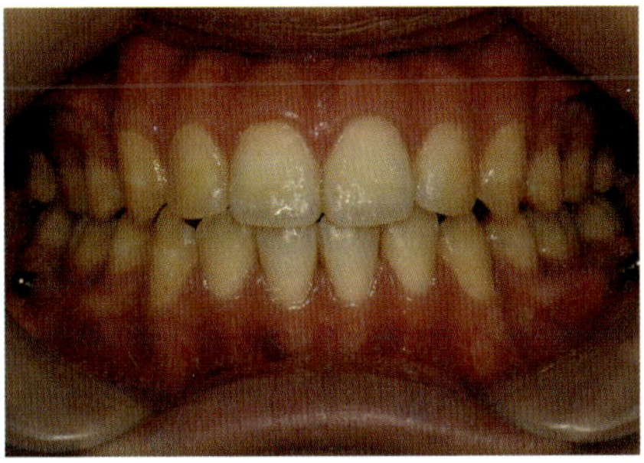

1-4. 교정치료를 통해 정상으로 회복시킨 모습.

Q5 치과치료를 받은 후부터 이가 안 맞기 시작했어요. 치과치료가 잘못된 것은 아닌가요? (보철, 보존 수복치료, 교정치료 도중 앞니가 뜨거나 어금니가 잘 안 물리는 경우)

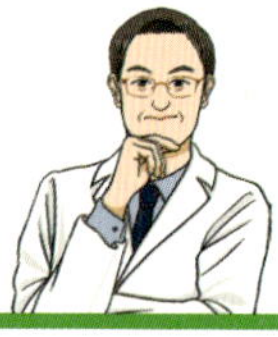

❶ 보철 혹은 보존 수복물이 잘못되었다면 다시 치료하면 됩니다.

❷ 치과치료에 전혀 이상 소견을 보이지 않는 경우, 즉 턱관절 내에 존재하는 디스크가 빠졌거나, 주변 근육들의 기능이 비정상적일 경우, 이전부터 서서히 진행되고 있던 턱관절염증이 심해질 경우 발생할 수 있습니다. 약물, 물리치료 혹은 장치치료 등을 하면서 관찰하면 대부분 정상으로 회복될 수 있습니다. 그러나 1개월 이내에 정상으로 회복되지 않는다면 정밀검사를 시행한 후 해결방안을 모색하거나 다른 전문의 혹은 의료기관에서 진료를 받을 수 있도록 조치하겠습니다.

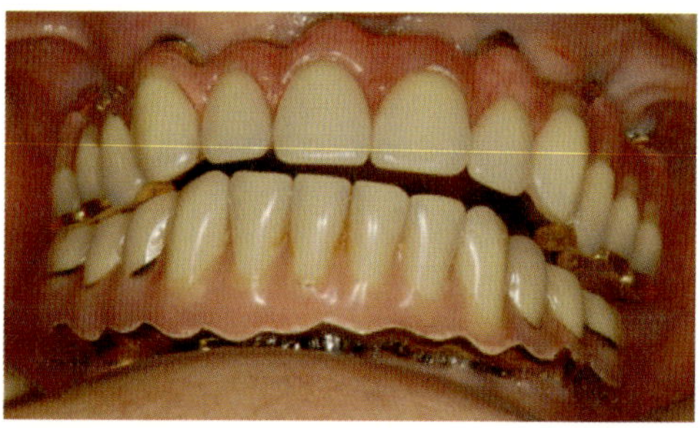

1-5. 임플란트 보철물을 잘 사용하다가 갑자기 교합변화가 발생한 모습.

이럴 때는?

1. 정상적인 턱관절 스플린트를 장착하면서 정기적으로 내원하여 검사를 받던 환자에게 갑자기 전치부 혹은 구치부 개방교합이 발생하였다. 어떻게 설명하고 치료할 것인가?

일단 스플린트 착용을 중단시키고 세심한 검사를 시행하면서 관련 소인들을 찾아서 해결해 드리겠다고 안심시킵니다. 턱관절 주변 근육들의 부조화, 턱관절 디스크의 갑작스러운 위치변화 등이 주원인인 경우가 많습니다. 통상적인 물리치료와 약물치료를 시행하고 턱관절에 과도한 힘이 가해지지 않도록 주의하면 일정 시간이 경과하면서 정상으로 회복되는 경우가 대부분입니다.

2. 객관적 소견으로는 정상이나 이가 안 맞고 어떻게 물어야 할지 모르겠다고 질문했을 때 어떻게 할 것인가?

❶ 무성의하게 이상이 없다고 환자에게 말하여 실망시키지 말고 일단 검사를 시행합니다. 객관적 소견을 보여주기 위해 모형을 제작(디지털 스캔)하는 것도 좋습니다.

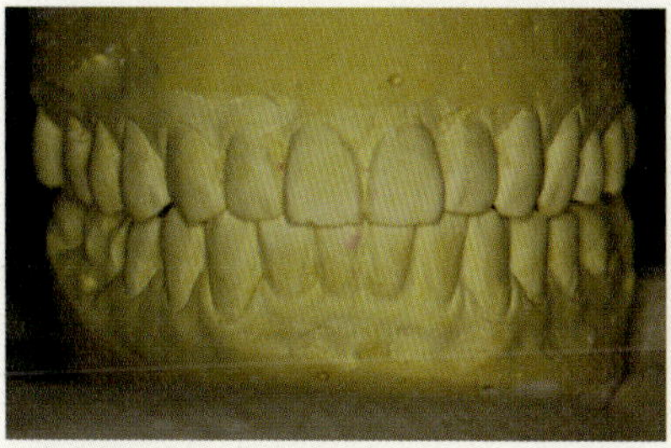

1-6. 인상을 채득하여 제작한 상하악 모형을 환자에게 보여주면서 교합의 상태를 설명하면 환자가 이해하기 쉽다.

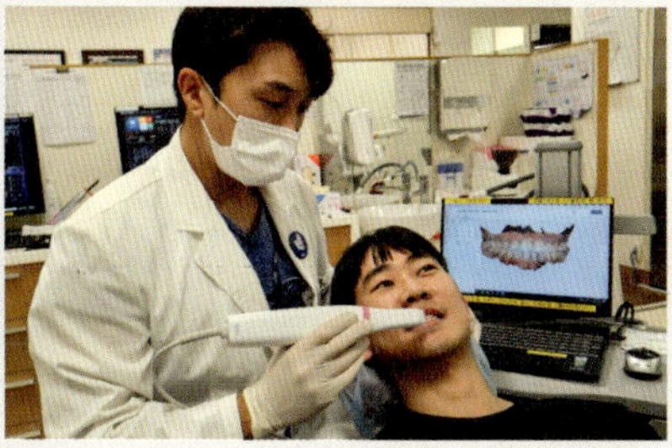

1-7. 구강스캐너를 사용하여 상하악 교합영상을 환자에게 보여주면서 설명하면 환자가 쉽게 이해할 수 있다.

❷ 이후 이상이 없다는 것을 환자에게 보여 주면서 설명합니다. 그렇다면 환자가 느끼는 이상 교합은 심리적 요인, 얼굴에 있는 저작 근육들의 부조화 혹은 이상 기능, 턱관절의 불균형 등으로 인해 발생한 것일 수 있습니다. 환자 본인이 교합이상이 없다는 것을 확신하고 양측으로 골고루 부드러운 음식을 씹으면서 서서히 적응해 나가도록 합니다. 5분 정도씩 하루 3회 껌을 씹는 것도 좋습니다. 만약 치과에서 뭔가 해주길 원하신다면 물리치료를 시행하거나 구강장치를 제작(가격이 저렴한 soft splint 추천)하여 잠시 사용해 보는 것도 좋습니다. 그러나 장치를 착용한다고 해서 즉시 환자의 불편감이 해결되지 않고 증상이 계속될 수도 있습니다.

❸ 이를 정확하게 무는 방법은 없습니다. 환자분께서 편안하게 물리는 대로 무시면 됩니다. 그러나 평상시 이를 계속 문 상태로 있는 것은 좋지 않습니다. 음식을 씹을 때만 이를 무는 것이고 평상시에는 혀를 상악 앞니들의 입천장 쪽에 접촉시키고 입술이 떨어지도록 자세를 유지하는 것이 좋습니다.

Q6 누울 때와 앉아 있을 때 이가 물리는 것이 달라요. 왜 그런가요?

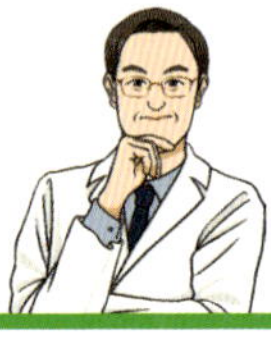

턱관절증상 및 진단 관련 Q&A

모든 사람들이 전부 그렇습니다. 즉 누워있을 때는 턱이 뒤로 밀리고, 앉으면 다시 원위치로 가기 때문에 차이가 나는 것입니다. 신경 쓰지 말고 지내셔도 됩니다.

Q7 입을 크게 벌릴 때마다 턱관절에서 소리가 나는데 그러면 입을 크게 벌리면 안 되나요?

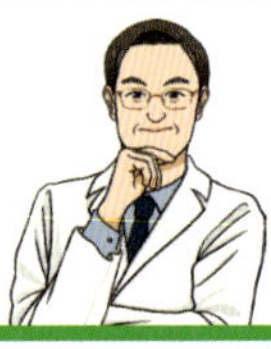

턱관절증상 및 진단 관련 Q&A

단순히 "딱딱"거리는 소리가 나면서 통증이 없다면 큰 문제는 없습니다. 물론 신경이 쓰이긴 하지만 의식하지 마시고 턱관절에 과도한 힘이 가해지는 행위(딱딱하고 질긴 음식 섭취, 입을 지나치게 크게 벌리는 행위, 이를 악무는 행위 등)를 자제하셔야 합니다. 그러나 통증이 동반되거나 몹시 신경이 쓰여서 일상생활에 지장을 초래하는 정도라면 치과의원을 방문하여 진찰을 받으시는 것이 좋습니다.

Q8 두통이 심합니다. 치아 때문에 아픈 것 같은데 치과에 가면 전혀 이상이 없다고 합니다. 어떻게 해야 할까요?

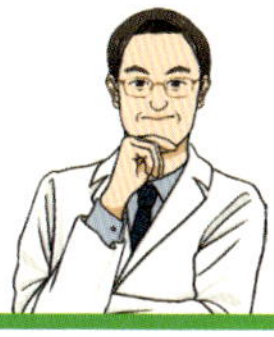

턱관절증상 및 진단 관련 Q&A

다시 정밀하게 치아와 잇몸, 턱뼈와 주변 근육의 이상 유무를 검사해 보시는 것이 좋습니다. CT, 핵의학검사와 같은 정밀검사가 필요할 수도 있습니다. 또한 턱관절에 이상이 있거나 신경통이 있는 경우에도 두통 등 연관통이 발생할 수 있기 때문에 관련 검사를 받아 보셔야 합니다.

Q9 어금니가 빠지고 나서부터 귀 부분이 먹먹한 것 같고 이명이 생긴 것 같기도 합니다. 이비인후과를 가야 하나요?

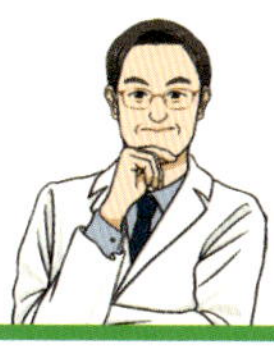

턱관절증상 및 진단 관련 Q&A

이명이 있다면 우선 이비인후과 진찰을 받아보시길 바랍니다. 이비인후과적 질환이 전혀 없는 경우 턱관절질환이나 뇌신경계 질환으로 인해 이명이 발생할 수도 있으니 치과와 신경과(뇌신경 관련) 검사를 세밀하게 받아 보시는 것이 좋습니다.

Q10 척추측만증이 있는데 척추 문제로 턱관절장애가 발생할 수도 있나요?

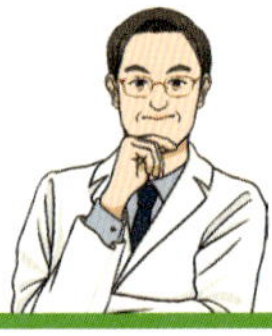

턱관절장애는 대부분 턱관절에 과도한 힘이 가해지기 때문에 발생합니다. 즉 식습관, 스트레스, 환자가 인지하지 못하는 이갈이, 이악물기와 같은 악습관, 안면부 외상 등 많은 소인들이 복합적으로 관여합니다. 척추 문제와 직접적인 관련성은 없다고 보는 것이 타당하지만 턱관절진료를 잘하는 치과의사에게 진찰을 받아 보시는 것이 좋습니다.

Q11 턱관절이 좋지 않을 경우 척추 등 전신 건강에도 이상이 있다고 하는데 맞나요?

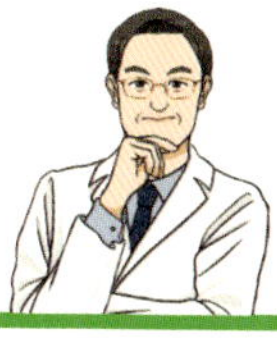

턱관절증상 및 진단 관련 Q&A

직접적인 관련성은 없다고 보는 것이 타당합니다. 그러나 턱관절이 좋지 않을 경우엔 입을 벌리고 다무는 안면근육에 문제가 생길 수 있습니다. 근육의 피로도가 쌓이면 근육경련 및 통증, 근막통증 등이 발생할 수 있습니다. 안면의 근육과 근막은 목, 어깨 등의 근육, 근막과 연결되어 있어 통증과 불편감이 전신으로 퍼질 수도 있기 때문에 관련성이 있다고 의심할 수는 있습니다. 한쪽으로만 씹는 것이 안면비대칭 등에 영향을 줄 수 있으나 척추 등 전신건강에 직접적인 영향을 준다는 과학적 근거는 아직 없습니다. 그러나 일부 의료인들은 이점을 지나치게 부각시키기도 하는데 필자들은 적절하다고 생각하지 않습니다. 척추 등 전신 건강에 이상이 있으면 관련 전문의의 진찰을 꼭 받아 보실 것을 추천합니다.

Q12 오징어, 껌 등을 자주 씹으면 사각턱이 되나요?

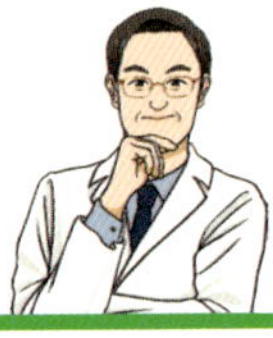

이런 음식을 먹는다고 해서 사각턱이 되는 것은 아닙니다. 그러나 질기고 단단한 음식을 너무 자주 드시거나 껌 씹는 행위를 오랜 시간 지속할 경우 저작근의 일종인 교근이 발달하게 되고 동시에 뼈가 증식되면서 사각턱이 될 수 있습니다.

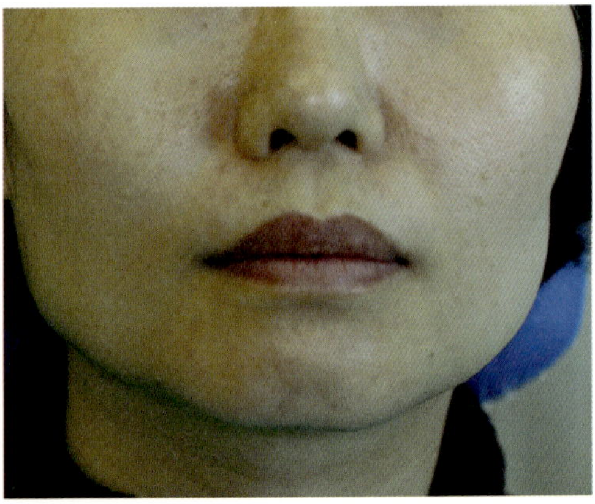

1-8. 양측 사각턱 소견을 보이고 있다.

Q13 턱관절장애 진단 시 방사선사진을 많이 촬영했는데 꼭 필요한 검사였나요?

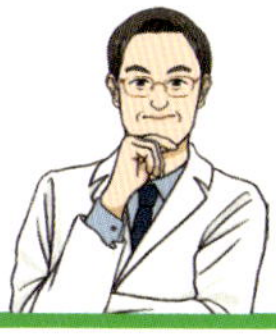

턱관절장애 진단은 환자가 호소하는 임상증상들과 턱얼굴검사 및 기본적인 방사선검사를 기반으로 이루어집니다. 턱관절 전체를 볼 수 있는 "파노라마와 턱관절파노라마"라는 방사선검사는 반드시 시행되어야 합니다. 그 이유는 치아우식증, 치주질환, 매복사랑니, 턱뼈의 염증 혹은 감염, 낭종 혹은 종양성 병소가 턱관절장애와 유사한 증상을 보이는 경우가 많기 때문에 감별진단을 위해 촬영이 필요합니다. 만약 다른 질환들이 의심될 경우 CT, MRI, 초음파, 핵의학검사, 혈액검사와 같은 추가 검사가 필요할 수도 있습니다.

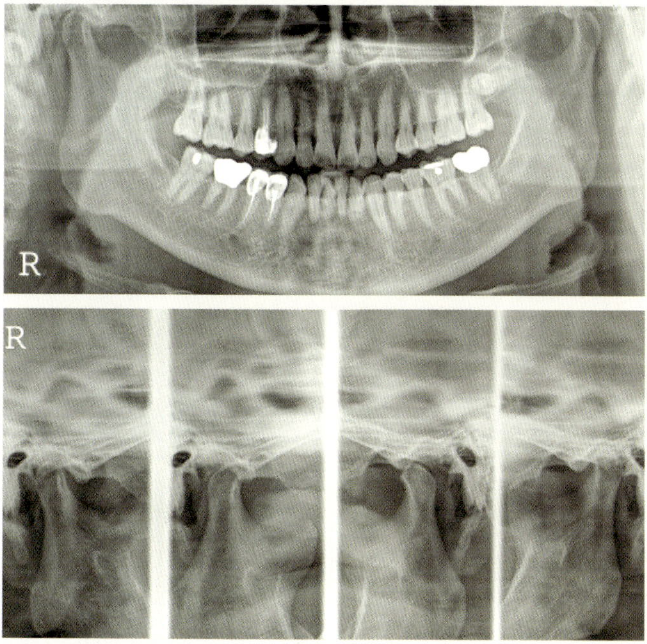

1-9. 턱관절질환 진단을 위해 기본적으로 촬영하는 방사선사진(Panorama, TM panorama).

Q14 비싼 MRI 검사를 꼭 해야 하나요?

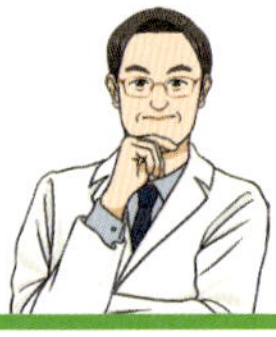

턱관절장애 진단을 위해 MRI 검사를 하는 경우는 매우 드뭅니다. 대부분의 턱관절질환들은 임상검사와 간단한 방사선검사를 통해 정확히 진단할 수 있습니다. 그러나 군입대를 위해 병사용 진단서가 필요한 경우, 교통사고나 폭행 등 상해로 인해 발생한 턱관절질환에 대한 정밀진단 후 진단서 발급이 필요한 경우, 종양, 감염이나 난치성 턱관절질환 진단을 위해서 MRI 촬영이 필요할 수 있습니다.

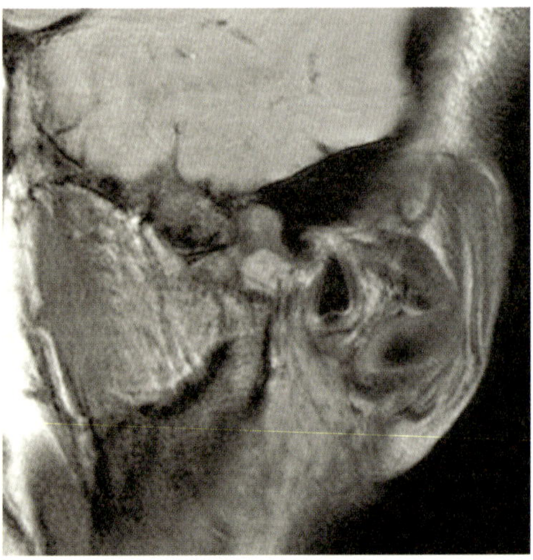

1-10. 턱관절 MRI 사진.

Q15 CT는 꼭 촬영해야 하나요?

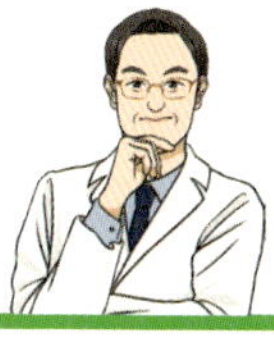

턱관절장애 진단을 위해 CT 검사를 일상적으로 시행하는 경우는 드뭅니다. 대부분의 턱관절질환들은 임상검사와 간단한 방사선검사를 통해 정확히 진단할 수 있습니다. 그러나 일반 방사선검사에서 턱관절에 병적 소견들이 관찰되는 경우, 종양이나 골절, 턱관절강직증의 진단, 일정 기간 동안 시행된 턱관절치료에 반응을 보이지 않는 경우, 턱관절 수술 후 경과 관찰을 위해 촬영이 필요할 수 있습니다.

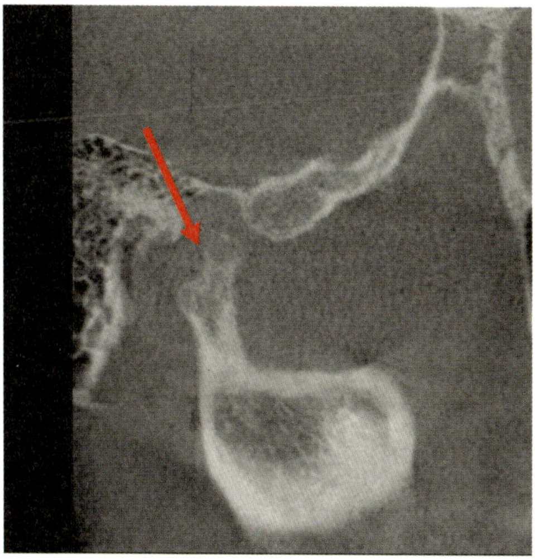

1-11. CT를 촬영하면 하악골 과두의 형태가 변형된 골관절염성 변화(화살표)가 명확히 관찰된다.

Q16 턱관절 초음파검사가 꼭 필요한가요?

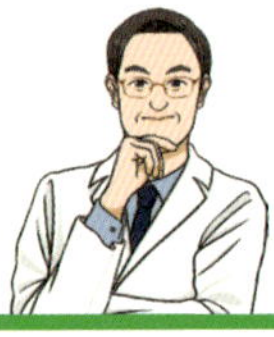

턱관절장애 진단을 위해 초음파검사를 일상적으로 시행하는 경우는 매우 드뭅니다. 대부분의 턱관절질환들은 임상검사와 간단한 방사선검사를 통해 정확히 진단할 수 있습니다. 그러나 턱관절 MRI검사가 필요하지만 비용이 매우 고가여서 부담이 될 경우 환자의 진료비 부담을 줄여드릴 목적으로 촬영할 수 있습니다. 또한 검사비가 저렴하고 검사시간이 짧으며 환자에게 고통을 주지 않기 때문에 턱관절 정밀평가를 위해 초음파검사를 시행하는 것은 나쁘지 않다고 생각합니다. 환자분께서 거부감이 있다면 검사를 받지 않으셔도 무방합니다. 아직 치과 분야에서는 건강보험 적용이 되지 않지만 비보험 검사료도 그다지 비싸지는 않습니다.

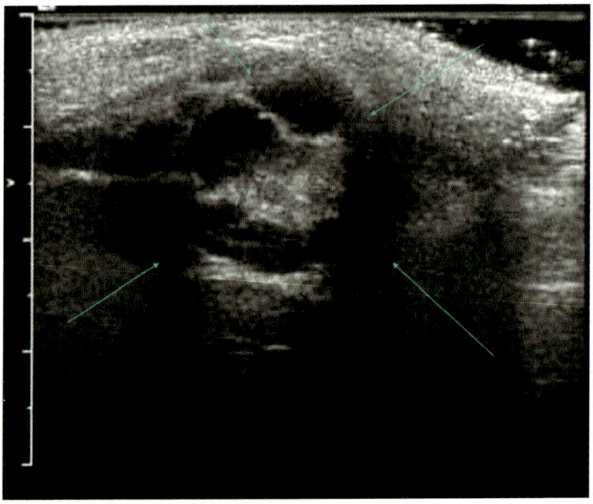

1-12. 초음파사진.

Q17 턱관절을 진단하신다고 했는데 왜 혈액검사를 하는 건가요?

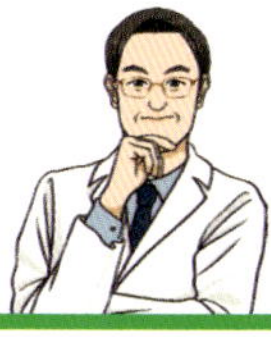

턱관절증상 및 진단 관련 Q & A

류마티스관절염, 강직성척추염 등 전신질환과의 관련성 혹은 감염성 질환의 감별을 위하여 혈액검사가 필요합니다. 검사 후 이상 소견이 발견되면 내과 혹은 정형외과 진료가 필요할 수도 있습니다.

Q18 저는 이를 절대 갈지 않는데 선생님께서는 왜 이갈이가 있다고 단정하시나요?

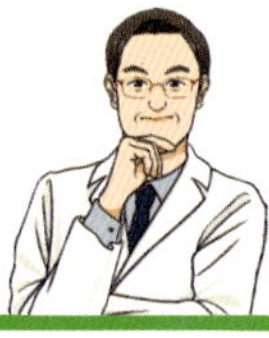

이갈이는 환자 본인이 알 수 없고 주변 사람들에 의해 발견되는 경우가 많습니다. 또한 이를 갈면서 소리가 나는 것만을 이갈이로 보지 않습니다. 잠잘 때나 평상시 집중할 때 이를 꽉 깨무는 것도 이갈이의 일종입니다.

이갈이 징후는 치아들의 교합면이나 치경부(치아의 잇몸 쪽 부위)가 심하게 마모된 소견, 하악 치아들의 혀 쪽 혹은 상악 치아들의 뺨 쪽, 입천장 부위에 뼈가 돌출된 소견, 혀의 측면이 치아들에 의해 눌린 자국, 양측 뺨에 하얀 띠가 존재하는 경우, 치아들이 깨지거나 금이 간 소견, 사각턱 소견, 음식을 씹을 때 치아들이 시리거나 아픈 증상, 아침에 일어날 때 얼굴과 머리가 아픈 증상들이 존재하면 이갈이를 강하게 의심할 수 있습니다. 객관적 검사를 위해서는 근전도검사와 모형을 제작한 후 얇은 장치를 1–2주 정도 착용하여 검사하는 방법이 있습니다.

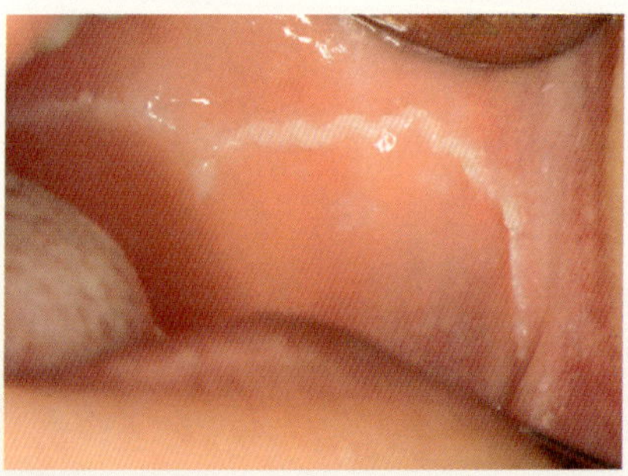

1-13. 뺨에 발생한 백선.

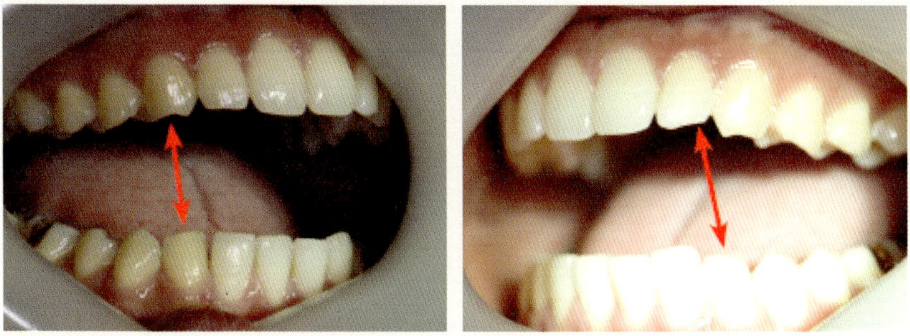

1-14. 치아(송곳니)가 심하게 마모된 모습.

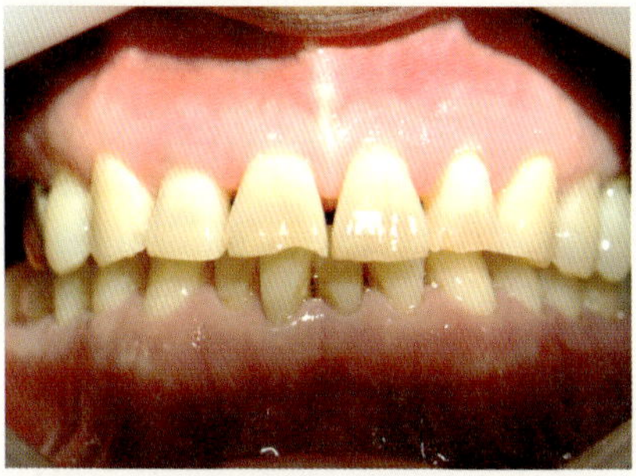

1-15. 상악 전치부가 많이 마모되었고 일부 파절된 소견도 관찰된다.

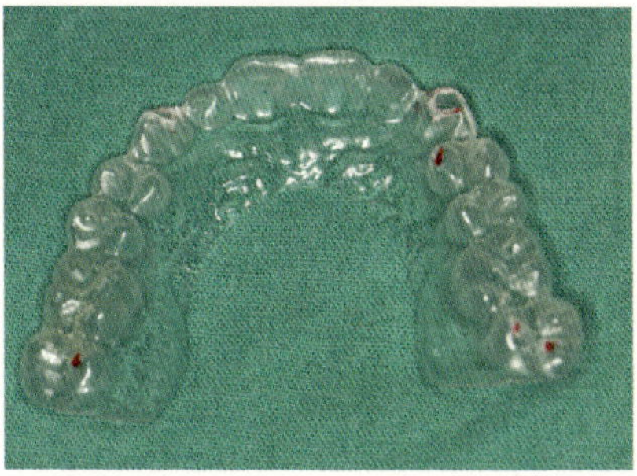

1-16. 사진과 같은 얇은 장치를 제작하여 수일-수주간 착용한 후 장치의 마모 혹은 구멍이 난 상태를 관찰하여 이갈이나 이악물기를 객관적으로 진단할 수 있다.

Q1 속이 안 좋아서 약 복용을 중단했어요. 약을 꼭 먹어야 하나요?

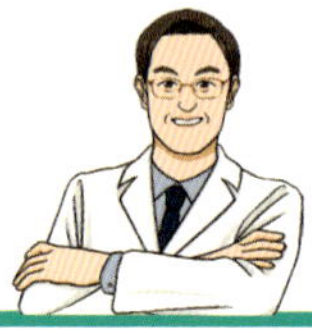

치료 및 예후 관련 Q&A

턱관절질환 치료에 자주 쓰이는 소염진통제의 대표적인 부작용이 위장장애입니다. 따라서 대부분 위장보호제를 함께 처방합니다. 약 복용 후 속이 계속 안 좋거나 속쓰림, 설사 증상 등이 심할 경우엔 치과에 내원하여 상담한 후 투약을 중단하거나 다른 약으로 교체하면 됩니다.

Q2 약은 얼마나 오래 먹어야 하나요?

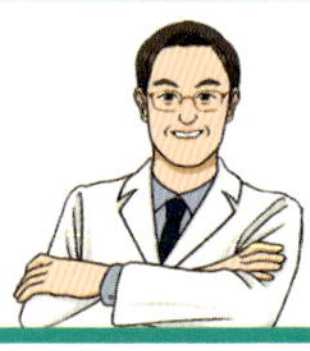

치료 및 예후 관련 Q&A

❶ 약 종류에 따라 다릅니다. 일단 처방된 약물은 용법에 따라 빠트리지 말고 모두 복용하는 것이 원칙입니다. 최소 1주부터 약 1개월까지 복용하는 경우가 일반적입니다.

❷ "이모튼"이라는 약물은 최소 1개월 이상 복용하며 장기 복용해도 큰 부작용이 없습니다.

❸ 소염진통제, 스테로이드 계통의 약물은 복용 기간 중에 위장장애(복통, 소화장애,

설사 등)가 심할 수 있습니다. 소화기 보호 약물이 함께 처방되긴 하지만 부작용이 매우 심할 경우엔 치과의사와 상의하여 투약을 중단하거나 다른 대체 약물을 처방받기 바랍니다.

Q3 치과에서 처방한 약을 조제하러 약국에 갔는데 약사가 우울증 환자에게 처방하는 약인데 왜 치과에서 처방받았냐고 의아해했어요. 왜 정신과 약물을 처방하셨나요?

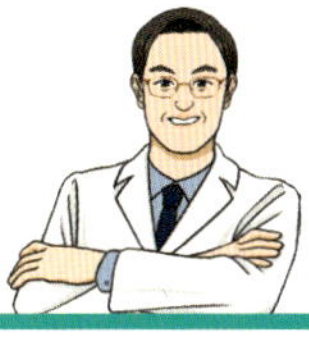

치료 및 예후 관련 Q&A

해당 약은 고용량일 때는 우울증을 치료하지만 저용량일 때는 만성 통증 경감에 효능이 있습니다. 또한 잠을 잘 자게 함으로써 근육성 장애 및 통증을 완화시키는 역할을 합니다.

Q4 턱관절질환 치료기간은 어느 정도 걸리나요?

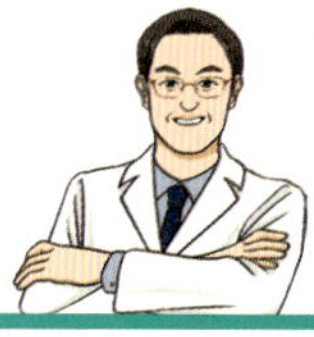

치과의사의 지시에 따라 잘 협조하시고 주의사항 등을 숙지하시면 3–6개월 내에 증상들이 현저히 완화되면서 잘 치유될 수 있습니다. 그러나 6개월 이후까지 증상이 지속된다면 현재까지 시행된 치료가 효과 없는 것이기 때문에 추가 정밀검사를 시행하고 더욱 강도 높은 치료(턱관절 주사요법, 턱관절세정술, 턱관절경시술, 외과적수술 등)가 필요하거나 타 전문의 혹은 상급 의료기관의 치료가 필요할 수 있습니다.

Q5 물리치료를 왜 이렇게 자주 하시나요? 아무런 효과도 없는 것 같은데요?

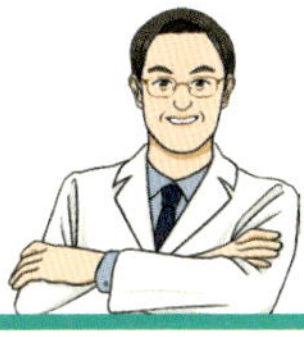

물리치료는 치료 보조 수단으로 사용되며 질병과 상처치유에 도움을 주고, 다른 치료의 상승효과를 위해 이용됩니다. 아무것도 하지 않고 방치하는 것보다는 물리치료를 받는 것이 훨씬 치유에 도움을 주는 것은 분명합니다. 그러나 물리치료를 한다고 해서 증상들이 즉시 소멸되지 않습니다. 치료 효과도 즉시 나타나지 않습니다. 거부감이 있으시다면 치료를 받지 않으셔도 됩니다.

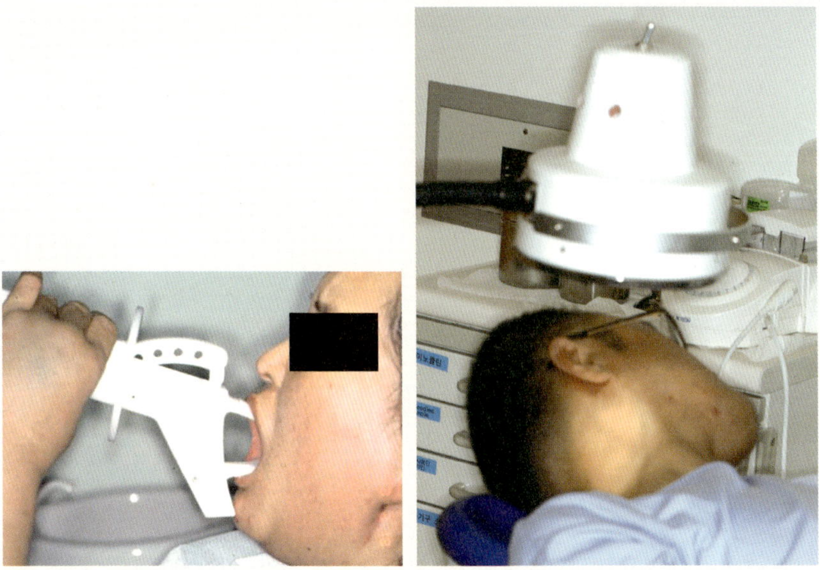

1-17. 턱관절장애 치료를 위해 다양한 물리치료를 시행할 수 있다.

Q6 레이저는 왜 하시나요? 아무런 효과도 없는 것 같은데요?

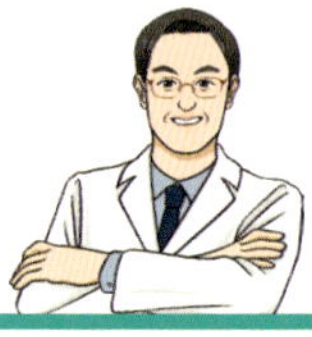

레이저는 상처치유 촉진, 신경병성 통증의 완화, 통증과 부종을 동반한 염증 완화, 세포재생 촉진, 골치유 촉진, 항균작용, 면역력 강화 등의 효과가 있습니다. 물론 레이저를 한다고 해서 즉시 증상이 없어지고 완치되는 것은 아닙니다. 거부감이 있으시다면 치료를 받지 않으셔도 됩니다.

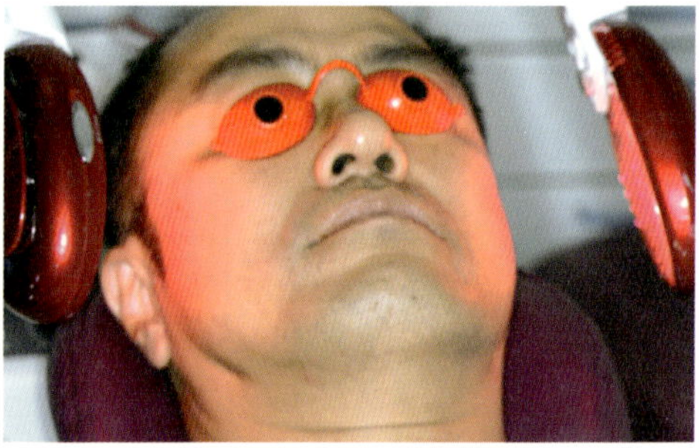

1-18. 레이저 물리치료를 시행하는 모습.

Q7 한의원에서 치료를 받으면 통증이 완화되고 편해요. 한의원 치료를 병행해도 되나요?

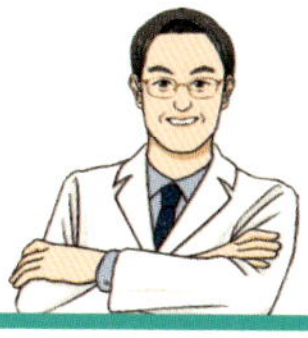

한의원에서 시행되는 물리치료와 침술치료는 턱관절치료에 도움을 줍니다. 환자분에게 효과가 있다면 치료를 받아도 무방합니다. 그러나 구강내에 착용하는 장치는 절대로 치과 이외에 다른 의료기관에서 만들어서 착용하면 안 됩니다. 왜냐하면 환자의 치아모형을 정확히 제작한 후 안전한 장치를 제작해야 하는데 그렇지 못할 경우 영구적인 부정교합이나 턱관절장애가 더욱 악화될 수 있기 때문입니다.

Q8 껌을 씹는 것이 턱관절의 기능을 강화시키기 때문에 권하는 의사들이 많은데 왜 선생님께서는 껌을 씹지 말라고 하시나요?

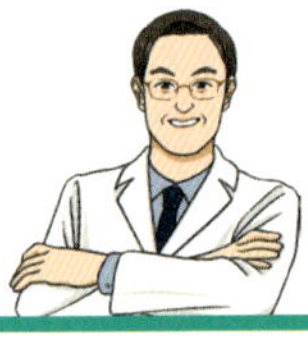

턱관절이 정상인 사람들은 껌을 씹어도 전혀 문제가 없습니다. 또한 치과 보철 혹은 수복치료 후 양측 교합이 잘 안 맞고 음식이 잘 씹히지 않을 때 음식을 씹는 연습을 하기 위해 껌 씹기를 권하기도 합니다.

그러나 턱관절장애가 있거나 기능상 문제가 있는 경우엔 가급적 턱을 쉬게 해야 합니다. 계속 껌을 씹으면 턱관절과 주변 근육에 무리가 가고 피로감이 축적되면서 턱관절의 상태가 더욱 악화될 수 있습니다. 만약 껌을 반드시 씹고 싶으시다면 5-10분 이내로 잠깐 씹고 중단할 것을 권유합니다.

Q9 딱딱하고 질긴 음식을 먹지 말라고 하시는데 제 친구들과 주변 사람들은 그런 음식을 먹어도 전혀 이상이 없어요. 왜 저만 문제가 발생하나요?

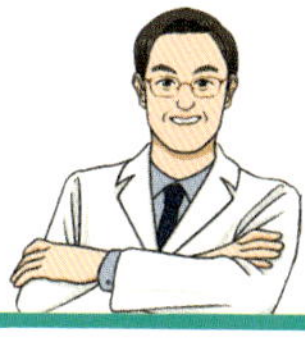

사람들마다 신체 방어기전이 다르고 외력이 가해질 때 관절이 적응하는 능력에도 차이가 있습니다. 턱관절이 아주 건강한 상태라면 질기고 딱딱한 음식을 먹더라도 문제가 발생하지 않을 수도 있지만, 반복적으로 장기간 지속될 경우엔 언젠가 큰 문제가 발생합니다.

특히 턱관절이 약한 사람들은 이런 음식을 먹고 난 후 턱관절 이상 증상이 발생하는 경우가 대부분이며 증상이 매우 심해질 수 있습니다.

Q10 턱관절장애는 치료하면 완치되나요?

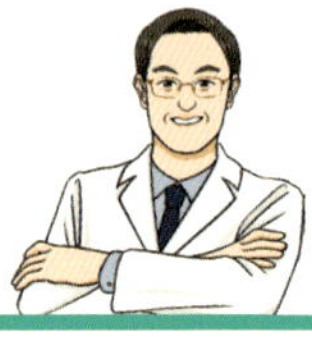

치료 및 예후 관련 Q & A

장애라고 하는 것은 잘 관리하면서 악화되지 않도록 하는 것이 목표이며, 완치시킬 수 있는 것이 아닙니다. 턱관절장애는 심리사회적 요인, 스트레스, 턱관절에 무리가 가는 습관적 행위 등으로 인해 발생합니다. 따라서 치료를 받으면 증상이 완화되면서 잘 치유될 수 있지만 심한 스트레스와 같은 요인들이 관여되면 쉽게 재발할 수 있습니다. 감기가 완치되지 않는 것과 같습니다. 피곤하거나 힘들고 면역기능이 저하될 때 감기가 잘 걸리며 편하게 쉬고 약을 먹으면 치유됩니다. 그러나 언제든지 재발할 수 있죠. 턱관절장애는 치과의사가 50% 치료하고, 나머지 50%는 환자 스스로 치료하는 것입니다.

이럴 때는?

턱관절장애 환자 진료 시 정신건강의학과 협진이 필요한 경우가 많다. 어떻게 설명할 것인가?

만성적인 통증은 인간의 감정 및 심리적 스트레스와 밀접한 연관이 있기 때문에 정신건강의학과와 협진할 경우 증상이 경감되는 경우가 상당히 많습니다.

정신건강의학과는 정신질환만 치료하지 않습니다. 요즘엔 심한 스트레스, 만성통증의 치료를 정신건강의학과에서 많이 다루고 있습니다.

Q11 초등학생인 제 아이가 이를 많이 갈아요. 이갈이 장치를 해줄 수 있다고 하는데, 영구치가 다 나지 않았는데도 가능한가요?

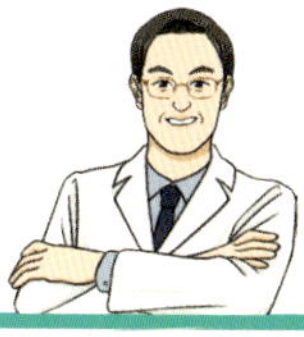

성장기 아동들이 일시적으로 이를 심하게 가는 경우가 있습니다. 그러나 만성적으로 지속되면서 치아들이 심하게 마모되거나 턱관절과 안면 부위 통증이 지속되는 경우, 치아 파절 혹은 치아 통증이 지속되는 경우엔 치과에 방문하여 진찰을 받으셔야 합니다. 아주 심한 경우엔 이갈이 장치를 착용해야 하는데 영구치 맹출 등에 지장을 초래할 수 있기 때문에 부드러운 재질의 장치를 착용하면서 정기적으로 장치 점검 및 조정을 받으셔야 합니다.

이럴 때는?

이갈이 환자, 턱관절장애 환자에게 보톡스를 주사할 때 환자가 왜 여러 부위에 주사하냐고 묻는 경우가 많다. 다른 병원에서는 양측 교근 주변에만 맞았는데 왜 그러는지 질문할 경우 어떻게 설명할 것인가?

턱관절장애나 이갈이 치료를 위해서는 교근과 측두근(필요한 경우 내측익돌근에도 주사) 모두에 주사를 맞아야 합니다. 만약 교근에만 주사할 경우 잠시 증상이 완화될 수 있지만 시간이 경과하면서 측두근의 기능이 과도해져 오히려 두통이나 턱관절 통증이 더욱 심해질 수 있습니다. 반드시 4개 부위에 주사를 맞아야 하며, 한 부위당 대개 25U씩 총 100U를 주사하기 때문에 보톡스 1병을 전부 사용하게 되는 경우가 일반적입니다.

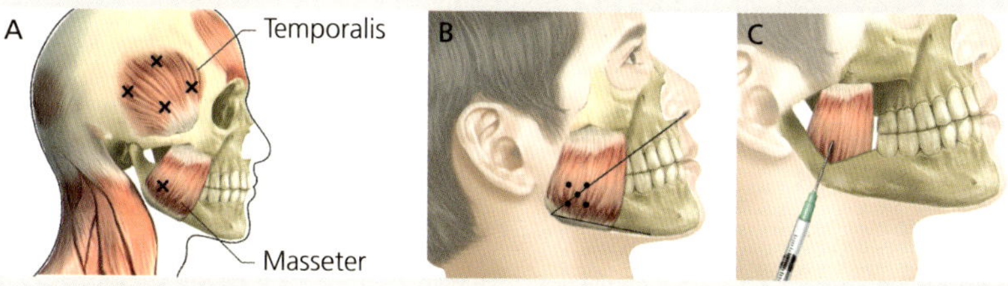

1-19. 심한 이갈이나 근육성 턱관절장애 치료를 위해 측두근, 교근, 내측익돌근에 보톡스를 주사하기도 한다. A: 측두근 부위의 3~5 지점에 보톡스를 주사함 B: 교근 부위의 3~5 지점에 보톡스를 주사함 C: 필요에 따라서 내측익돌근 부위에 보톡스를 주사하기도 함.

Q12 턱관절질환 치료를 위해 보톡스 주사를 맞는 건데 비용이 왜 이렇게 비싸요?

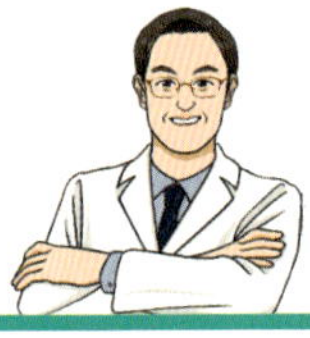

턱관절질환에 영향을 미치는 이갈이, 사각턱 등의 치료를 위해 보톡스를 주사하는 것은 보험 적용이 되지 않아 비급여로 처방되기 때문에 비용이 많이 듭니다. 그러나 순수한 근육성 턱관절장애나 통증치료 목적으로는 보톡스를 사용할 수 없습니다. 치료 효과가 있음에도 불구하고 국민건강보험법에서는 식품의약품안전처 약물 사용 기준에 적시되어 있지 않은 약물은 환자가 원하더라도, 치료 효과가 있더라도 사용을 금지하고 있습니다. 국민건강보험법은 인정되지 않는 모든 치료행위와 약물, 재료 등의 사용을 금지하고 있습니다. 매우 불합리한 제도이지만 법이기 때문에 준수할 수밖에 없습니다.

Q13 보톡스 주사 후 아무런 효과가 없어요. 왜 그런가요?

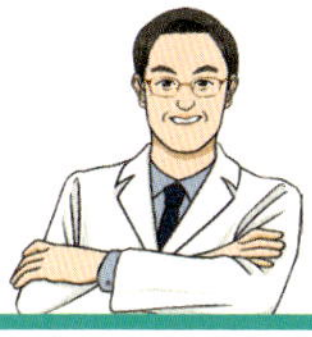

치료 및 예후 관련 Q&A

주사 2–14일 후부터 효과가 나타나기 시작하며 1–3개월 사이에 치료 효과가 가장 좋습니다. 4개월까지도 치료 효과가 지속될 수 있으나 6개월이 경과하면 약효는 거의 떨어집니다. 일부 환자들에서는 보톡스 주사에도 효과가 전혀 없을 수 있으며 이러한 경우엔 다른 치료법을 고려해야 합니다.

Q14 보톡스 주사 후 더 아픕니다.

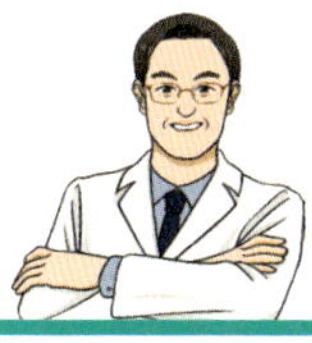

치료 및 예후 관련 Q&A

주사 후 저작근육의 기능이 약화되면서 음식을 씹는 힘이 떨어집니다. 따라서 부드러운 음식 위주로 식사해야 하는데 무리하게 딱딱하고 질긴 음식을 먹으면 근육에 과도한 힘이 가해지면서 통증이 더 심해질 수 있습니다.

Q15 턱관절장치의 가격이 엄청 비싼데 그 이유는 무엇이고 무슨 효과가 있나요?

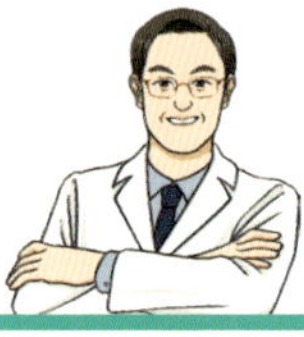

❶ 환자 맞춤형으로 모형을 제작(인상채득 혹은 구강스캐너를 이용한 디지털 모형 제작)한 후 기공소로 보내서 특수 강화용 재료를 사용하여 구강내 장치를 정밀하게 만들게 됩니다. 만드는 제작 비용뿐만 아니라 장치를 구강내에 적합시키는 과정은 고도의 의료기술을 필요로 하기 때문에 가격이 비쌉니다. 이러한 점들을 반영하여 자동차보험 수가가 75만 원 이상(2021년 기준)으로 책정되어 있는 것을 참고할 필요가 있습니다. 턱관절과 치아들을 외력으로부터 보호하고 주변 근육을 이완시켜줌으로써 치아 및 턱관절에서 발생하는 통증이나 염증성 반응을 치료하는 효과가 있습니다. 또한 환자가 인지하지 못하는 이갈이, 이악물기와 같은 구강 악습관을 예방 혹은 교정하는 효과도 있습니다. 눈이 나쁜 사람들은 안경을 착용하고 발을 다친 사람들은 목발을 사용합니다. 턱관절이 나쁜 사람들은 스플린트 장치를 착용하는 것도 비슷한 이유입니다.

❷ 턱관절장치의 치료 효과는 약 70–90% 정도로 보고되고 있습니다. 일정 기간 사용 후에도 별다른 효과가 없다면 다른 치료들(물리치료, 주사치료, 보톡스주사, 턱관절세정술 등)이 필요할 수 있습니다.

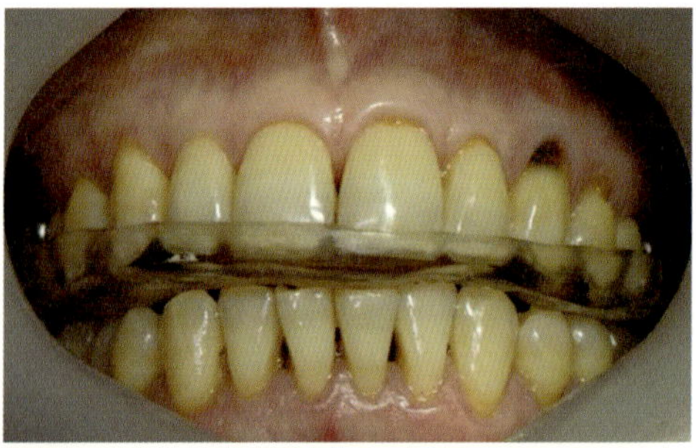

1-20. 턱관절 스플린트를 상악에 장착한 모습.

Q16 장치를 착용하고 집에 도착했는데 지금 턱이 너무 아파서 아무것도 못 하겠어요. 어떻게 해야 하나요?

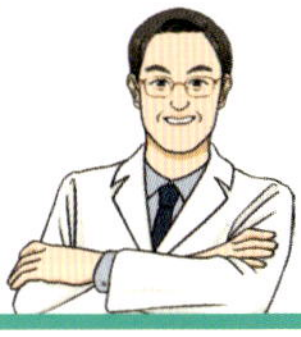

❶ 아픈 부위에 따뜻한 찜질을 하면서 손으로 마사지를 해주세요.

❷ 부드러운 음식을 섭취하고 입을 지나치게 크게 벌리지 말아야 합니다. 딱딱하고 질긴 음식은 피해주세요.

❸ 통증이 매우 심할 경우 소염진통제(근처 약국에서 처방전 없이 구입할 수 있음)를 복용하시길 바랍니다.

❹ 대개 2일 이내에 통증이 사라지거나 현저히 완화됩니다. 그러나 통증이 지속된다면 장치를 소지하고 치과에 내원해 주세요.

Q17 턱관절치료 때문에 구강장치(스플린트)를 처음 착용했는데요. 너무 아픈데 참고 계속 착용해야 할까요?

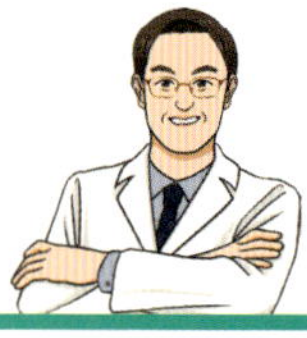

❶ 장치를 처음 착용하면 치아 및 잇몸과 밀접하게 접착하면서 치아들이 쪼이는 느낌이 들고 아플 수 있습니다. 또한 얼굴 근육들과 턱관절이 새로운 환경에 적응하면서 1–2일간 더 불편하거나 아플 수도 있습니다. 그러나 시간이 경과하면서 차차 적응되어 좋아집니다.

❷ 장치 착용 후 특정 치아들이 심하게 아프거나, 착용 다음 날 통증이 더욱 심해지고 입이 잘 안 벌어지는 증상이 있으면 장치를 소지하고 치과를 방문해 주세요.

❸ 치아 통증이 없도록 장치를 헐겁게 제작하면 장치가 잘 탈락되고 치료 효과가 줄어들 수 있습니다.

Q18 장치를 착용하고 잤는데 아침에 일어나 보니 이가 안 맞는 것 같아요.

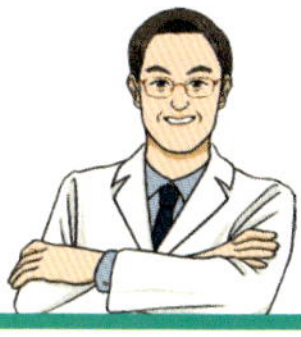

치료 및 예후 관련 Q&A

취침 중 장치를 착용하면 저작근육들이 이완되고 턱관절 공간이 넓어진 상태로 장시간 유지되었기 때문에 장치를 뺀 후 이가 잘 안 맞는 느낌이 듭니다. 그러나 시간이 경과하면서 정상으로 회복되니 전혀 걱정하지 않으셔도 됩니다.

Q19 턱관절장치를 착용하면 장치와 치아들이 잘 맞지 않는 것 같습니다. 잘 맞게 조정해 주세요.

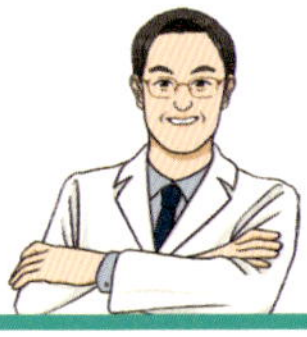

턱관절장치는 교합을 맞추는 치료가 아닙니다. 환자분은 장치와 치아들을 딱 맞게 물고 있을 필요가 없으며 장치를 물고 있어서도 안 됩니다. 장치 착용 후 의식하지 않고 그대로 지내시면 됩니다. 장치의 변형 유무, 치아들과 접촉되는 상태 등은 내원 시 치과의사가 조정한 상태대로 착용하면 됩니다. 장치가 잘 안 맞는다고 환자분들이 스스로 조정하거나 장치를 변형시키면 안 됩니다.

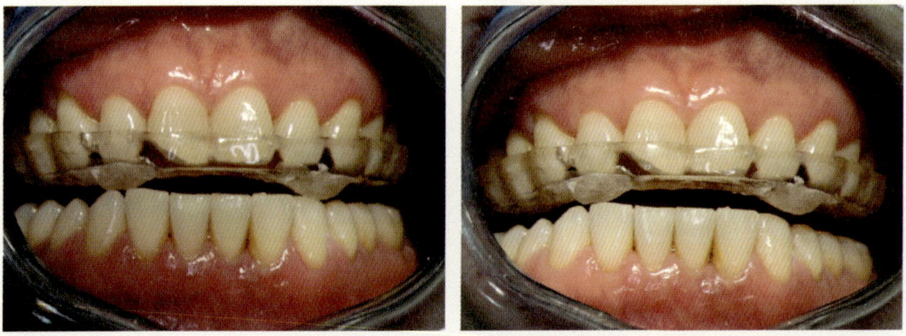

1-21. 사진과 같이 치과의사들이 의도적으로 교합을 조정할 수 있다. 환자들은 교합을 의식하지 말고 장치를 착용하면 된다.

Q20 장치 착용 기간은 언제까지인가요?

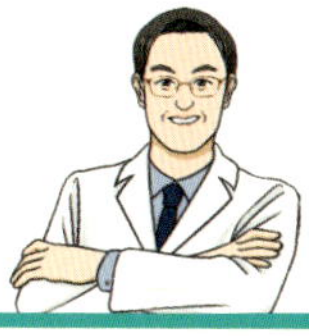

치료 및 예후 관련 Q&A

❶ 증상, 질환의 진행 정도, 환자의 협조도 등에 따라 다르지만 일반적으로 6개월 정도까지 착용합니다. 대부분의 턱관절장애는 장치치료와 다른 보존적 치료를 병행할 경우 6개월 이내에 대부분 소멸되거나 완화됩니다. 만약 6개월 이상 증상이 지속되는 경우라면 좀 더 적극적인 치료(주사, 턱관절세정술, 턱관절경시술)가 필요하거나 다른 전문의 혹은 타과 협진이 필요할 수 있습니다.

❷ 이갈이 혹은 이악물기 예방을 위해 착용할 경우엔 착용 기간이 더 오래 지속될 수 있습니다.

❸ 장기간 장치를 착용할 경우엔 최소 2-3개월 간격으로 반드시 장치를 점검받아야 합니다.

Q21 입이 안 벌어진 지 오래됐는데 장치가 효과가 있을까요?

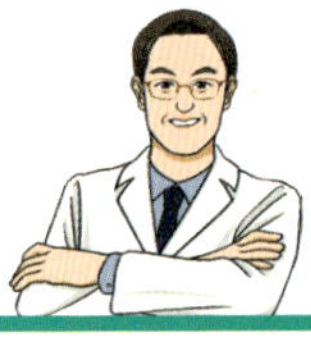

치료 및 예후 관련 Q&A

장치치료는 턱관절에 강한 외력이 가해지는 것을 보호하고 턱관절 주변 근육들을 이완시킴으로써 턱관절 통증이나 개구장애를 개선하는 효과를 보입니다. 또한 이갈이나 이악물기와 같은 나쁜 습관을 방지하는 효과도 있습니다. 그러나 입이 안 벌어진 기간이 길어질수록 치료 효과가 감소될 수 있습니다. 장치치료로 개선되지 않을 경우 턱관절 내부 주사, 턱관절세정술, 턱관절경시술과 같은 외과적 치료가 필요할 수도 있습니다.

Q22 장치가 너무 지저분합니다. 끓는 물이나 전자레인지로 소독해도 될까요?

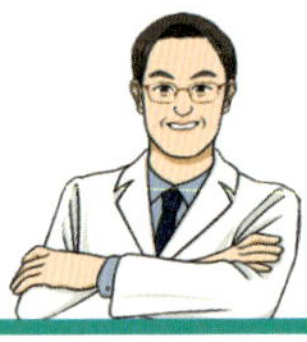

치료 및 예후 관련 Q&A

절대로 해선 안 됩니다. 끓는 물이나 전자레인지로 소독하면 장치가 변형되어 사용할 수 없게 됩니다. 장치 소독 및 청결관리는 장치를 뺀 후 흐르는 물에서 칫솔로 세척하면 되는데, 이때 치약은 사용하시면 안 됩니다. 치약에는 마모제가 포함되어 있어서 장치를 변형시킬 수 있습니다. 약국에서 틀니세정제를 구입하여 장치를 물에 잠기도록 하고 틀니세정제 1알을 녹여서 수분 동안 유지시키면 충분히 소독될 수 있습니다. 혹은 구강가글링 소독제에 수분 간 담가 두는 것도 좋은 소독법입니다.

Q23 장치를 상악에 착용하면 구역질이 나서 도저히 사용할 수 없습니다. 다른 방법은 없나요?

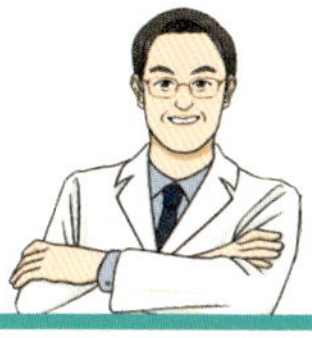

장치는 상악 혹은 하악 어디에도 착용할 수 있습니다. 상악 장치는 착용하기 쉽고 단단하기 때문에 턱관절장애 치료뿐만 아니라 이갈이 방지용으로도 많이 사용됩니다. 그러나 앞니 부분이 돌출되고 구역질 등이 심할 수 있습니다. 상악에 착용이 어렵다면 하악에 착용할 수 있지만 장치가 약해서 파절되는 경우가 종종 있습니다. 하악 장치는 전치부가 덜 튀어나와서 환자에게 편안감을 주고 착용 시 다른 사람들에게 잘 안 보이는 장점이 있습니다.

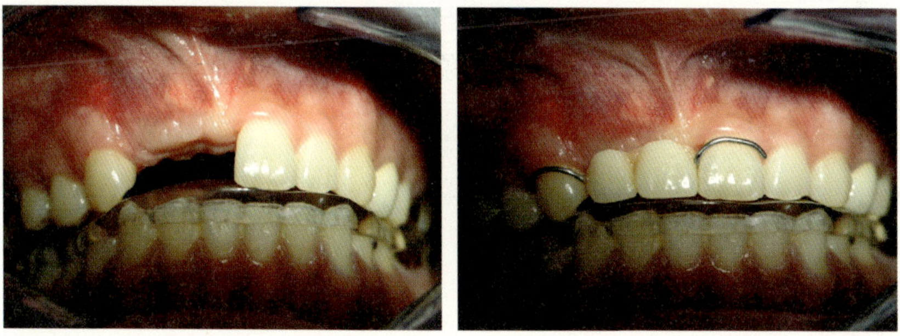

1-22. 하악에 착용하는 스플린트 사진. 상악 전치부가 소실되어 임시의치를 장착하였고 스플린트는 하악에 착용하도록 제작하였다.

Q24 턱관절장치가 딱딱해서 도저히 착용 못하겠어요. 다른 방법은 없나요?

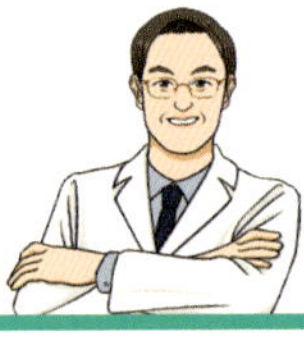

장치는 딱딱한 것을 사용하는 것이 원칙입니다. 그러나 도저히 사용할 수 없는 상태라면 상악 혹은 하악에 착용하던 것을 위치를 바꿔서 다시 제작하거나 부드러운 재질의 장치로 교체할 수도 있습니다. 장치는 환자가 열심히 잘 착용하는 것이 중요하기 때문에 도저히 착용할 수 없다면 치과의사와 대체 치료법 등에 대해 상의하시는 것이 좋습니다.

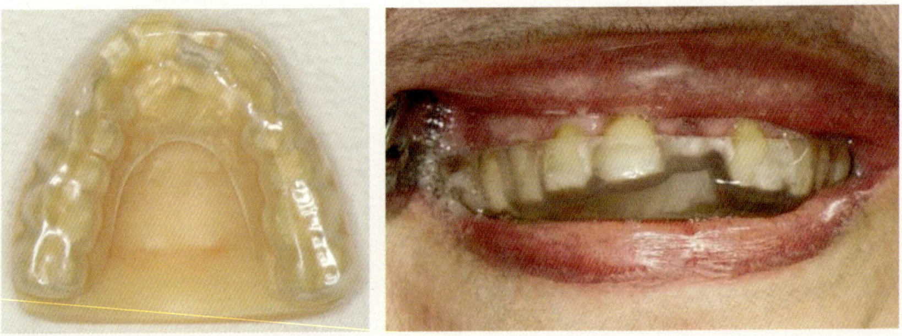

1-23. 부드러운 연성 교합장치.

Q25 이갈이 장치를 착용하면 이갈이가 완전히 없어지나요?

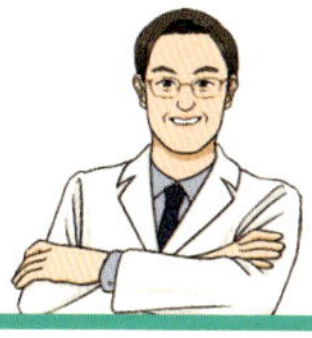

치료 및 예후 관련 Q&A

상당수의 환자들에서 이갈이 장치를 착용하는 동안에는 이갈이가 없어질 수 있습니다. 그러나 일부 환자들은 장치를 착용하여도 계속 이를 갈지만 장치가 완충 역할을 하기 때문에 치아나 턱관절에 가해지는 나쁜 영향을 방지할 수 있습니다. 장치를 착용하여도 심하게 이를 갈 거나(장치의 마모도 혹은 파손으로 평가 가능) 두통, 치통, 턱관절 통증이 지속될 경우엔 보톡스 주사 치료를 병행하는 것이 좋습니다.

이갈이는 심리적 요인들이 많이 관여하기 때문에 완전히 없어지지 않는 경우가 대부분이며, 어느 순간 환자가 심적으로 편해지는 시점에 저절로 소멸되기도 합니다. 그러나 이갈이가 계속되는 기간에는 치아와 턱관절에 가해지는 나쁜 영향을 방지하기 위해 장치를 계속 착용하는 것이 좋습니다.

Q26 다른 의료기관에서 만든 장치를 착용하면 통증이 완화되는데 그 장치를 계속 착용해도 될까요?

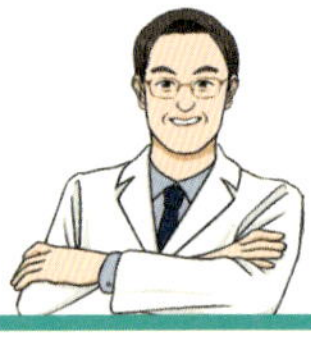

불량한 장치를 착용하더라도 장치의 두께만큼 얼굴 주변의 근육들이 이완되기 때문에 일시적인 통증 완화 효과가 있을 수 있습니다. 그러나 장기간 착용하는 경우엔 부정교합이 발생하여 영구적으로 지속될 수 있습니다. 부정교합이 영구적으로 지속되면 교정치료 혹은 많은 치아들의 보철치료가 필요할 수도 있고 턱관절의 상태는 더욱 나빠지게 됩니다. 절대로 착용해선 안 됩니다.

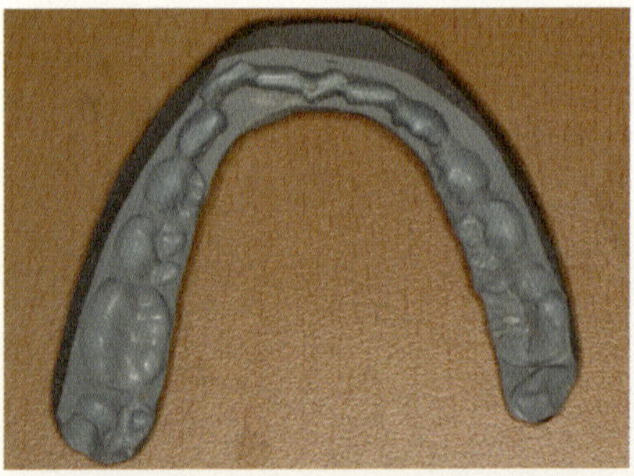

1-24. 한의원에서 제작한 스플린트. 치과의 인상용 재료인 실리콘을 사용하여 제작한 것으로서 턱관절치료를 위해 절대로 이와 같은 장치를 사용해선 안 된다.

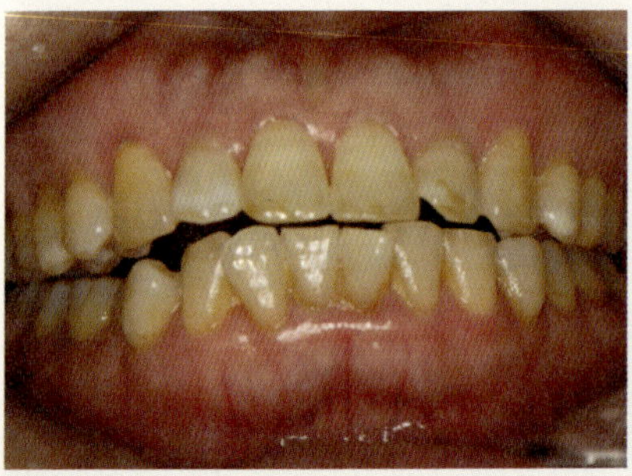

1-25. 불량 장치를 장기간 착용 후 부정교합이 발생한 모습.

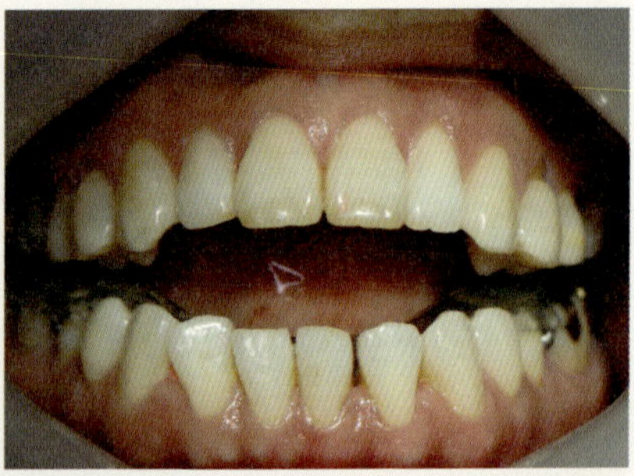

1-26. 불량한 장치를 장기간 착용하여 최후방 어금니만 접촉되면서 음식을 전혀 씹을 수 없는 상태가 되었다.

Q27 턱이 자꾸 빠지는데 완치를 위해 수술하는 방법은 없나요?

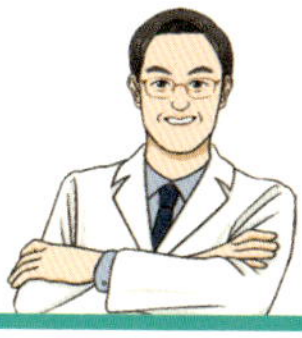

❶ 턱이 자주 빠지는 경우를 "습관성 탈구"라고 진단하며, 턱이 빠진 후 환자가 스스로 원위치시킬 수 있는지 아니면 턱이 빠질 때마다 병원에 가서 치료받아야 하는지의 여부, 턱이 빠지는 빈도, 턱이 자주 빠져서 일상생활에 큰 지장을 초래하는 정도 등 여러 가지 상황을 고려하여 치료방법을 결정하게 됩니다.

❷ 대부분 보존적 치료(주의사항 숙지, 약물 및 물리치료, 턱관절 장치치료, 턱관절 내부 주사치료 등)를 통해 해결될 수 있습니다. 그러나 이러한 치료에 효과가 없다면 턱관절경 시술이나 외과적 수술이 필요할 수도 있습니다.

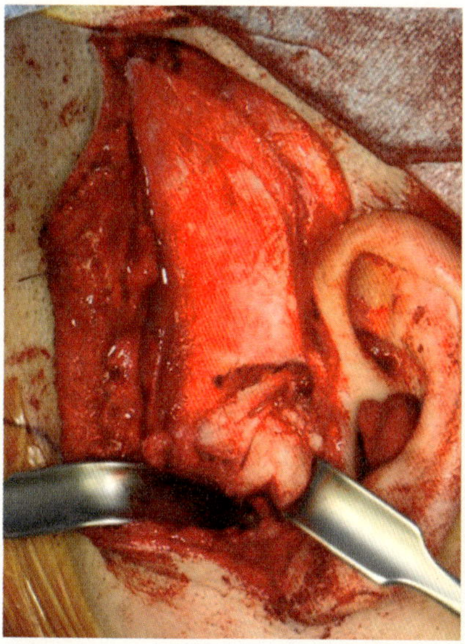

1-27. 관혈적 턱관절개방수술을 시행하는 모습.

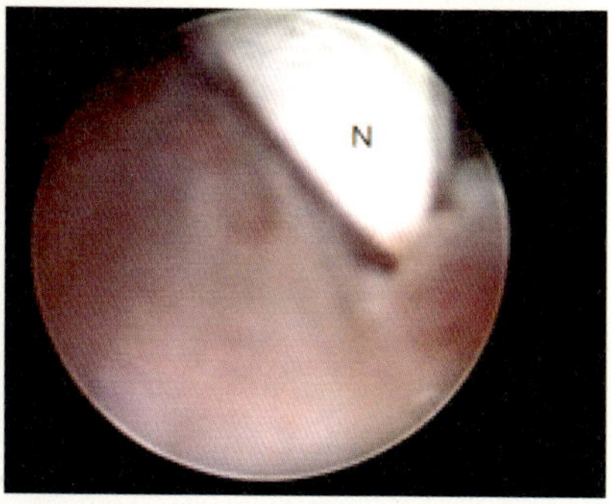

1-28. 관절경으로 시술하는 모습.
N: needle

Q28 턱관절강내 주사를 맞고 집에 왔는데 턱이 더 불편해요. 언제까지 이러나요? 얼굴이 많이 부었고 감각이 마비된 것 같아요.

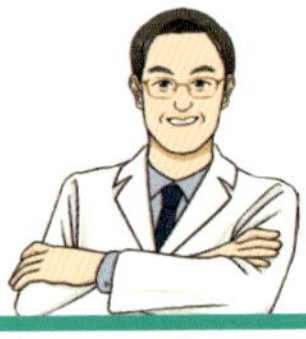

❶ 피부에서 2 cm 내외의 깊은 곳에 있는 관절강에 주사하는 것이기 때문에 1–2일 간 더 아플 수 있습니다. 처방받은 약을 잘 복용하시고 통증이 심하면 소염진통제(처방전 없이 약국에서 구입 가능)를 추가로 복용하셔도 됩니다.

❷ 통증이 심한 부위에 냉찜질(20분 간격)을 하면 부기와 통증이 많이 줄어듭니다.

❸ 딱딱하고 질긴 음식, 입을 크게 벌리는 행위를 금해야 합니다.

❹ 감각이 마비된 느낌은 턱관절강내 주사 시 국소마취제가 주입되었고 관절강 내에 약제가 들어갔기 때문에 주변의 감각이 이상할 수 있습니다. 시간이 경과하면서 정상으로 회복되니까 전혀 걱정하지 않으셔도 됩니다.

❺ 주사치료 2일 이후에도 통증이나 이상 감각이 지속되면 치과에 내원하시기 바랍니다.

Q29 턱관절강 주사치료 후 교합이 틀어진 것 같고 치아들이 물리는 느낌이 달라진 것 같아요.

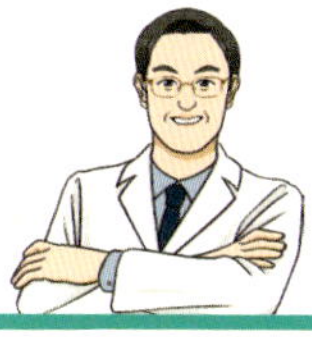

치료 및 예후 관련 Q&A

일시적으로 관절강 내부에 주사액이 들어가면 관절 내부 공간이 확장되면서 주사를 맞은 쪽의 치아들이 뜨는 경우가 많습니다. 따라서 가볍게 물면 이가 안 맞고 꽉 물면 이가 맞는 양상을 보이게 됩니다. 주입된 주사액이 시간이 경과하면서 흡수되면 대부분 2일 이내에 정상으로 돌아옵니다. 이후에도 이가 안 맞는 증상이 지속되면 치과를 방문하시기 바랍니다.

Q30 턱관절 주사치료 후 눈이 잘 안 감기고 입술과 얼굴의 움직임이 이상해졌어요.

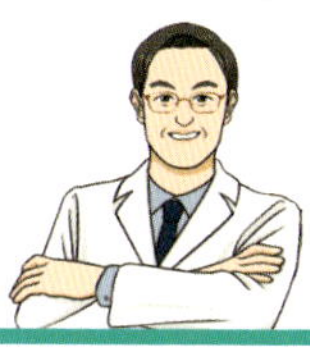

치료 및 예후 관련 Q&A

턱관절 주변에 국소마취를 시행할 경우 안면신경 분지들이 마취되기 때문입니다. 마취가 풀리면서 정상으로 회복되니 전혀 걱정하지 않으셔도 됩니다. 만약 다음 날에도 마비 증상이 지속되면 치과를 방문하셔서 적절한 치료를 받으시면 됩니다.

Q31 턱관절세정술의 효과는 어느 정도인가요?

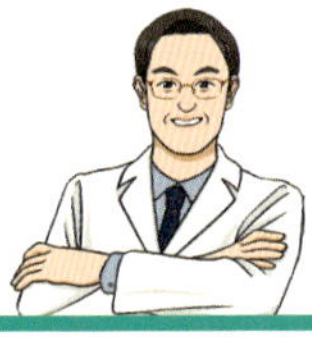

치료 및 예후 관련 Q&A

질환이 지속된 기간, 턱관절 내부의 병적 상태, 환자의 심리적 요인, 이갈이와 같은 악습관이 지속되는 경우엔 효과가 떨어집니다. 치료 성공률은 70~95%로 보고되고 있습니다.

Q32 턱관절경시술의 효과는 어느 정도인가요?

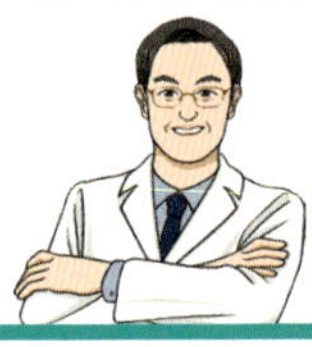

치료 및 예후 관련 Q&A

시술 성공률은 약 80%입니다. 나머지 20% 환자들도 시술 후 더 나빠지는 경우는 거의 없습니다.

Q33 턱관절주사, 세정술, 턱관절경시술 후 이가 맞지 않아요.

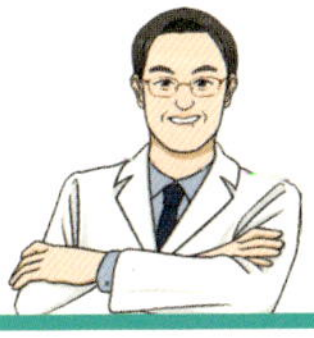

치료 및 예후 관련 Q&A

관절강 내에 주사액, 세정액과 같은 약물이 들어가면서 공간이 넓어졌기 때문입니다. 시간이 경과하면서 약물들이 조직으로 흡수되면 정상으로 회복됩니다.

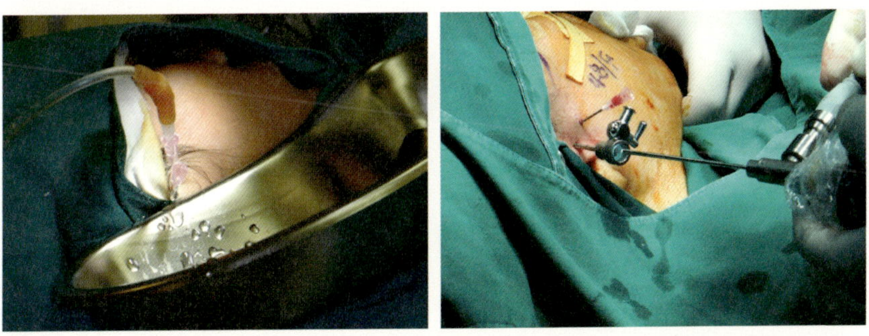

1-29. 턱관절세정술, 턱관절경시술을 시행할 경우 턱관절 공간에 물이 차면서 공간이 넓어지기 때문에 일시적으로 이가 안 맞을 수 있다(김영균 & 김상윤; 2022).

Q34 턱관절 수술을 받으면 완치되나요?

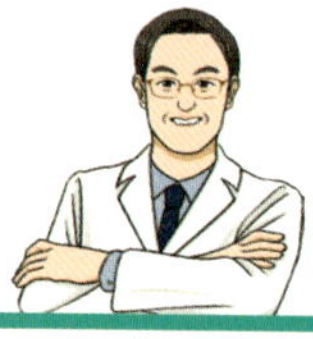

치료 및 예후 관련 Q&A

턱관절질환 최후의 치료법으로 외과적 수술이 선택될 수 있습니다. 턱관절을 직접 노출시킨 상태에서 수술하기 때문에 치료 효과가 좋은 것은 분명합니다. 그러나 환자의 얼굴에 흉터가 남고 전신마취 하에서 수술 후 입원 처치가 필요합니다. 턱관절 수술을 하더라도 입이 잘 안 벌어지거나 비뚤어지게 벌어지는 것과 같은 기능적 장애는 계속 남을 수 있습니다. 따라서 기존의 어떠한 치료법으로도 해결되지 않는 경우에 한해 신중하게 선택하게 됩니다.

Q35 사각턱이라 보톡스 주사를 맞고 싶어요. 한 번에 효과를 볼 수 있나요?

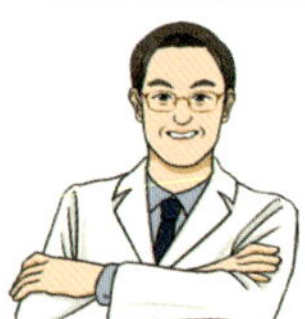

치료 및 예후 관련 Q&A

주사 2–14일 후부터 효과가 나타나기 시작하며 1–3개월 사이에 치료 효과가 가장 좋습니다. 4개월까지도 치료 효과가 지속될 수 있으나 6개월이 경과하면 약효는 거의 떨어집니다. 따라서 한 번에 효과를 볼 수는 없으며 사각턱의 상태를 평가하면서 6개월 주기로 주사를 맞는 것이 추천됩니다.

Q36 장치치료를 받아도 효과가 하나도 없습니다. 환불해 주세요.

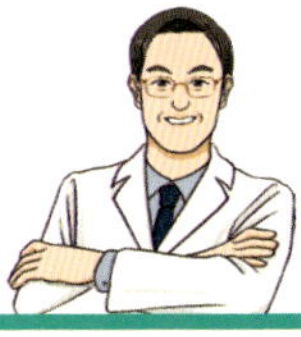

치료 및 예후 관련 Q&A

일단 착용한 장치가 효과가 없다고 하여 환불할 수 없음을 사전에 설명드린 바 있습니다. 가령 감기 환자들이 약 처방을 받고 복용한 후 잘 낫지 않는다고 환불을 요청할 경우 환불해 주는 일은 전혀 없는 것과 마찬가지입니다.

Q37 환자가 턱 부위가 아프다고 왔는데 당장 무엇을 해줘야 할까요?

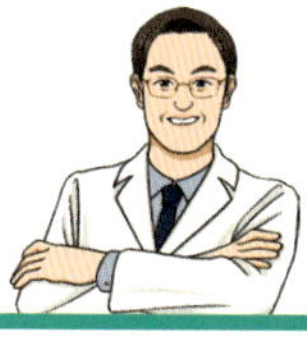

환자의 주소를 최우선으로 해결해 주는 것이 중요합니다. 아프다고 하면 일단 약물이나 주사로 통증을 완화시켜줘야 합니다. 진단을 목적으로 참으라고 하는 것은 윤리적으로 올바르지 않습니다. 급성 통증 완화를 위해서는 냉찜질(cold pack)이 추천되며 도포형 소염진통제나 국소마취 크림 등을 처방하는 것도 좋습니다. 그러나 만성 통증의 경우엔 오히려 온찜질이 주변 혈액순환을 촉진시키면서 통증을 경감시키는 효과가 더 좋습니다.

기본적으로 의무기록지 작성, 병력청취, 방사선 촬영 등 기본적인 검사를 시행하여 감별진단을 시행합니다. 만약 확실한 진단이 어렵고 약물이나 주사치료에도 불구하고 통증이 지속될 경우엔 상급의료기관이나 관련 전문의에게 의뢰하는 것도 적극 고려해야 합니다.

Q38 턱이 빠져서 왔는데 어떻게 끼우나요?

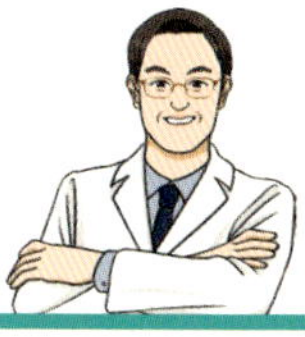

치료 및 예후 관련 Q&A

환자를 Semi-pine position으로 위치시킨 후 양측 엄지손가락을 거즈로 감싼 상태에서 상행지 전연에 위치시킵니다. 나머지 4개 손가락으로 턱 하연을 잡은 후 턱을 하방으로 강하게 움직이면서 후방으로 밉니다. 환자의 머리와 몸통이 잘 고정되어야 정복이 용이할 수 있습니다. 매우 강한 힘을 가해야 턱이 덜커덕 하면서 들어가게 됩니다. 2-3회 반복이 필요할 수는 있지만 더 이상 시도해도 턱이 안 맞춰지는 경우엔 시술을 중단해야 합니다(📷 1-30, 31).

턱이 잘 안 들어가고 극심한 통증을 호소하는 경우에는 진정제 혹은 근육이완제를 투여하거나 턱관절 주변에 국소마취를 시행한 후 정복을 시도해 볼 수 있습니다. 그러나 필자는 이러한 방법을 권장하지 않습니다. 과진정으로 인해 응급상황이 발생하거나 근육이 경직되면서 더욱 정복이 어려워질 수 있기 때문입니다. 2-3회 시도 후 정복되지 않는다면 상급의료기관 응급실로 이송하는 것이 적절하다고 판단됩니다.

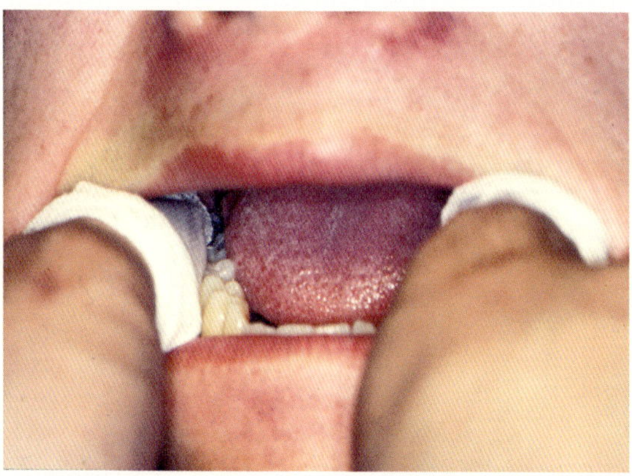

📷 **1-30. 도수정복술을 시행하는 모습.**

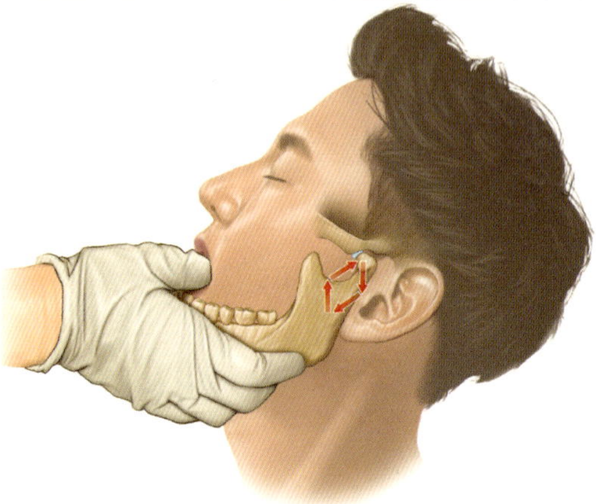

1-31. 도수정복술 모식도.

참고

턱이 빠진 채로 장시간 경과한 경우엔 도수정복술이 불가능할 수 있습니다. 이때는 전신마취 하에서 정복술을 시도하는 것이 시술 시간도 매우 짧고 환자의 고통 경감 차원에서도 훨씬 유리합니다(김영균 등; 2015).

CHAPTER 2

임플란트

Q1 임플란트 보험, 비보험 기준은 뭔가요?

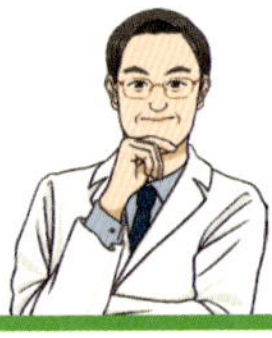

만 65세 이상 부분무치악 환자들에서 1인당 평생 2개까지 보험 적용을 받습니다. 대한치과의사협회에서는 4개까지 적용 가능하도록 노력하고 있으나 보험 재정 등의 문제로 현재까지는 실현 여부가 불투명한 상태입니다. 임플란트 보험은 1단계(진단 및 치료계획), 2단계(고정체식립술), 3단계(보철수복) 단계별로 처방이 이루어지며 건강보험공단에서 정한 포괄수가의 적용을 받습니다. 즉 진찰료, 수술료, 검사료, 보철료, 약 처방료 등이 모두 포함됩니다.

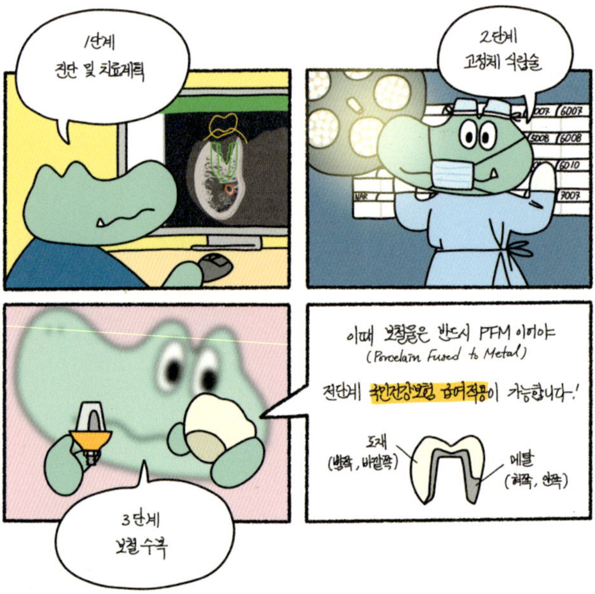

그러나 임플란트 수술 시 부가적으로 수행되는 골이식술은 행위료와 관련 재료비(골이식재, 차폐막 등) 모두 비보험입니다. 보철수복재료 또한 PFM crown으로 수복해야

만 보험 적용을 받을 수 있으며 지르코니아, 금, 메탈, PFG, PFZ 크라운 등으로 수복 시 해당 임플란트 진료는 1–3단계 전체를 모두 비보험으로 처리해야 합니다.

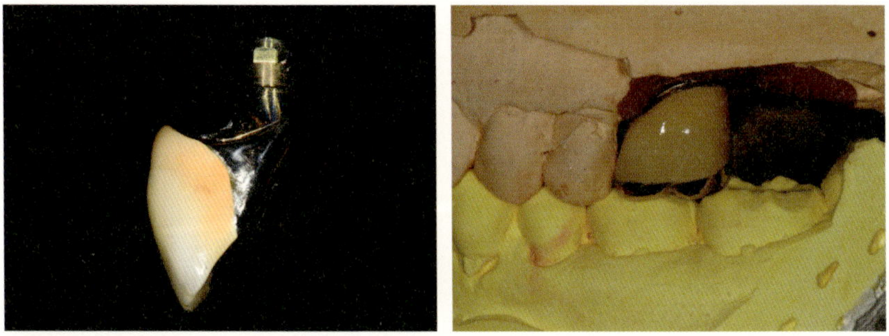

2-1. 보험 적용이 되는 PFM crown.

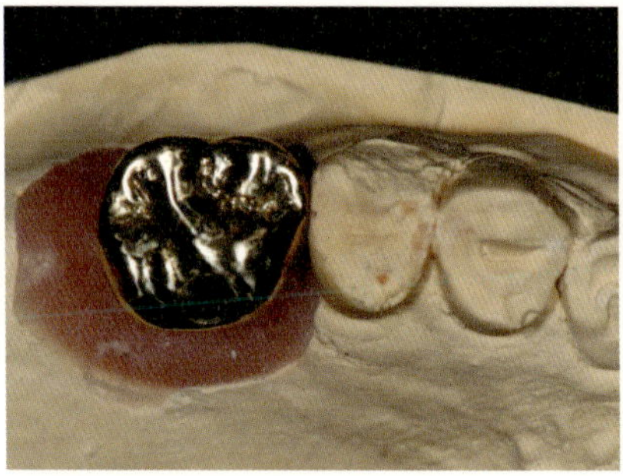

2-2. Gold crown.

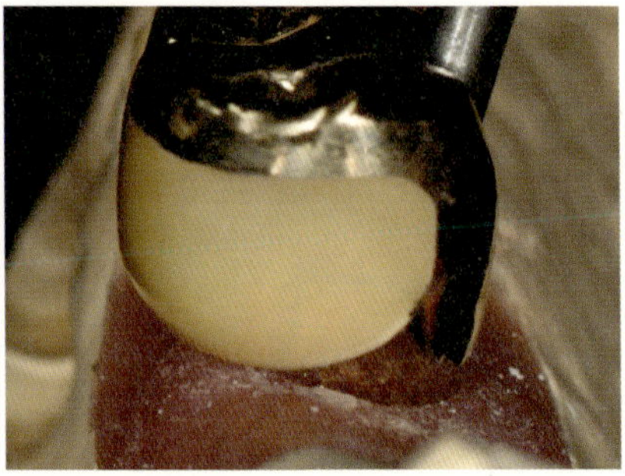

2-3. PFG.

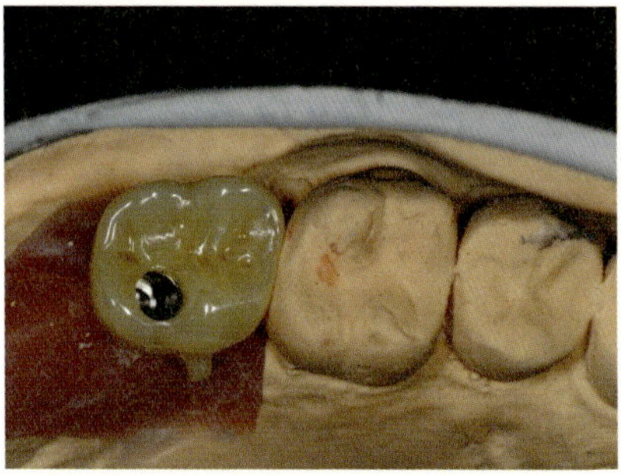

2-4. Zirconia.

참고

보험 등록 후 단계별로 청구해야 하며(각 단계 종료 시점에 청구) 일단 보험진료를 받기 시작하면 치료받는 기관을 변경할 수 없습니다. 이 점을 반드시 사전에 설명한 후 동의를 받고 치료를 시작해야 합니다.

치과임플란트 보험급여 적용 조건

① 만 65세 이상
② 1인당 평생 2개
③ 부분 무치악: 자연치아는 전혀 없고 이전에 시술받은 임플란트만 존재하는 경우에도 부분무치악으로 판단하여 급여로 인정받을 수 있음
④ 악골내 식립(전치부, 구치부 모두 가능)
⑤ 분리형 식립재료: 고정체와 지대주가 분리되는 재료만 보험 적용됨
⑥ 비귀금속도재관(PFM crown) 보철수복: 환자가 자비 부담한다고 하면서 귀금속이나 지르코니아와 같은 재료를 사용하는 것은 절대 금지 사항임

치과임플란트 시술 전체 비급여

① 완전 무치악
② 상악골을 관통하여 관골에 식립하는 경우
③ 일체형 식립재료로 시술하는 경우
④ 보철수복재료를 비귀금속도재관(PFM crown) 이외로 시술하는 경우

건강보험 환자들의 본인부담률

대 상	본인부담률
건강보험	30%
차상위 희귀질환, 중증난치성질환, 중증질환 본인부담경감대상자(차상위1종, 공상 등 구분 C)	10%
차상위 만성질환(차상위2종, 공상 등 구분 E) 차상위 장애인 만성질환(차상위2종 장애인, 공상 등 구분 F)	20%
의료급여 1종	10%
의료급여 2종	20%

Q2 임플란트 틀니가 보험이 되는 경우가 있고 아닌 경우가 있나요?

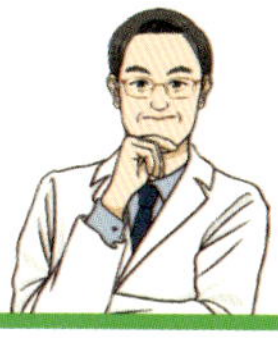

보험, 비보험, 비용 관련 Q&A

현행 국민건강보험 제도에 따라 65세 이상의 대한민국 국민은 평생 2개의 임플란트와 부분틀니, 완전틀니 치료에 대해 국민건강보험 혜택을 받을 수 있습니다. 임플란트 치료의 국민건강보험 보장을 받기 위해서는 구강내에 자연치 또는 크라운이나 브릿지로 수복되어 있는 임플란트가 남아 있어야 보험 혜택을 적용받을 수 있습니다. 즉, 구강내에 치아 또는 고정성 수복물이 완전히 상실된 환자의 경우는 원칙적으로 임플란트 치료의 보험 적용을 받기 어렵습니다.

부분틀니 치료의 경우, 치아가 잔존되어 있는 환자가 임플란트 2개를 심어서 이를 씌우고 부분틀니를 만들게 되면 보험 적용을 받을 수 있습니다. 현행 심사평가 기준은 임플란트에 보철치료를 완료한 후 3개월 지난 이후부터 부분틀니 제작을 하도록 하고 있습니다만, 임플란트 치료 후 부분틀니 제작 사이 기간에 대해 엄격하게 평가하고 있지는 않기 때문에 이에 대해 담당 치과의사와 상의하시기 바랍니다.

이미 치아를 모두 상실한 경우, 임플란트를 심어 그 위에 완전틀니를 만드는 오버덴처 형태의 보철치료는 보험 적용이 안 되기 때문에 환자가 비급여비용에 해당하는 치료비를 전액 부담해야 합니다.

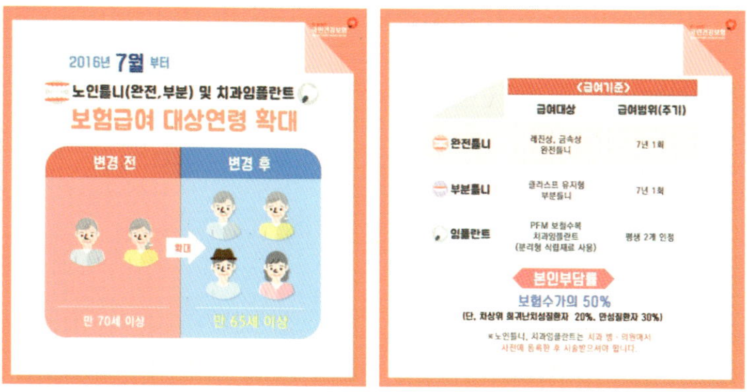

2-5. 임플란트 및 틀니 보험치료 급여 기준(출처: 국민건강보험공단 트위터).

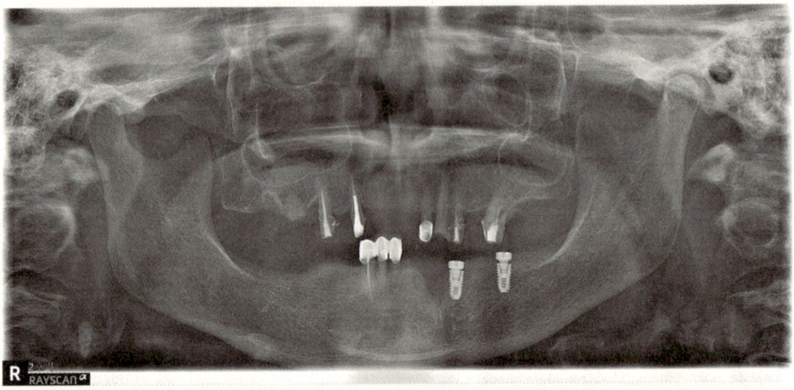

2-6. 하악 좌측에 임플란트를 식립해서 부분틀니의 지대치로 사용하기로 계획하였으며, 이 경우 임플란트와 보험틀니 제작 기준 및 기간을 준수하면 보험 적용이 가능하다.

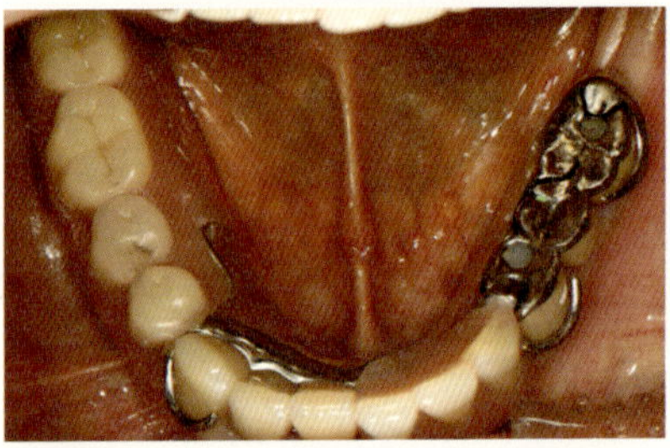

2-7. 그림 2-6의 환자로 좌측 구치부에 임플란트를 이용한 틀니 지대치를 제작하고 부분틀니를 완성한 모습. 임플란트와 부분틀니 모두 보험 적용을 받았다.

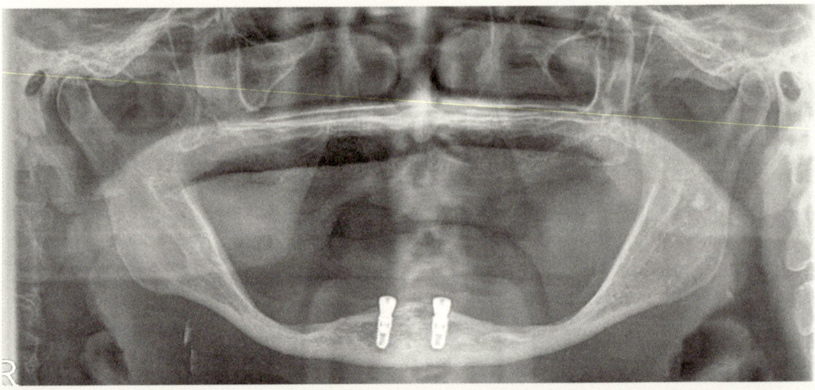

2-8. 이미 치아를 모두 상실한 상태로, 하악에 임플란트 2개를 식립하여 완전틀니를 제작한 증례. 이 경우 하악의 임플란트와 하악 완전틀니는 건강보험 적용을 받지 못한다.

이럴 때는?

보험 임플란트 환자가 보험으로 인정되지 않는 재료를 사용해 달라고 요청합니다. 가령 임플란트 상부 보철물을 지르코니아로 해주고 관련 비용은 자신이 전액 부담하겠다고 하는데, 필요하면 각서를 작성할 테니 좋은 재료로 해달라고 합니다. 어떻게 해야 하나요?

죄송하지만 법적으로 금지사항입니다. 대한민국 건강보험제도는 보험이 적용되는 진료를 하는 경우 받을 수 있는 수가(진료비)와 사용 가능한 재료들이 정해져 있습니다. 환자분께서 비보험으로 진료받고 특정 재료를 비보험으로 부담하신다 하더라도 "임의비급여 금지" 사항에 저촉되기 때문에 해드릴 수 없습니다. 만약 환자분과 치과의사가 협의하에 진료하더라도 추후 건강보험 실사에서 밝혀지면 진료비 환수 및 행정적 처분을 받게 됩니다.

Q3 비보험 임플란트 진료비가 병원과 치과 의사마다 큰 차이를 보이는데 그 이유는 뭔가요?

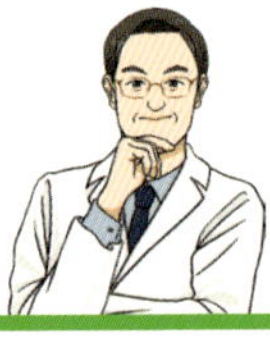

보험, 비보험, 비용 관련 Q & A

모든 음식점에서 생선초밥 가격이 다르며 옷, 구두 가격 또한 동일하지 않습니다. 각 점포마다 가격이 천차만별인 이유가 있으며 소비자들이 잘 선택해야 할 것입니다. 가격이 비싸다고 폭리를 취하는 나쁜 점포일까요? 그렇다면 가격이 싸다고 양심적인 점포라 할 수 있을까요? 치과를 포함한 병원의 비급여 진료비가 다른 것도 마찬가지입니다. 비싸다고 모두 과잉진료하는 나쁜 병원이 아닙니다. 진료비가 싸다고 모두 불량 재료를 사용하는 이상한 병원이 아닙니다. 환자분들이 잘 판단해서 선택하면 되는 것입니다.

진료하는 치과의사의 임상경력 및 숙련도, 사용되는 재료, 수술 난이도, 병원의 규모, 진료에 투입되는 인력, 장비, 진료 소요시간, 기공료 등 많은 변수들에 의해 영향을 받습니다. 가령 대형 치과병원은 임플란트 치료에 투입되는 인력이 많고 사용되는 다양한 첨단 장비와 기구 등으로 인해 수가가 비쌉니다. 대학병원의 경우엔 교수가 진료하는 행위료와 전공의가 진료하는 행위료에 차이가 있을 수밖에 없습니다.

이럴 때는?

임플란트, 보철 등 비급여 진료를 받고 있는 환자가 발치나 잇몸치료와 같은 보험진료를 받은 후 본인부담금 징수에 대해 항의하거나 할인을 요청하는 경우가 많습니다. 고가 진료비를 납부하는데 이 정도의 금액은 할인 혹은 감면해 달라 요구할 경우 어떻게 해야 하나요?

국민건강보험법이나 의료급여법에서 본인부담금을 면제하거나 할인하는 행위를 환자유인 행위로 판단하기 때문에 엄격히 금지하고 있습니다.

관계법령

의료법 제27조 제3항은 '누구든지 국민건강보험법이나 의료급여법에 따른 본인부담금을 면제하거나 할인하는 행위, 금품 등을 제공하거나 불특정 다수인에게 교통편의를 제공하는 행위 등 영리를 목적으로 환자를 의료기관이나 의료인에게 소개, 알선, 유인하는 행위 및 이를 사주하는 행위를 해서는 안 된다'고 규정하고 있습니다. 이와 같은 행위를 하는 경우, 3년 이하의 징역이나 3,000만 원 이하의 벌금에 처해질 수 있고(의료법 제88조 제1호), 자격정지 2개월에 처해질 수 있습니다(의료법 제66조 제1항 제10호).

Q1 국산과 수입 임플란트 차이가 뭔가요? 이 치과는 국산을 사용하면서 왜 이렇게 진료비를 비싸게 받나요?

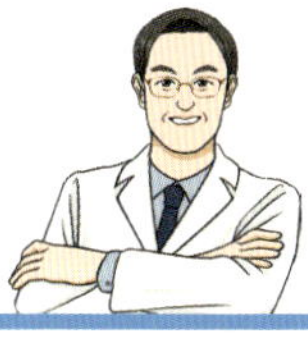

재료 관련 Q&A

국산과 수입 임플란트는 품질과 임상 성적에서 차이가 없습니다. 수입품이든, 국산이든 검증된 식품의약품안전처 허가를 받은 제품은 안전하게 사용할 수 있습니다. 당연히 수입품과 국산 모두 검증되지 않은 제품들은 절대로 사용해선 안 됩니다. 제품들 간에 원가가 다소 차이가 있을 수 있지만 그다지 크지 않습니다. 일부 치과들에선 수입제품의 원가가 더 비싸기 때문에 임플란트 진료 수가를 국산에 비해 약간 높게 책정하기도 합니다.

그러나 임플란트 비용은 건강보험의 적용을 받을 경우 국산과 수입 임플란트 수가의 차이는 없습니다(재료비는 구입원가대로 책정되기 때문에 약간 차이가 있을 수 있음). 보험 적용이 되지 않을 경우엔 시술하는 치과의사의 숙련도에 따라 진료비가 평균보다 높을 수도 있습니다. 또한 비보험 적용을 받는 골이식술이 시행될 경우 진료비는 훨씬 비싸질 수밖에 없습니다. 환자분께서 저희 치과에서 취급하지 않는 수입제품이나 특정 국산제품으로 시술받길 원하신다면 적절한 치과를 소개해 드릴 수 있습니다.

Q2 같은 회사의 임플란트를 사용하는데 왜 이렇게 가격 차이가 많이 나는 건가요?

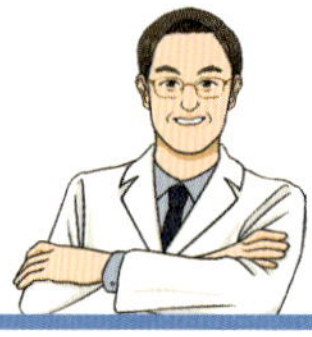

재료 관련 Q&A

임플란트 식립 수술과 보철치료 비용에는 큰 차이가 없습니다. 그러나 골이식술, 주변 연조직 수술과 같은 보조적인 치료가 추가될 경우 비용이 상승하게 됩니다. 즉 비급여 행위료와 재료비가 처방되기 때문에 가격이 비싸지는 것입니다. 또한 시술하는 치과 의사의 경력에 따라 비급여 시술의 경우에는 차이가 있을 수 있습니다.

Q3 임플란트 제품들 간의 차이가 클까요? 제품 선택의 기준이 따로 있나요?

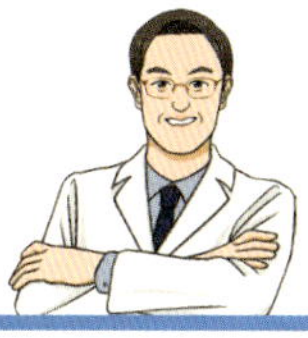

재료 관련 Q&A

오랜 기간 사용을 통해 검증되었고 식품의약품안전처의 허가를 얻은 후 사용 중인 제품들은 큰 차이가 없습니다. 그러나 회사에 따라 임플란트의 디자인과 구성요소들이 많이 다르고 수술 방법, 보철치료 방법에 차이가 있을 수 있습니다. 또한 치과의사들 자신이 가장 익숙하게 다룰 수 있고 많이 사용해 봄으로써 치료 성공률이 높은 특정 제품이 있는 것은 분명합니다.

제품 선택은 치과의사가 권하는 제품들에 대해 자세히 설명을 듣고 치료를 받으시면 됩니다. 특정 제품으로 해달라고 요구할 수는 있지만 적절하다고 생각되지 않습니다. 임플란트의 디자인, 폭경, 길이 등과 환자의 악골 상태에 맞춰서 가장 적합한 시스템을 선택하였으니 믿고 치료받으시면 됩니다.

Q1 다른 병원에선 디지털 임플란트, 내비게이션 임플란트를 하면서 절개 없이 간단하고 아프지 않게 식립하는데 이 병원에서는 왜 그렇게 안 하나요? 못하시는 건가요?

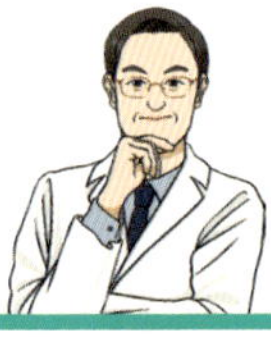

❶ 각 병원들마다 시설이 다를 수밖에 없습니다. 디지털 임플란트 수술을 위해서는 구강스캐너, CT 및 3차원적 분석 프로그램 등 다양한 장비와 기구들이 필요합니다. 그러나 이러한 것들이 없다고 해서 임플란트 수술이 불가능한 것은 아닙니다. 유감스럽게도 저희 병원에는 이와 같은 장비들이 없습니다. 좀 더 시설이 좋고 이와 같은 시술을 잘하는 치과를 소개해 드릴 수 있습니다.

❷ 당연히 저희 병원도 이와 같은 시술을 하고 있습니다. 디지털 임플란트, 내비게이션 임플란트라고 칭하는 행위는 첨단 수술 기법이 아니며 많은 치과의사들이 시술하고 있는 보편적인 치료법입니다. 그러나 이와 같은 방법을 모든 임플란트 시술에 적용할 필요는 없습니다. 반드시 적응증이 되는 경우에만 도입하는 것이 바람직합니다. 이와 같은 치료법이 수반될 경우에는 진단 및 검사, 관련 장치 제작 등에 추가 비용이 부담될 수밖에 없습니다.

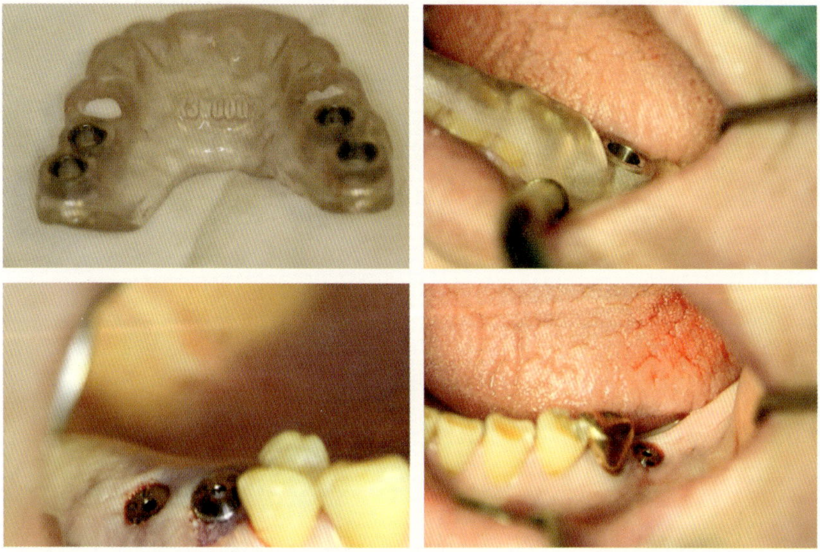

2-9. CT, 구강스캐너 등의 장비를 이용하여 임플란트를 정확히 식립할 수 있는 유도장치를 제작하고 이 장치를 구강에 장착한 상태에서 절개하지 않고 임플란트를 식립하는 모습이다. 수술 후 통증과 부기 등 후유증이 거의 없다. 그러나 이와 같은 방법으로 수술을 할 수 없는 경우가 매우 많고 구태여 이런 복잡한 장치를 사용하지 않고서도 임플란트를 잘 식립할 수 있는 증례들이 많기 때문에 반드시 담당 치과의사에게 잘 설명을 듣고 치료를 받아야 한다.

Q2 임플란트 식립 개수는 누가 결정하나요?

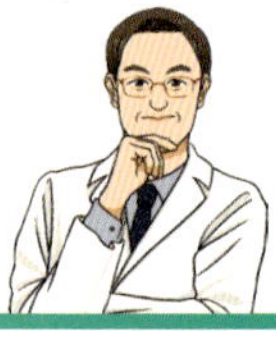

치료법 관련 Q&A

❶ 소실된 치아들의 개수, 어금니 부위 혹은 앞니 부위, 남아 있는 치조골의 상태, 맞물리는 대합치들의 상태, 환자의 전신건강 및 나이 등 여러 가지 요인들을 고려하여 치과의사가 결정하게 됩니다. 당연히 방사선사진과 CT 사진 등으로 치조골의 상태를 세심히 평가한 후 저작력 혹은 심미성 등을 고려하여 임플란트를 심는 위치와 개수가 결정됩니다. 진료비 문제가 있기 때문에 치료를 시작하기 전에 환자분에게 충분히 설명하고 동의를 얻은 후 시작하게 됩니다.

❷ 치과의사라면 누구나 임플란트 식립 개수를 결정할 수 있습니다. 치과의원에서는 치과 원장이 여러 가지 치료옵션을 설명하면서 결정할 것입니다. 대학병원의 경우 일차적으로 보철치료를 담당하고 있는 치과보철과 전문의가 임플란트 개수를 제안하게 되나, 임플란트 수술을 담당하는 구강악안면외과나 치주과 의사의 수술 난이도, 예후 의견에 따라 개수 및 식립 위치가 조정되기도 합니다. 최종적으로 환자와 상담하면서 환자의 요구사항과 경제적 요건 등을 고려하여 결정하게 됩니다.

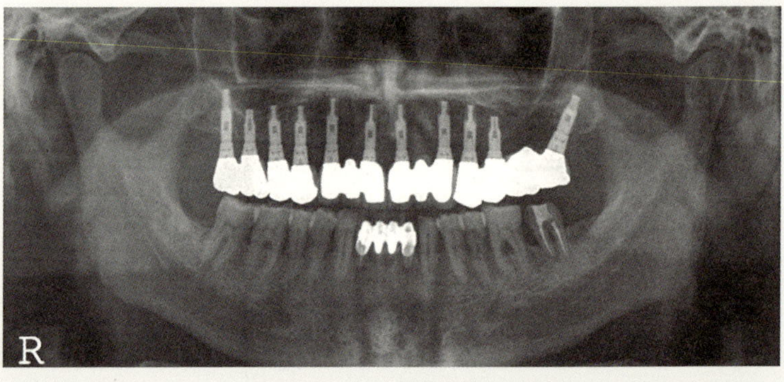

2-10. 상악 완전 무치악 부위에 11개의 임플란트를 식립한 후 고정성 보철물을 장착한 증례. 치과의사들의 판단에 따라 8개 정도를 식립한 후 고정성 보철물을 장착하기도 한다.

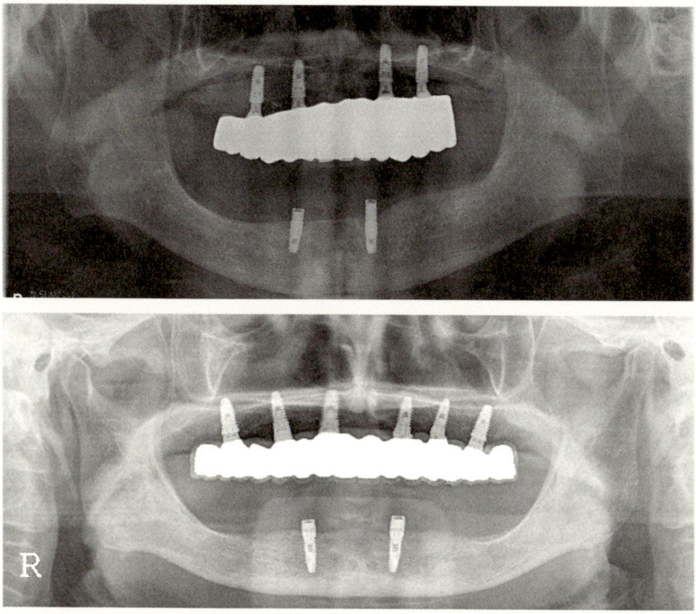

2-11. 상악에는 임플란트를 이용한 고정성 틀니, 하악에는 임플란트를 이용한 피개의치가 장착된 증례. 상악의 경우 골질, 골량을 고려하여 치과의사들의 판단에 따라 4개 혹은 6개 임플란트를 식립할 수 있다.

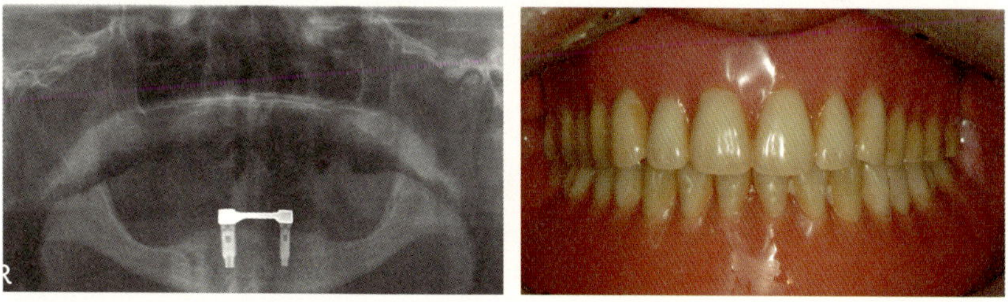

2-12. 하악에 2개 임플란트를 식립한 후 가철성 피개의치를 장착하였고 상악은 전통적인 일반 틀니를 장착한 증례이다.

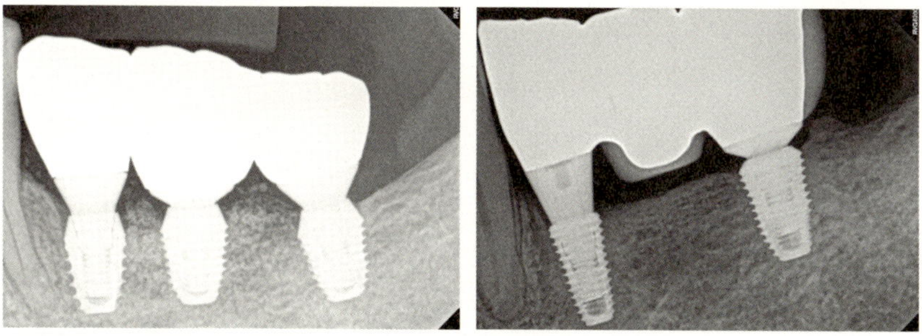

2-13. 치아들이 3개 상실되었을 때 치조골의 상태를 고려하여 치과의사들의 판단에 따라 임플란트를 2개 혹은 3개 식립하여 보철물을 제작할 수 있다.

Q3 저는 영구치가 없고 유치가 남아있다고 들었습니다. 언젠가는 빼고 임플란트 등의 치료가 필요하다고 들었는데 언제쯤 해야 하나요?

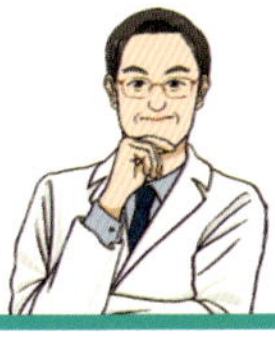

선천적으로 영구치가 결손되고 성인이 될 때까지 유치가 남아있어 치열의 일부로 기능하기도 합니다. 대부분의 경우 유치의 짧아진 치근으로 인해 30-40대에 발치를 하게 되거나 자연 탈락하게 됩니다. 너무 이른 나이에 임플란트 치료를 하는 것은 좋지 않습니다. 그 이유는 안면골격의 변화가 크게 일어나는 10대에 임플란트를 할 경우, 임플란트가 급격하게 변화하는 안면골격과 치열의 변화를 따라가지 않아 기능적, 심미적으로 문제를 일으키기 때문입니다. 따라서 유치가 만기 잔존되더라도 다른 영구치의 맹출을 방해하거나 위치나 각도가 좋지 않아 기능, 심미적인 문제를 일으키지 않으면 성인이 될 때 기다렸다가 이후 치료시기를 결정하게 됩니다. 경우에 따라서는 작은 유치 치관의 크기로 인해 생긴 공간문제를 먼저 해결하기 위해 교정을 진행하고 유치 발치 및 임플란트 치료를 진행하기도 합니다.

Q4 아이가 중·고등학생인데 운동하다 사고로 앞니가 빠졌습니다. 임플란트를 바로 해도 되나요?

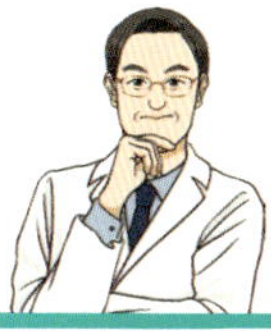

너무 이른 시기에 임플란트 치료를 하는 것은 좋지 않습니다. 연구결과에 따르면 여자는 만 15세, 남자는 만 17–18세 이후에 임플란트를 할 것을 권고하고 있습니다. 이는 안면골격의 성장과 치열의 변화가 해당 나이 이전에 급격하게 일어나기 때문입니다. 임플란트는 자연치아처럼 골격의 변화와 함께 이동할 수 없습니다. 따라서 너무 이른 시기에 임플란트를 하게 되면, 임플란트 치아가 옆 치아에 비해 짧아 보이거나 물리지 않고, 심한 경우에는 잇몸 밖으로 임플란트가 노출되어 보이는 현상까지 발생할 수 있습니다. 실제로는 그 이후인 20대, 30대 이후에도 자연치와 임플란트의 치열 부조화를 보이게 되는 경우도 있습니다. 따라서, 가능한 선에서 치료시기를 앞당기기보다는 가급적 성인기까지 기다리는 방법이 안전할 수 있습니다.

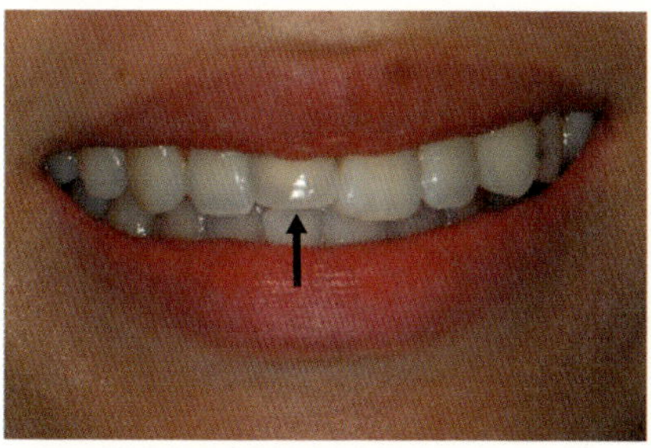

2-14. 10대 때 외상으로 상악 우측 중절치를 임플란트로 수복 후 20대가 된 상태로, 수복한 치아가 인접치아보다 짧아 보이고 잇몸이 어둡게 보이는 심미적인 문제로 내원한 환자의 미소사진이다.

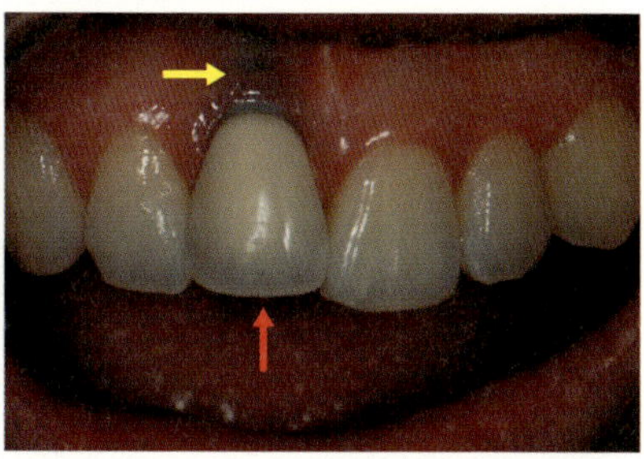

2-15. 동일 환자의 구강내 소견. 임플란트 주변부의 뼈와 연조직이 턱뼈의 성장 변화를 따라가지 못해서 치아가 짧아 보이고(빨간색 화살표) 임플란트가 비쳐 보여 잇몸이 어둡게 보이고 있다(노란색 화살표).

Q5 다른 치과에서는 임플란트 수술 후 당일 혹은 늦어도 1주일 이내에 보철물까지 완성해 준다고 합니다. 이 치과에서는 왜 이렇게 오래 걸리나요?

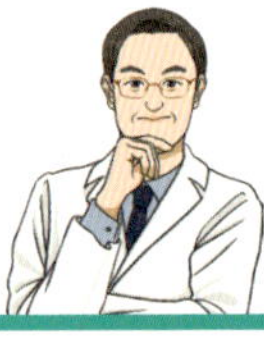

여러 가지 요인에 따라 치료 기간은 다를 수밖에 없습니다. 즉 고령자, 골질이 불량한 경우, 골량이 부족해서 골이식술이 시행되는 경우, 흡연이나 음주를 즐기는 환자, 내과적 전신질환(당뇨, 심혈관질환, 간장질환, 신장질환 등)을 보유한 환자, 항암치료 혹은 방사선치료를 받은 환자, 골다공증을 보유하고 있고 관련 약물치료를 받고 있는 환자, 면역기능이 저하된 환자 등에서는 치료 기간이 길어질 수밖에 없습니다. 물론 환자가 건강하고 골질과 골량이 적절하며 임플란트가 안정적으로 식립되는 경우엔 당일 혹은 1주 이내에 보철물 제작이 완료될 수 있습니다.

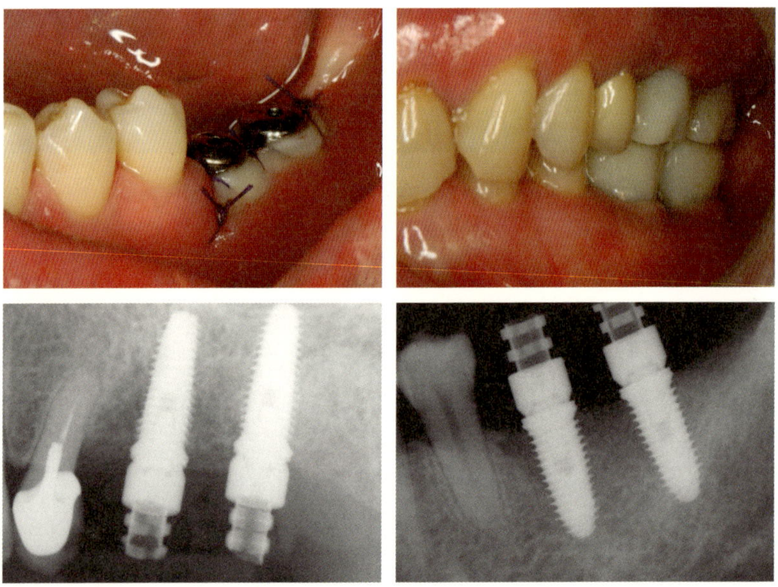

2-16. 40세 남자 환자에서 좌측 상하악 대구치 부위에 임플란트를 식립하고 2일 후 임시 보철물을 장착한 증례. 3개월 후 최종 보철물로 교체하였다.

Q6 다른 치과에서는 임플란트 수술을 한 번만 합니다. 이 치과에서는 왜 두 번(1·2차 수술)이나 수술하나요? 뭔가 잘못된 것이 아닌가요?

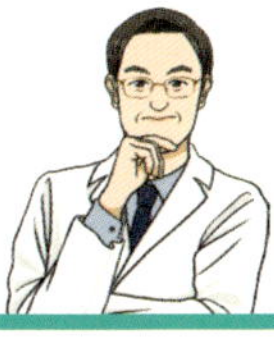

여러 가지 요인들에 따라 치료방법이 다를 수밖에 없습니다. 환자의 면역기능이 저하된 경우, 골질과 골량이 좋지 않아 골이식술이 시행되는 경우 등과 같은 상황에서는 임플란트가 뼈와 잘 융합되는 시간이 오래 걸리며 성급하게 수술을 시행할 경우 실패 위험성이 매우 증가합니다. 즉 임플란트를 식립하고 묻어둔 상태에서 3-6개월 이상을 기다린 후, 임플란트를 노출시키는 2차 수술을 시행하고 또 충분히 기다렸다가 보철치료를 진행할 수 있습니다. 골이식이 시행되는 경우에도 여러 가지 조건을 고려하여 골이식을 우선 시행하고 4-12개월까지 기다렸다가 임플란트를 식립하고 또 3-6개월 이상 기다렸다가 임플란트를 노출시키는 수술과 보철치료를 진행할 수 있습니다.

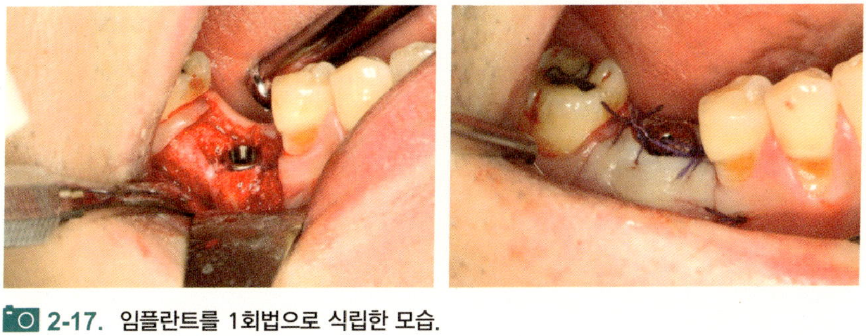

2-17. 임플란트를 1회법으로 식립한 모습.

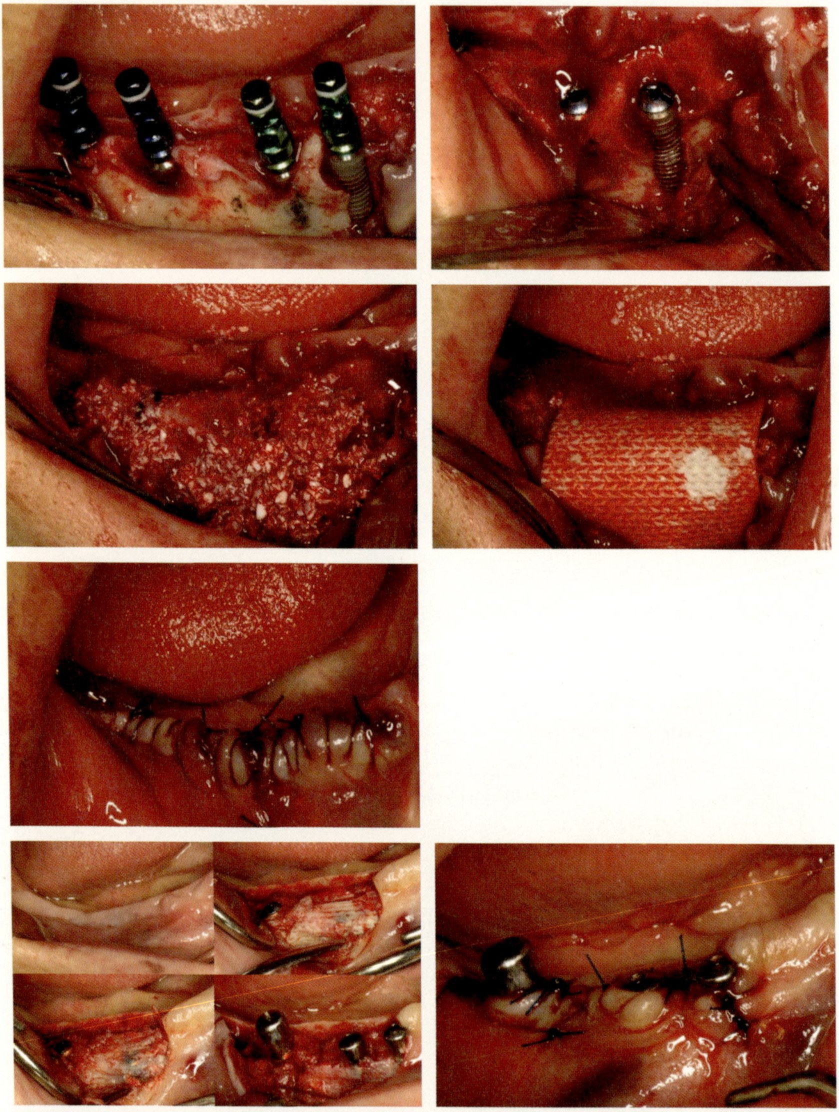

2-18. 임플란트를 2회법으로 식립한 증례. 3개월 후 2차 수술을 시행하여 식립된 임플란트를 노출시켰다.

Q7 다른 치과에서 상악동에 물혹이 있다는 얘기를 들었습니다. 임플란트 치료가 가능한가요?

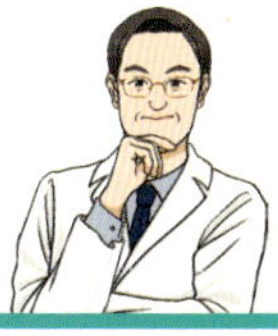

치료법 관련 Q&A

우선 CT를 촬영해서 병소의 크기와 상태를 정확히 진단해야 합니다. 병적인 낭종이 확실하면 낭종적출술 및 조직검사가 우선 시행되어야 합니다. 잘 치유된 것을 확인한 후 이차적으로 상악동점막 거상 및 골이식술을 시행하고 임플란트 치료를 진행할 수 있습니다.

그러나 점액저류성낭종과 같은 것은 가성낭종의 일종이기 때문에 점액을 흡인하여 크기를 줄이면서 상악동점막 거상 및 골이식을 동시에 시행할 수도 있습니다.

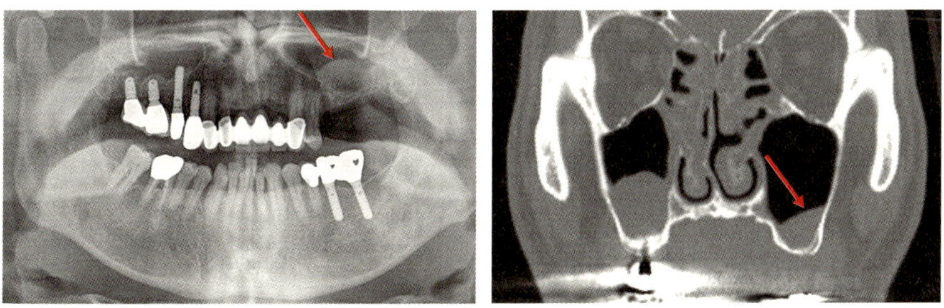

2-19. 54세 남자 환자의 초진 시 파노라마 및 CT 방사선사진. 좌측 상악동저에 돔 형태의 방사선 불투과성 병소(화살표)가 관찰되었다. 증상이 없는 물혹은 임플란트 수술에 큰 지장을 초래하지 않는다.

이럴 때는?

상악동골이식, 치조골증대술 등과 같은 골이식이 필요하고 임플란트를 동시 혹은 지연식립하는 경우에 치료 기간이 매우 길어진다. 그러나 환자는 이런 사항을 잘 이해하지 못하고 다른 치과와 비교하여 치료 기간이 지나치게 길다고 불평하면서 이유를 묻는다. 어떻게 답변할 것인가?

골결손의 범위, 골이식에 사용된 골이식 재료(자가골, 동종골, 이종골, 합성골 등), 환자의 나이, 골질이 불량한 경우, 흡연이나 음주를 즐기는 환자, 내과적 전신질환(당뇨, 심혈관 질환, 간장질환, 신장질환 등)을 보유한 환자, 항암치료 혹은 방사선치료를 받은 환자, 골다공증이 있고 관련 약물치료를 받고 있는 환자, 면역기능이 저하된 환자 등 여러 가지 상황들을 고려하여 결정하게 됩니다. 남아 있는 잔존골이 충분해서 임플란트를 식립하여 초기 안정을 확보할 수 있는 상황이라면 골이식과 동시에 임플란트를 식립할 수 있습니다. 그러나 그렇지 못한 상황이라면 골이식을 우선 시행하고 4–12개월 정도 충분한 치유 기간을 부여한 후 임플란트를 식립하게 됩니다. 물론 임플란트를 식립한 이후에도 3–6개월 정도 더 기다렸다가 보철치료가 진행됩니다.

임플란트 수술부터 보철물이 완성되어 음식물을 씹을 수 있을 때까지의 기간은 최소 6개월부터 최장 2년까지 소요될 수도 있습니다.

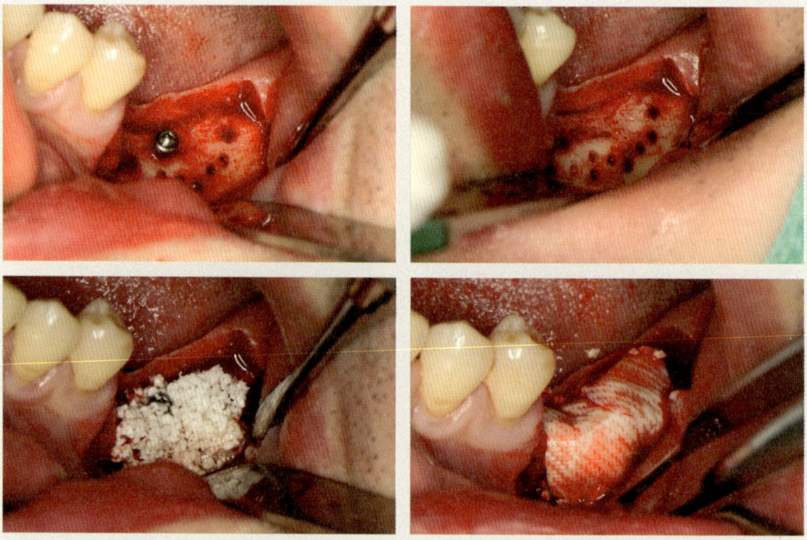

2-20. 치조골의 수직골량이 매우 부족하여 치조골 수직증대술을 시행하는 모습. 이와 같은 경우엔 최소 4개월 이상의 충분한 치유 기간을 기다린 후 임플란트를 식립해야 한다. 사용한 골이식재의 종류에 따라 치유 기간은 4개월부터 12개월까지 큰 차이를 보인다.

Q8 잇몸이 안 좋은데 임플란트를 할 수 있나요?

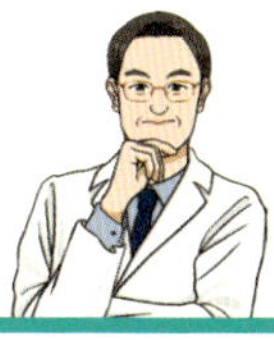

치료법 관련 Q&A

당연히 할 수 있습니다. 그러나 잇몸질환이 치료되지 않은 상태로 성급하게 임플란트 치료를 먼저 받을 경우 구강내 세균들이 임플란트 주위로 이동하면서 감염이 발생하거나 실패할 위험성이 증가합니다. 반드시 스케일링과 잇몸치료, 필요할 경우 잇몸수술 등의 치료를 받고 구강위생관리가 잘 이루어지는 상태에서 임플란트 치료를 받는 것이 좋습니다.

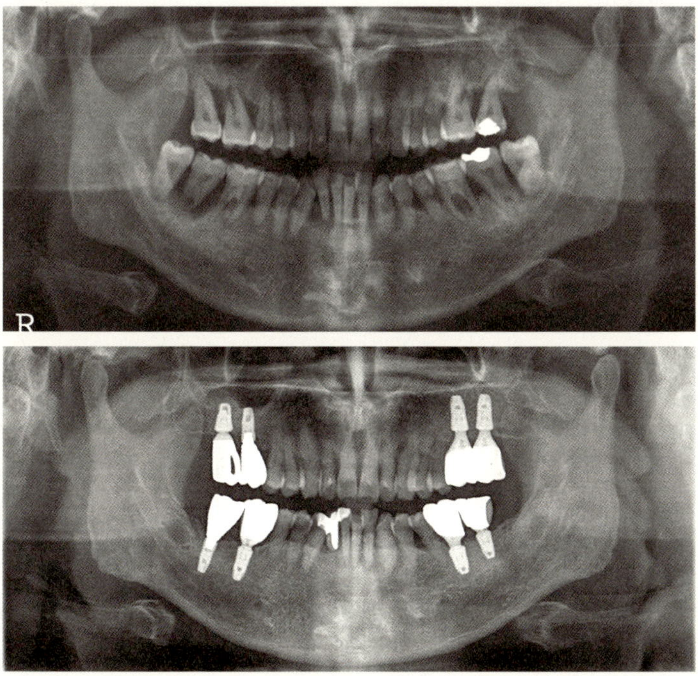

2-21. 진행성 치주질환을 보이는 환자들에게 잇몸치료와 수술을 시행하고 단계별로 임플란트를 식립하였다. 치주질환이 심하다고 해서 처음부터 문제의 치아들을 모두 발치하지는 않는다.

Q9 임플란트 수술을 할 때 뼈이식을 해야 한다고 하셔서 인터넷에 찾아봤어요. 뼈이식재 종류가 많던데 저한테는 어떤 제품을 쓰시나요?

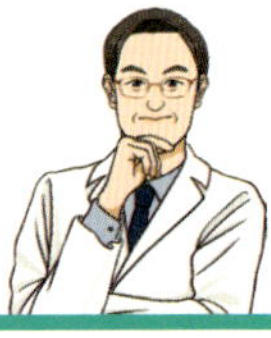

가장 좋은 뼈는 환자 자신의 뼈입니다. 그러나 자기 뼈를 어디선가 채취해야 하기 때문에 부가적인 수술이 필요하고, 수술 후 종창 및 통증이 더 심해지는 것은 불가피합니다. 따라서 자기 뼈를 대체하기 위해 사체에서 채취한 뼈(동종골), 동물의 뼈(이종골), 인공적으로 공장에서 제조한 뼈(합성골), 발치한 치아들을 이용하여 가공한 자기 치아뼈이식재 등이 있고 뼈 생성을 촉진시키기 위한 첨가재(골형성단백질, 환자의 혈액을 채취하여 제조한 혈소판 관련 재료 등)가 추가되기도 합니다. 각각의 뼈이식재들

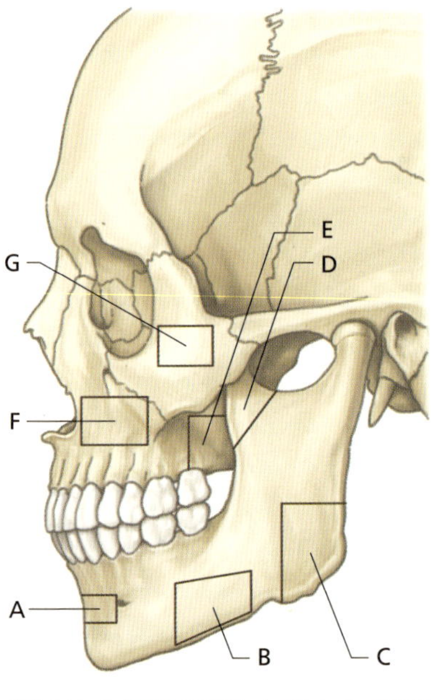

2-22. 구강내 다양한 부위에서 자가골을 채취할 수 있다. A: 하악골 정중부 B: 하악골 골체부 C: 하악골 우각부 D: 하악골 오훼돌기 E: 상악결절 F: 상악골 전벽 G: 관골.

은 장단점이 있고 임플란트를 식립할 부위 뼈의 상태와 남아있는 양, 환자의 나이 및 전신질환, 임플란트를 식립할 부위 등 다양한 요소들을 고려하여 치과의사가 결정하게 됩니다. 당연히 수술 전에 사용할 뼈이식재에 대해 충분히 설명하고 환자의 동의를 얻은 후 시술하게 됩니다.

특히 발치된 자기치아를 적절히 가공하여 골이식재로 만들어서 사용하는 술식은 2008년 국내에서 처음 개발된 이후 현재까지 안정적으로 사용되고 있으며 좋은 결과를 보이고 있습니다. 또한 이 기술은 보건복지부 신의료기술을 취득하였고 관련 논문들이 매우 많아서 안심하고 사용할 수 있습니다. 자가골 대체용으로 매우 안전하게 사용할 수 있는 재료이니 담당 치과의사와 잘 상의한 후 사용 여부를 결정하시면 됩니다.

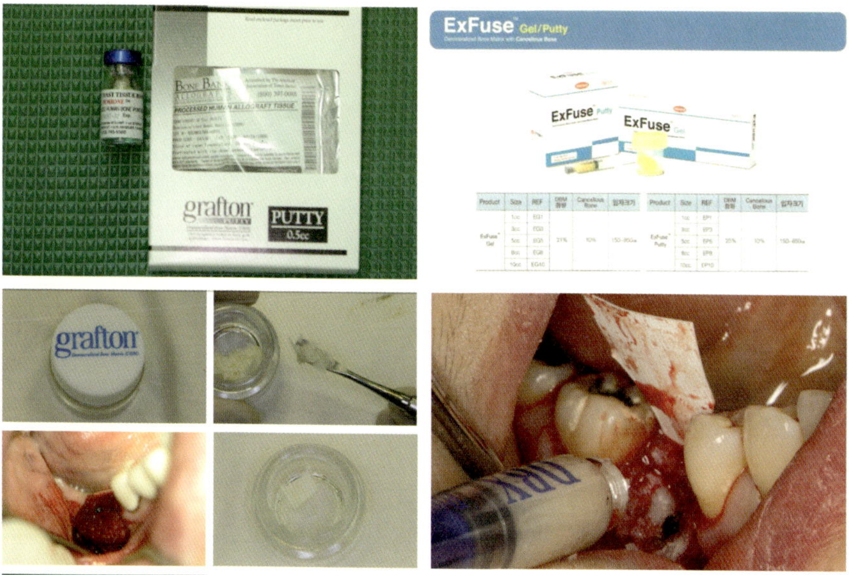

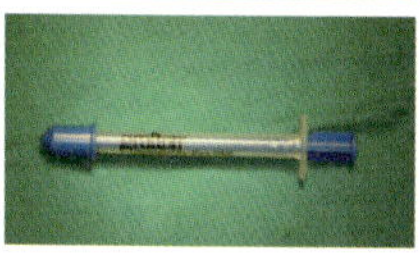

2-23. 동종골.

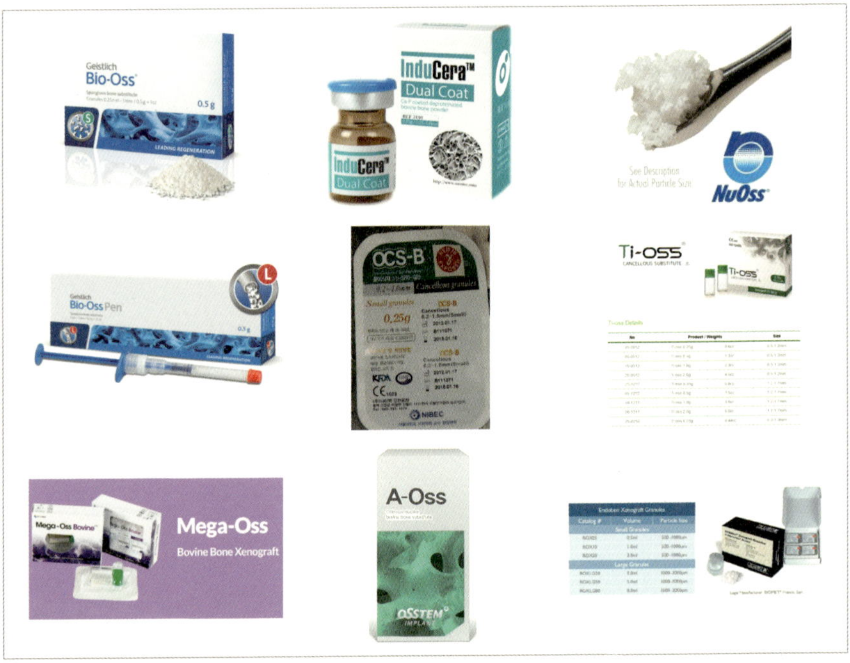

2-24. 소뼈를 이용하여 제조한 다양한 이종골.

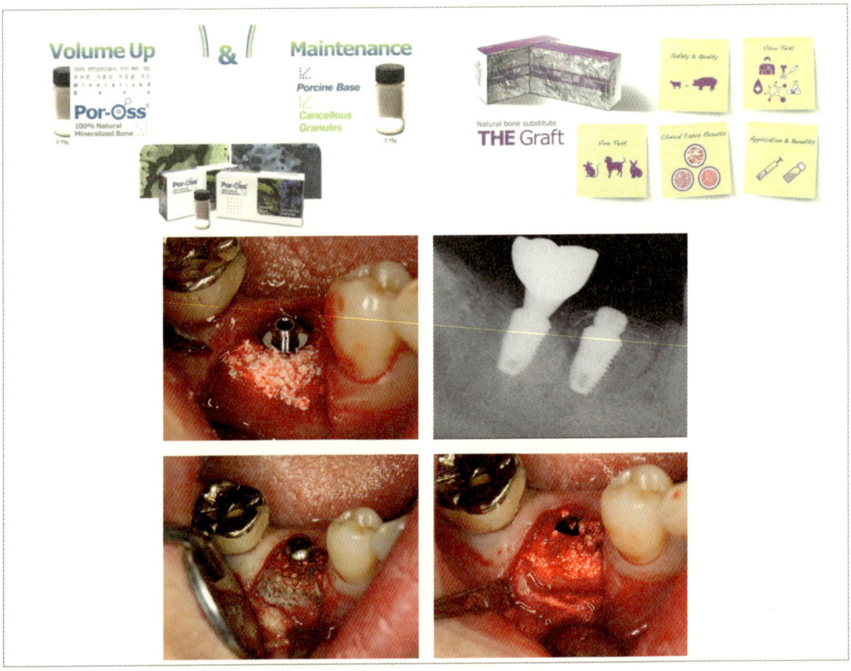

2-25. 돼지뼈를 이용하여 제조한 다양한 이종골.

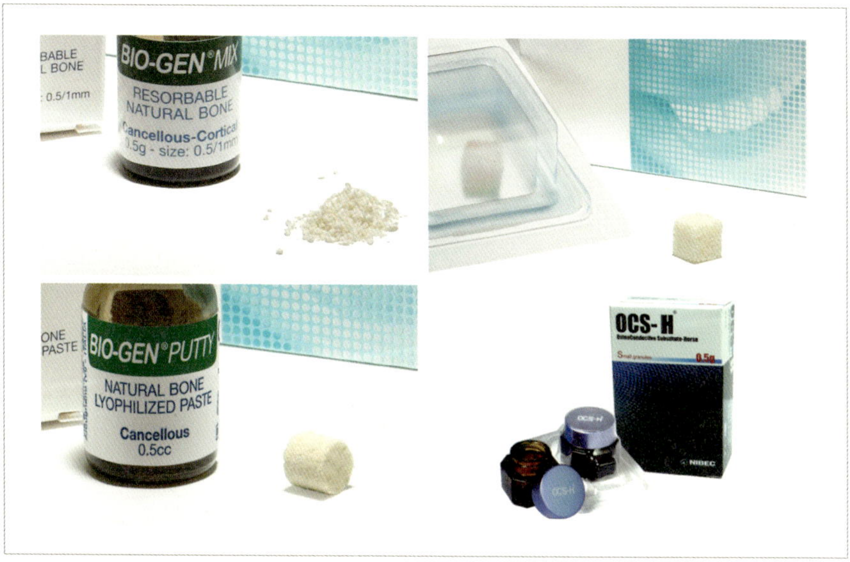

2-26. 말뼈를 이용하여 제조한 이종골.

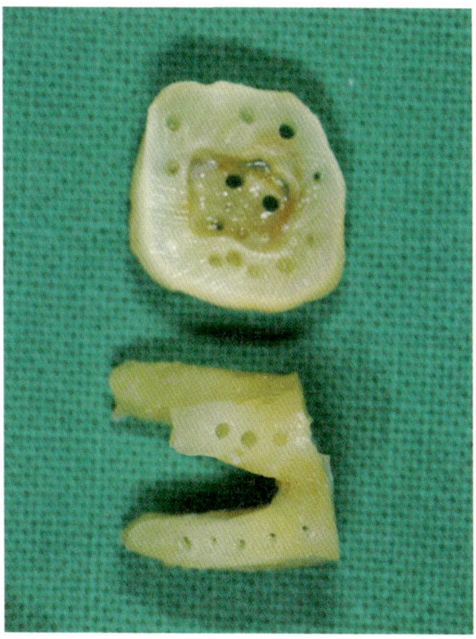

2-27. 발치한 치아를 이용해서 제조한 자가치아뼈이식재.

Q10 발치 후 골이식을 해야 한다고 하셨는데 다른 치과에서는 불필요한 과잉 진료라고 합니다. 어떻게 된 건가요?

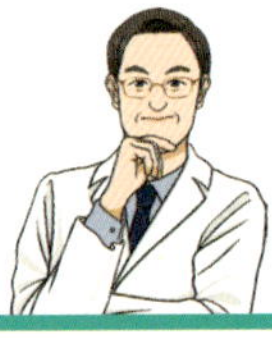

발치 후 남아있는 골조직의 상태에 따라 판단하게 됩니다. 즉 충치, 치아 파절 등으로 인해 발치한 경우엔 발치 부위를 건전한 골조직이 둘러싸고 있는 경우가 대부분입니다. 이런 경우엔 그냥 놔두어도 시간이 경과하면 저절로 잘 치유되고, 4–6개월 정도 기다리면 발치한 부위가 모두 신생골로 채워질 수 있습니다. 따라서 그냥 기다렸다가 적절한 시기에 임플란트 식립수술을 받으면 됩니다.

그러나 심한 치아주위 농양, 치주염, 종양, 외상 등으로 인해 주변의 골조직이 파괴된 상태에서 치아를 발치하면 주변에 건전한 골벽이 없기 때문에 자연 치유가 거의 일

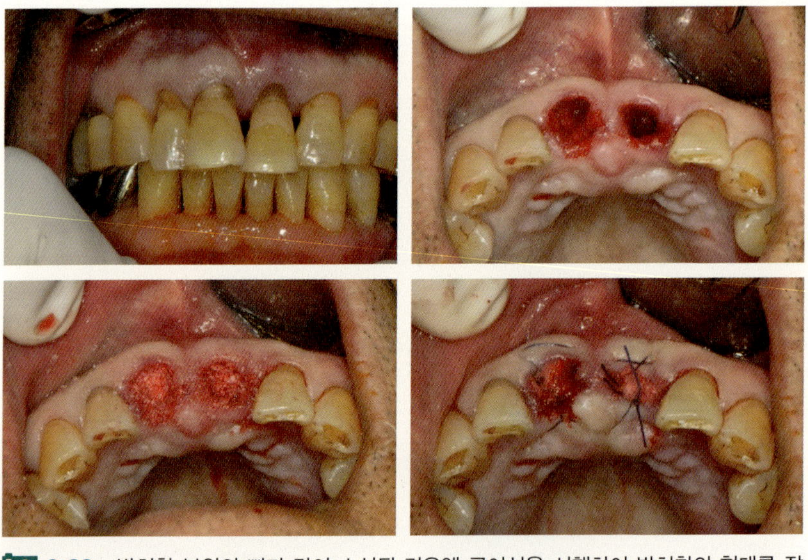

2-28. 발치한 부위의 뼈가 많이 소실된 경우엔 골이식을 시행하여 발치창의 형태를 잘 보존하는 것이 필요할 수 있다.

어나지 않습니다. 즉 신생골 대신에 연조직이 자라들어와서 발치 부위를 채우게 되면 추후 임플란트 식립이 어렵거나 식립이 가능하더라도 다량의 골이식이 동반되어야 하는 경우가 많습니다. 따라서 이러한 경우엔 발치 후 주변의 염증성 조직들을 모두 제거하고 발치창의 형태를 잘 유지하기 위해 골이식을 시행하는 것이 좋습니다.

Q11 골다공증이 있는데 임플란트 치료가 가능한가요?

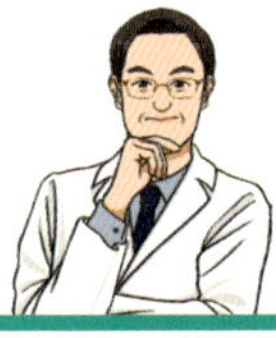

치료법 관련 Q&A

당연히 가능합니다. 그러나 골질이 약하기 때문에 치유 기간이 길게 소요될 수 있습니다. 특수 치료제(비스포스포네이트 계열의 약물)를 장기간 복용하거나 주사치료를 받고 있는 경우엔 임플란트 수술이 보류될 수 있습니다.

Q12 임플란트를 하고 싶은데 골다공증 약은 무조건 다 끊어야 하나요?

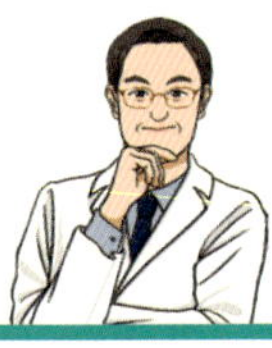

치료법 관련 Q&A

그렇지 않습니다. 골다공증 치료제의 종류에 따라 전혀 끊을 필요가 없는 것들이 있고 최소 3–6개월 정도 중단한 후 시술이 필요한 약제들도 있습니다. 치과수술 전에 치과의사에게 골다공증 치료에 관한 내용을 상세히 알리시면 담당 치과의사가 담당 의사들과 협진해서 결정할 것입니다.

Q13 환자가 골다공증 약을 먹고 있다고 합니다. 발치, 임플란트와 같은 치과 수술 전(3-6개월 전)에 약물 투여를 중단하고 치료를 진행했습니다. 언제부터 다시 약물치료를 시작해야 하나요?

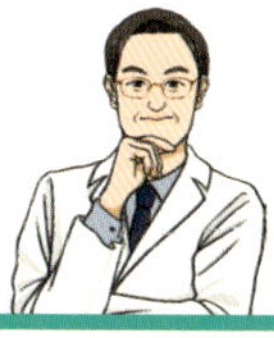

치료법 관련 Q&A

골감소증, 골다공증의 치료는 치과의사의 진료 영역이 아닙니다. 따라서 우선 환자를 치료하고 있는 담당 전문의에게 자문을 구해 휴약기를 정하고, 만일 약물 중단이 불가능하다면 다른 대체약을 처방할 수 있을지 확인해야 합니다. 그러나 실제 임상에서 자문을 구할 때면 명쾌한 회신을 받지 못하는 경우가 매우 많기 때문에 결국 치과의사 스스로 판단하고 결정해야 하는 경우가 많습니다. Bisphosphonate가 신장 배출을 통해 제거되고 파골세포의 활성을 회복하기 위해서는 최대 2개월이 필요합니다. 따라서 발치 등 침습적인 수술 이전에 최소 2개월 이상의 휴약기가 필요하다고 합니다. 아직 많은 논란이 있긴 하지만 4년 이상 Bisphosphonate 치료를 받았거나 4년 미만이더라도 정주용 주사, 스테로이드 혼합 사용과 같은 고위험 환자인 경우 2–4개월 간의 휴약기가 추천됩니다. 약물을 다시 복용하는 시점은 치과 수술 후 점막 치유가 충분히 이루어지는지 확인한 후 결정되어야 합니다. 일반적으로 치과 수술 3개월 이후부터 재투여를 시작하는 경우가 많습니다. 약물치료를 담당하고 있는 환자의 주치의에게 회신 여부와는 상관없이 자문을 의뢰하고 치과진료를 시행해야 합니다. 또한 자문을 받아 휴약기를 정하고 치과수술을 시행하더라도 악골괴사증이 발생할 수 있다는 점을 환자에게 충분히 설명하고 시술에 임하는 것이 추후 의료분쟁이 발생하는 경우 대비책이 될 수 있을 것입니다(김영균 등; 2023).

참고 임플란트 및 구강악안면외과 소수술을 시행할 때 고려할 사항들

1. 최소 3개월 이상 투약 중단
2. 임플란트 치료가 완료된 후 나타나는 지연 실패가 MRONJ와 연관이 있는 경우가 많다. 즉 보철물 장착 이후 몇 년이 지난 후에도 MRONJ가 발생할 수 있다.
3. 골다공증 치료약의 특성상 장기간 복용해야 하는 경우가 많으므로, 정기적인 검사를 통해 임플란트 주위 골질의 변화 양상을 면밀히 관찰해야 하며, 내분비내과 전문의와 협진하는 것이 추천된다.
4. CTX 값이 150 이상이고 6개월 이상 경구용 Bisphosphonate 복용을 중단하였다 하더라도 이미 뼈에 침착된 Bisphosphonate는 반감기가 10년 이상이므로 환자에게 치료 후 골괴사 가능성을 충분히 설명하고 수술을 시작하는 것이 좋다.

Q14 이를 뽑은 지 오래됐는데 임플란트를 할 수 있나요?

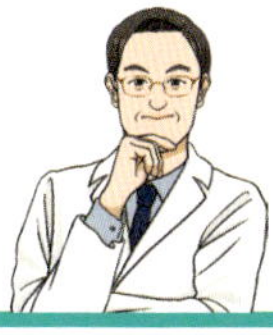

당연히 할 수 있습니다. 그러나 주변 치아들과 뼈의 상태를 잘 평가한 후 치료계획이 수립되어야 합니다. 가령 인접치아들이 이가 빠진 공간으로 기울어지거나 많이 이동한 경우, 대합치가 많이 솟은 경우엔 교정치료나 보철치료와 같은 다른 치과적 치료가 필요할 수 있습니다. 또한 이가 빠지고 난 후에는 치조골이 소실되면서 뼈의 양이 많이 부족해질 수 있습니다. 이런 경우엔 뼈이식이 필요하기 때문에 총 치료 기간이 매우 길어질 수 있습니다.

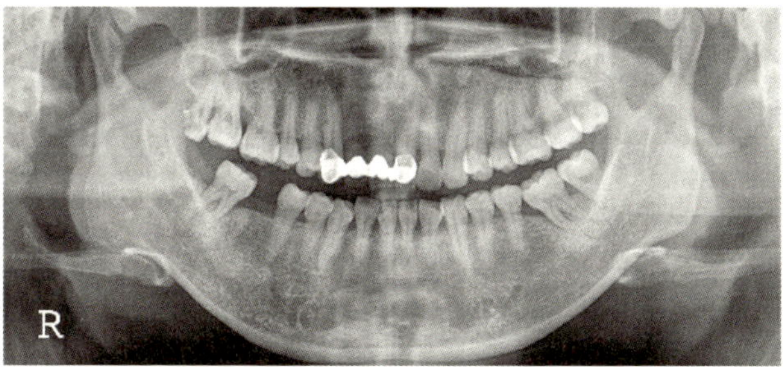

2-29. 오래전에 치아가 상실되어 후방의 치아가 치아 상실 부위로 쓰러진 모습. 공간이 매우 부족한 경우엔 통상적인 보철치료 혹은 치열 교정치료 후 임플란트 치료를 시행할 수 있다.

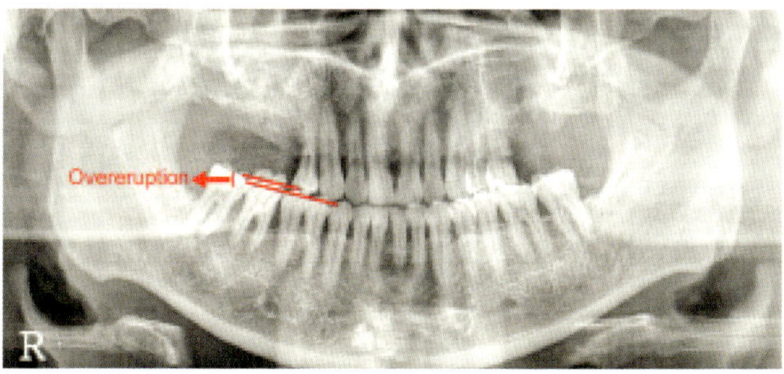

2-30. 상악 어금니가 오래전에 상실되어 대합치들이 상방으로 많이 정출된 모습. 정출된 치아를 교정치료를 통해 원위치시키거나 치아를 삭제하여 보철물을 장착함으로써 교합평면을 맞추기도 한다.

Q15 발치 후 바로 임플란트를 하면 안 좋은가요?

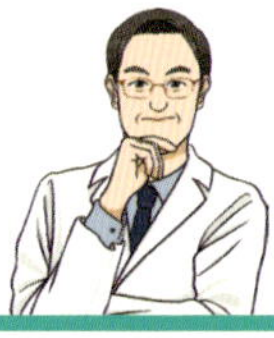

치료법 관련 Q&A

❶ 발치를 하게 된 이유와 발치 후 남아있는 뼈의 상태에 따라 임플란트 식립 방법이 결정됩니다. 가령 진행성치주염이나 감염으로 인해 발치한 경우엔 병소가 잘 치유되는 것을 확인한 후 임플란트를 식립하는 것이 안전합니다. 또한 발치 후 남아있는 뼈의 양이 매우 부족하다면 뼈이식을 우선 시행하고 4-12개월 정도 기다린 후 임플란트를 식립할 수도 있습니다. 그러나 외상이나 진행성 충치, 치수질환 등으로 인해 발치하였고 주변에 남아있는 뼈가 건전한 경우에 발치 후 즉시 임플란트를 식립할 수도 있습니다.

❷ 발치 후 주변 잔존골의 상태, 발치 전 치근단 병변(낭종, 농양 등)의 존재 유무, 환자의 나이 및 전신질환 등 여러 가지 요인들에 의해 영향을 받습니다. 즉 충치나

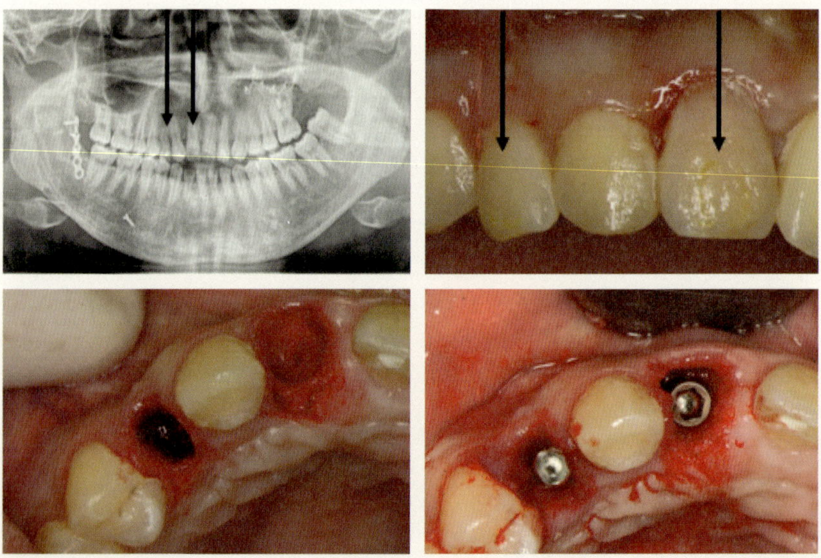

외상 등으로 인해 발치하였고 발치 후 주변 골조직의 상태가 건전하다면 발치 후 즉시 임플란트를 식립할 수 있습니다. 이 방법은 치료 횟수를 줄이고 치료 기간이 단축되는 장점이 있습니다. 그러나 발치 후 잔존골의 상태가 불량하거나 골파괴가 매우 심한 경우, 발치창 주변에 감염이나 병변이 존재하는 경우엔 임플란트를 즉시 식립해선 안 됩니다. 발치 부위가 자연 치유되도록 기다리거나 아니면 적절한 골이식재를 이식한 후 충분한 치유 기간을 가진 후 임플란트를 식립해야 합니다.

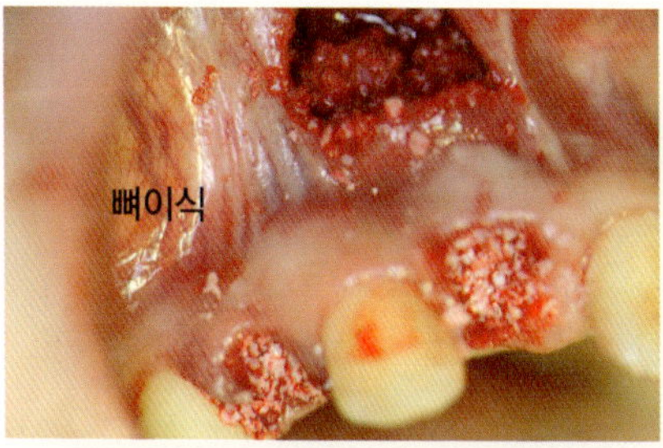

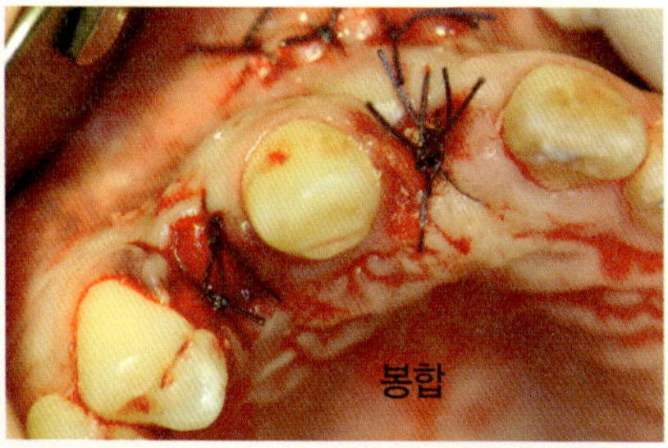

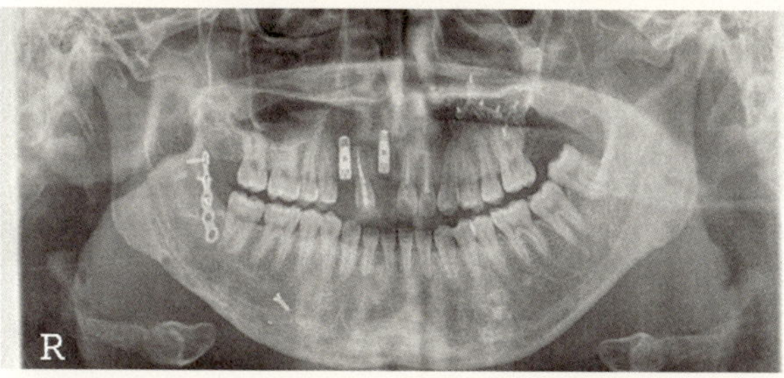

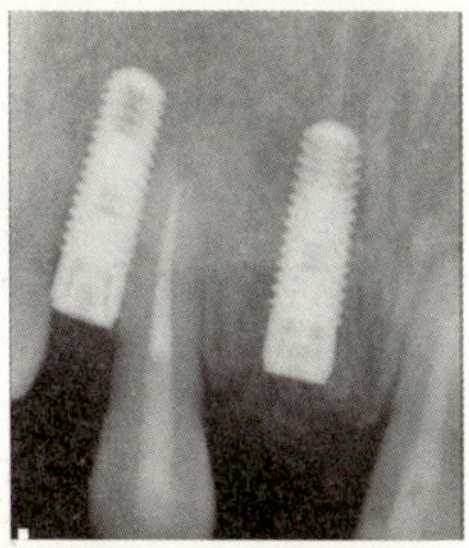

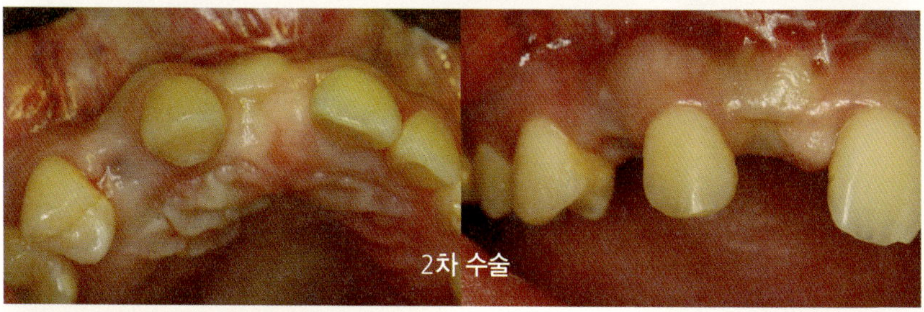

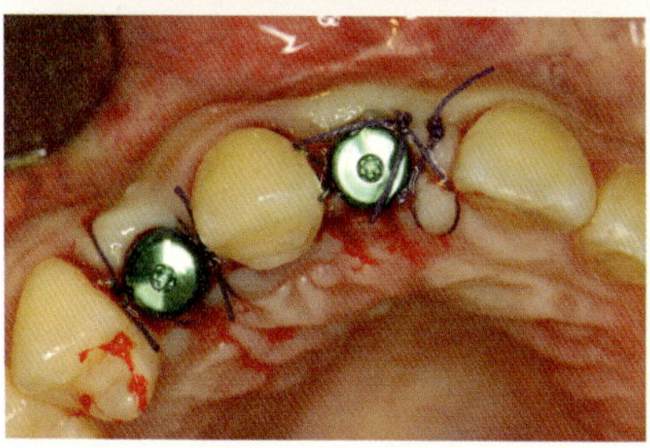

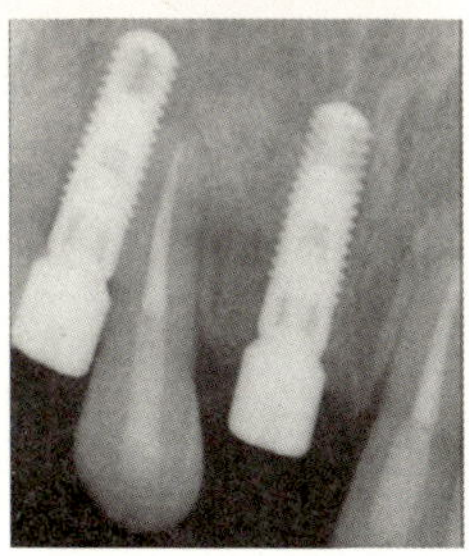

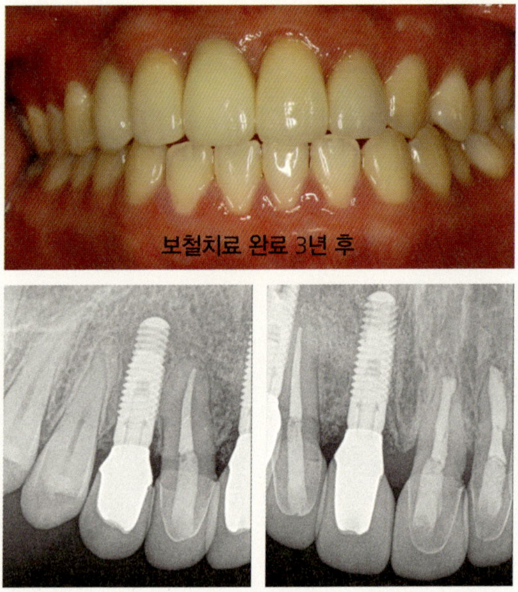

2-31. 22세 여자 환자에서 외상으로 인해 유동성이 심해진 상악 우측 중절치와 견치를 발치하고 즉시 임플란트를 식립한 증례.

이럴 때는?

심한 골소실을 동반한 만성치주염에 이환된 치아를 발치한 후 뼈이식을 해야 하는 상태였지만 환자가 골이식에 대한 거부감이 있어서 발치 후 자연 치유가 이루어지도록 기다렸다. 충분히 오래 기다렸음에도 불구하고 뼈의 치유상태가 좋지 않아 결국 뼈이식을 시행할 수밖에 없을 때 환자가 그럼 그때 미리 뼈이식을 해주지 그랬냐며 항의하는 경우가 많다. 어떻게 설명할 것인가?

이전에도 설명을 드렸지만 잘 기억나지 않으실 것입니다. 치주질환으로 인해 치아 주변의 뼈가 많이 파괴된 경우 자연 치유되는 경우는 매우 드뭅니다. 따라서 발치 후 즉시 뼈이식을 시행하는 것이 좋긴 하지만 여러 가지 여건에 따라 그렇게 하지 못하는 경우가 많습니다. 가령 환자분들이 수술 공포감이나 진료비 등의 문제로 인해 쉽게 결정하지 못하는 경우, 발치한 부위에 급성 염증이나 감염이 존재하는 경우, 환자의 전신건강상태가 좋지 않아 침습적인 수술을 받기 힘든 경우엔 일단 자연 치유를 기다릴 수밖에 없습니다. 이후 연조직이 치유되고 나서 결손부에 다시 뼈이식을 시행하고 임플란트를 동시에 식립하거나 4–6개월 정도 기다렸다가 식립할 수도 있습니다.

참고

당시 환자께서 동의하지 않았다고 몰아붙이면서 환자 탓으로 돌리는 행위는 가급적 금하는 것이 좋다.

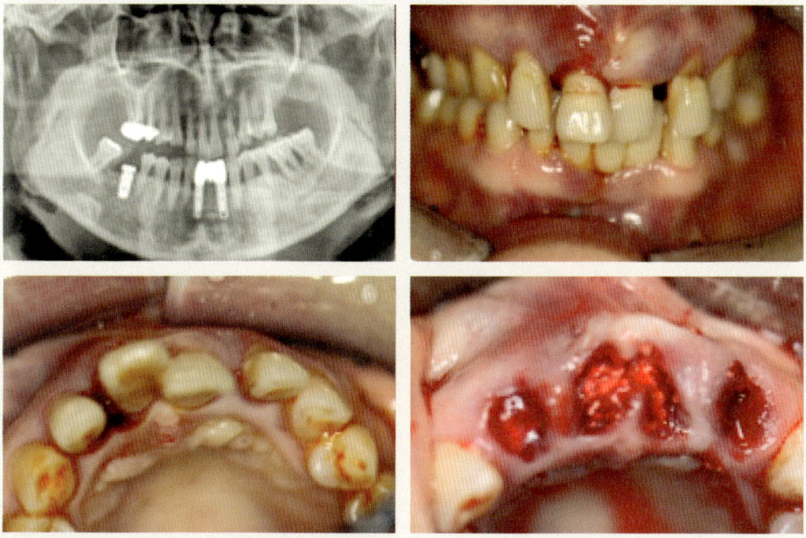

2-32. 사진과 같이 상악 전치부 치주상태가 매우 좋지 않아 발치하게 되면 발치 부위가 자발적으로 치유되는 경우는 매우 드물다. 따라서 여건이 허락된다면 발치 부위에 뼈이식을 함으로써 남아있는 뼈를 최대한 보존하면서 일부 재생효과를 얻을 수도 있다.

Q16 부모님이 고령이십니다. 임플란트 치료 가능할까요?

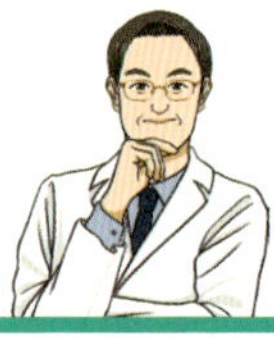

❶ 가능합니다. 고령인 경우엔 신체적 나이보다 건강 나이가 더 중요합니다. 즉 나이가 많다고 해서 임플란트를 못하는 것이 아닙니다. 환자의 의지 및 전신질환 유무, 치조골의 상태 등이 중요합니다. 가령 연세가 90세라 하더라도 전신질환이 없거나, 있더라도 내과적 치료로 잘 조절되는 경우, 치조골의 양이 적절한 경우, 그리고 환자가 틀니나 고전적인 보철치료 대신에 임플란트 치료를 받으시려는 의지가 강하면 충분히 임플란트 치료를 안전하게 받으실 수 있습니다.

❷ 고령이시더라도 생물학적 나이, 환자 스스로 거동 여부, 자발적 치료 선택, 기저질환, 복용 중인 약물, 치료 협조도에 따라 치료가 가능할 수 있습니다. 의학적 이유로 임플란트 치료가 불가능한 환자가 아니라면, 무엇보다 중요시하는 부분이 환자의 삶의 질입니다. 이 경우 임플란트 치료계획을 세울 때 광범위하고 공격적인 치료계획보다는 현재의 어려움을 개선시켜 나가는 정도의 유연한 치료계획을 세우게 됩니다. 예를 들어, 위아래 턱에 완전틀니를 쓰고 있는 고령의 환자가 식사를 잘 하지 못하신다면, 위 틀니는 문제사항을 고치는 정도의 의치 수정, 아래턱은 1–2개 정도의 임플란트를 앞니 부분의 가용한 잇몸뼈가 있는 부위에 식립하여 틀니가 안정적으로 기능할 수 있도록 도와주는 치료계획을 세울 수 있습니다.

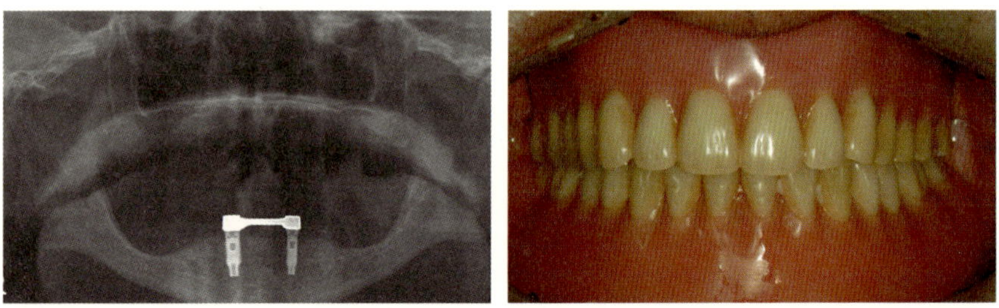

2-33. 하악에 2개 임플란트를 식립한 후 가철성 피개의치를 장착하였고 상악은 전통적인 일반 틀니를 장착한 증례이다. 고령 환자들에서 이와 같은 치료법은 침습도가 적고 비교적 안전한 방법이다.

Q17 대개 임플란트 치료 기간은 얼마나 걸리나요?

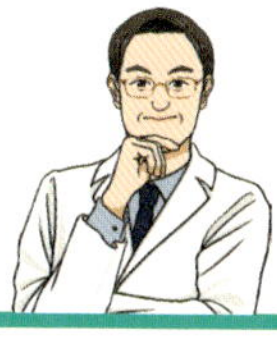

치료법 관련 Q&A

❶ 일반적으로 상악은 6개월, 하악은 3개월 정도로 알고 있으시면 됩니다. 물론 최근의 임플란트들은 품질이 매우 좋아졌고, 수술 방법도 현저히 발전되어 치료 기간이 단축된 것은 분명합니다. 그러나 임플란트 치료는 천천히 충분한 시간을 갖고 진행하면 성공률이 매우 높습니다. 치과의사와 환자분 모두가 조급하게 치료를 끝내려 하면 실패율이 높아질 수밖에 없습니다.

환자의 연령, 흡연, 음주 여부, 임플란트가 식립될 부위 뼈의 양과 질, 사용된 뼈이식재의 종류, 전신질환, 복용 중인 약물 등 여러 가지 요인들에 의해 치료 기간은 다양할 수밖에 없습니다.

❷ 임플란트 치료 기간은 상실 부위의 위치와 뼈의 상태, 회복해야 할 치아 개수에 따라 결정됩니다. 통상적으로 위턱 부위에 임플란트를 할 경우 아래턱에 비해 치유 기간이 더 길어집니다. 뼈이식을 하지 않는 경우, 위턱은 약 4-6개월, 아래턱은 약 2-3개월 정도 이후에 보철치료를 진행할 수 있습니다. 따라서 약 6개월 정도의 시간이 소요된다고 이해하시면 됩니다. 임플란트 치유 기간 이후 보철치료는 간단한 치료의 경우 두 번 정도의 내원에 치료가 완료되나, 높은 심미성이 요구되는 부위, 또는 많은 치아를 동시에 수복해야 하는 경우에는 진단 및 경과 관찰을 위한 임시 보철치료가 먼저 진행되고 최종 보철치료로 이행되기 때문에 약 2-4개월 정도의 기간이 더 소요될 수 있습니다.

한편 뼈의 조건이 좋지 않은 경우 임플란트 식립보다 뼈이식이 선행되거나 임플란트 식립과 동시에 진행되기도 하며, 이는 뼈이식의 범위와 양에 따라 치유 기간을 결정하게 됩니다. 따라서 뼈 상태가 좋지 않은 경우엔 총 치료 기간이 1-2년 정도 길게 소요될 수도 있습니다. 물론 임플란트 치료 기간은 병원 또는 개인치과의 여건에 따라서도 다양할 수 있기 때문에 담당 치과의사와 충분히 상담한 후 치료를 진행하시면 됩니다.

참고 임플란트 치료 기간이 길어지는 요인들

1. 고령자
2. 전신질환을 보유한 환자들
3. 면역기능이 저하되었거나 면역억제제 치료를 받고 있는 환자들
4. 골다공증 치료 중인 환자들
5. 임플란트를 식립할 부위의 골량이 부족한 경우: 골이식이 필요한 경우엔 치료 기간이 매우 길어진다.
6. 골질이 매우 불량한 경우
7. 흡연가

Q18 다양한 골소실 부위의 골이식 후 임플란트 하기까지 기다려야 하는 기간에 대한 가이드라인이 있는지요?

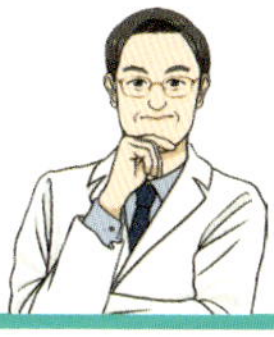

치료법 관련 Q&A

골이식 몇 개월 후에 임플란트를 식립하라는 명확한 지침은 없습니다. 중요한 가이드라인은 결손부의 크기와 유형(남아 있는 골벽수)에 따라 치유기간을 달리해야 한다는 것입니다. 즉 골소실 부위의 범위가 매우 크고, 골질이 불량한 경우에는 치유기간이 매우 길어지며, 결손부의 크기가 작다면 짧아지는 것입니다. 1벽성 결손부는 하방의 골조직을 통해서만 혈행이 공급되고 상방 연조직으로부터의 혈행 공급은 매우 미미하기 때문에 치조골 수직증대술이나 수평증대술은 치유기간을 아주 길게 부여해야 합니다. 또한 사용한 골이식재의 종류에 따라서도 치유기간에 차이가 납니다. 자가골이식

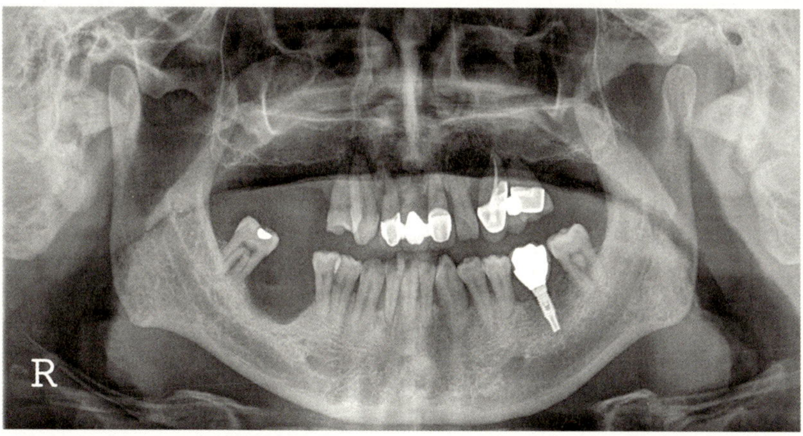

2-34. #46 부위 치조골의 심한 소실로 인해 하악관까지 남아있는 골이 매우 부족한 상태이다. 임플란트 치료를 위해서 치조골 수직증대술이 필요하며, 반드시 자가골이식을 최우선으로 생각해야 한다. 부득이 자가골이식을 할 수 없는 상황이어서 다른 골이식재를 사용하게 된다면 6–12개월까지 치유기간을 충분히 연장한 후 임플란트를 식립해야 한다.

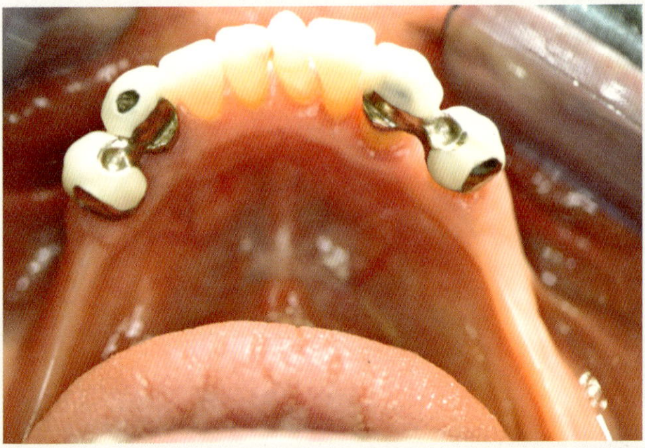

📷 **2-35.** 하악 양측 무치악 부위 치조골이 수평적으로 매우 협소한 것을 볼 수 있다. 자가골이 포함된 골이식재를 사용하여 수평증대술을 시행하고 충분한 치유기간을 부여한 후 임플란트를 식립해야 한다. 부득이 자가골이식을 할 수 없는 상황이어서 다른 골이식재를 사용하게 된다면 6–12개월까지 치유기간을 충분히 연장한 후 임플란트를 식립해야 한다.

이 많이 포함될수록 치유기간이 짧아지는 것은 분명합니다. 또한 결손부의 혈행 상태가 나쁘면 치유기간이 길어집니다. 가령 이전에 외상이나 수술을 받아서 수술 부위가 흉터조직으로 차 있다면 혈행 상태가 매우 불량할 것이고 골이식재가 치유되는 기간이 매우 길어질 수밖에 없습니다(📷 2-34).

골이식을 시행할 부위의 상태가 좋지 않다면 반드시 자가골이식이 포함되어야 하며 최소 4개월 정도 기다린 후 임플란트를 식립하는 것이 좋습니다. 그러나 자가골 이외의 골대체재료만으로 골이식을 시행하였다면 6–12개월까지 치유기간이 연장되어야 합니다. 골이식 후 치유기간을 길게 잡을수록 치유가 잘 되는 것은 분명하니 각 임상가들이 잘 판단하여 결정할 수밖에 없습니다.

Q1 방사선사진에서 임플란트가 비뚤어진 상태로 심어진 것 같은데 문제가 없나요? 잘못된 것 같은데 다시 심어야 하는 것 아닌가요?

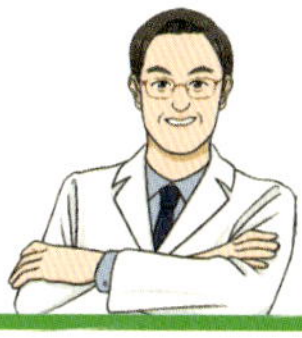

상부 보철치료가 불가능할 정도로 비뚤어지게 심어졌다면 문제가 있습니다. 이런 경우엔 제거하고 다시 심어야 할 것입니다. 그러나 대부분의 경우엔 상부 연결 구조물들을 잘 이용하여 보철치료가 잘 이루어질 수 있습니다. 또한 인접치아들의 형태, 인접치아들의 치근의 방향, 대합치와의 교합, 잔존 치조골의 양과 질, 주요 해부학적 구조물을 피하기 위한 목적 등에 의해 의도적으로 비뚤어지게 식립하는 경우도 많습니다. 최종 보철치료가 잘 이루어지고 환자가 잘 씹을 수 있으면서 심미적, 기능적으로 큰 문제가 없는 것이 중요합니다. 단순히 비뚤어지게 심어졌다고 모두 문제가 있는 것은 아닙니다. 상부 보철물이 잘 만들어지고 유지관리가 무사히 이루어진다면 장기간 사용할 수 있는 경우가 많습니다.

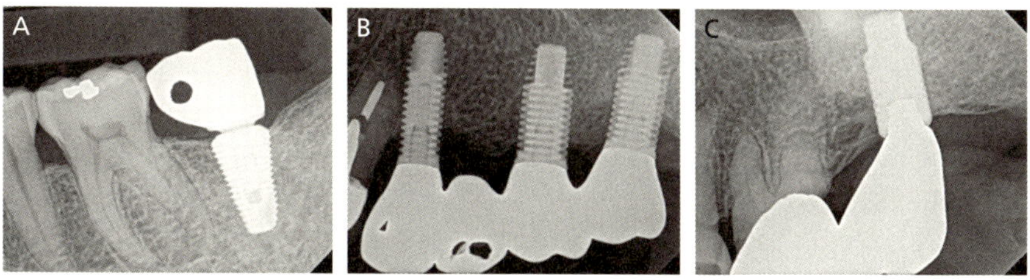

2-36. 임플란트가 기울어지게 식립되면서 크라운의 캔티레버가 발생하였고 가운데 증례는 인접치 치근에 매우 근접한 상태로 식립되었지만 장기간 관찰 시 특별한 문제없이 정상적 기능을 잘 유지하고 있다. A: 12년 B: 13년 3개월 C: 13년 8개월.

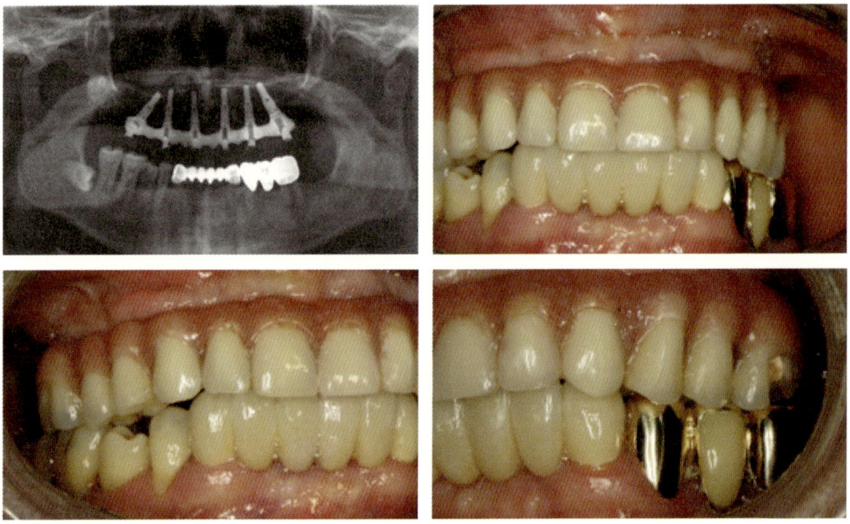

2-37. 양측 상악 최후방 임플란트를 일부러 기울어지도록 식립한 증례. 상악동 침범을 최소화할 수 있으며 상부 보철물이 최후방 임플란트에 의해 지지를 받기 때문에 대합치들과 잘 교합되면서 음식을 잘 씹을 수 있다.

이럴 때는?

임플란트 보철 완성 후 5년이 경과한 환자가 주변 잇몸이 붓고 주기적 통증이 발생하여 내원하였다. 임플란트 주변골이 많이 흡수되었으며 진행성 임플란트 주위염으로 진단되었다. 환자가 다음과 같은 질문을 할 경우 어떻게 설명할 것인가?

❶ 임플란트는 영구적이라는 얘기를 들었습니다. 근데 왜 벌써 문제가 생겼나요?

건전한 치아들도 영구적이지 않습니다. 물론 잘 관리하고 구강건강상태가 좋으면 평생 유지될 수 있지요. 임플란트도 마찬가지입니다. 가령 구강위생관리가 불량한 경우, 당뇨와 같은 내과적 질환이 존재하는 경우, 면역기능이 저하된 경우, 이갈이 혹은 이악물기와 같은 구강 악습관이 존재하는 경우 등과 같은 상황에서는 임플란트 주변에도 다양한 문제가 발생할 수 있고 진행성 염증질환이 발생할 수 있습니다.

❷ 임플란트를 제거해야 한다고 했는데 무상으로 후속 치료를 다 해줘야 하는 것이 아닌가요?

임플란트 보철물을 장착한 후 대부분 1년까지는 치과에서 책임지고 관리를 해 드립니다. 그러나 1년 이후에 발생하는 문제는 적절한 진료비를 부담하셔야 합니다. 이와 같은 방침은 한국소비자원 등에서도 권고하고 있는 사항입니다.

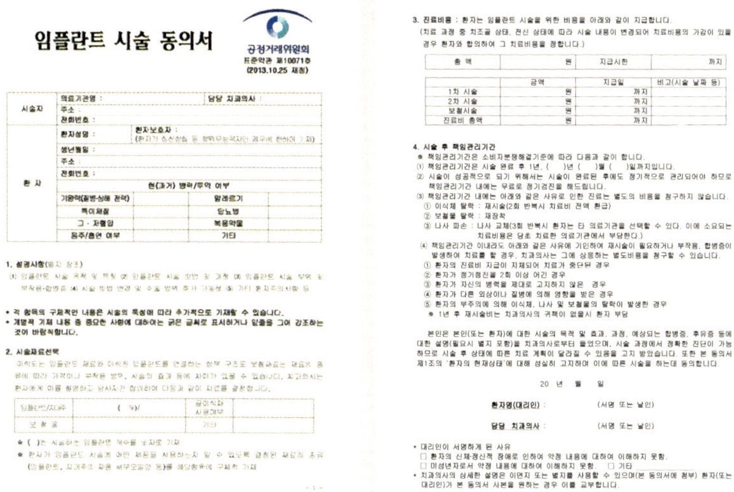

임플란트 시술 동의서

공정거래위원회
표준약관 제10071호
(2013.10.25 제정)

시술자	의료기관명 :	담당 치과의사 :		
	주소 :			
	전화번호 :			
환 자	환자성명 :	환자보호자 :		
	생년월일 :			
	주소 :			
	전화번호 :			
	현(과거) 병력/투약 여부			
	기왕력(질병·상해 전력)		알레르기	
	특이체질		당뇨병	
	고·저혈압		복용약물	
	음주/흡연 여부		기타	

1. 설명사항

- 각 항목의 구체적인 내용은 시술의 특성에 따라 추가적으로 기재할 수 있습니다.
- 개별적 기재 내용 중 중요한 사항에 대하여는 굵은 글씨로 표시하거나 밑줄을 그어 강조하는 것이 바람직합니다.

2. 시술재료선택

3. 진료비용 : 환자는 임플란트 시술을 위한 비용을 아래와 같이 지급합니다.
(치료 과정 중 치조골 상태, 전신 상태에 따라 시술 내용이 변경되어 치료비용의 가감이 있을 경우 환자와 합의하여 그 치료비용을 정합니다.)

총 액	원	지급시한	까지

	금액	지급일	비고(시술 날짜 등)
1차 시술	원	까지	
2차 시술	원	까지	
보철시술	원	까지	
진료비 총액	원	까지	

4. 시술 후 책임관리기간
※ 책임관리기간은 소비자분쟁해결기준에 따라 다음과 같이 합니다.
(1) 책임관리기간은 시술 완료 후 1년, ( )년 ( )월 ( )일까지입니다.
(2) 시술이 성공적으로 되기 위해서는 시술이 완료된 후에도 정기적으로 관리되어야 하므로 책임관리기간 내에는 무료로 정기검진을 해드립니다.
(3) 책임관리기간 내에는 아래와 같은 사유로 인한 진료는 별도의 비용을 청구하지 않습니다.
① 이식체 탈락 : 재시술(2회 반복시 치료비 전액 환급)
② 보철물 탈락 : 재장착
③ 나사 파손 : 나사 교체(3회 반복시 환자는 타 의료기관을 선택할 수 있다. 이에 소요되는 치료비용은 당초 치료한 의료기관에서 부담한다.)
(4) 책임관리기간 이내라도 아래와 같은 사유에 기인하여 재시술이 필요하거나 부작용, 합병증이 발생하여 치료를 할 경우, 치과의사는 그에 상응하는 별도비용을 청구할 수 있습니다.
① 환자의 진료비 지급이 지체되어 치료가 중단된 경우
② 환자가 정기검진을 2회 이상 어긴 경우
③ 환자가 자신의 병력을 제대로 고지하지 않은 경우
④ 환자가 다른 외상이나 질병에 의해 영향을 받은 경우
⑤ 환자의 부주의에 의해 이식체, 나사 및 보철물의 탈락이 발생한 경우
※ 1년 후 재시술비는 치과의사의 귀책이 없을시 환자 부담

본인은 본인(또는 환자)에 대한 시술의 목적 및 효과, 과정, 예상되는 합병증, 후유증 등에 대한 설명(필요시 별지 포함)을 치과의사로부터 들었으며, 시술 과정에서 정확한 진단이 가능하므로 시술 후 상태에 따른 치료 계획이 달라질 수 있음을 고지 받았습니다. 또한 본 동의서 제1조의 '환자의 현재상태'에 대해 성실히 고지하며 이에 따른 시술을 하는데 동의합니다.

20 년 월 일

환자명(대리인) : (서명 또는 날인)

담당 치과의사 : (서명 또는 날인)

- 대리인이 서명하게 된 사유
□ 환자의 신체·정신적 장애로 인하여 약정 내용에 대하여 이해하지 못함.
□ 미성년자로서 약정 내용에 대하여 이해하지 못함. □ 기타
- 치과의사의 상세한 설명은 이면지 또는 별지를 사용할 수 있으며(본 동의서에 첨부) 환자(또는 대리인)가 본 동의서 사본을 원하는 경우 이를 교부합니다.

2-38. 공정거래위원회에서 권장하는 임플란트 시술 동의서.

Q2 임플란트주위염에 대한 수술이 필요하다고 하셨는데요.

① 수술을 받으면 언제까지 더 사용할 수 있나요? 영구적인 치료인가요?

② 고가의 비용을 지불하고 치료했는데 이런 문제가 생겼으니 무상으로 치료해 줘야 하지 않나요?

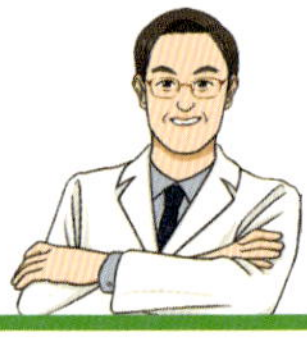

❶ 어떠한 치료도 영구적인 것은 없습니다. 수술의 목적은 임플란트주위 염증이 계속 진행되는 속도를 늦추면서 최대한 사용 가능한 시점까지 유지하는 것입니다. 결국 어떤 시점이 되면 임플란트를 제거해야 합니다.

❷ 소비자 과실이 없는 경우에 한해서는 한국소비자원, 공정거래위원회 표준약관 등에서 권고하는 바와 같이 임플란트 보철물이 장착되고 1년까지는 치과에서 책임지고 관리를 해 드립니다. 그러나 이후 발생하는 문제에 대해서는 소정의 진료비가 발생합니다.

Q3 임플란트 식립 수술 후 1개월밖에 안 지났는데 임플란트가 빠졌어요. 대체 왜 이런 일이 생긴 거죠?

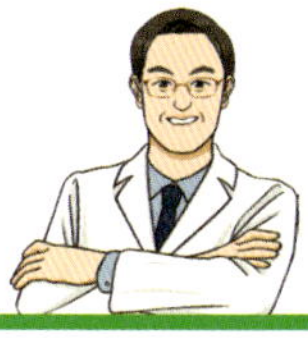

합병증 및 예후 관련 Q&A

불편감과 걱정을 끼쳐드려서 대단히 죄송합니다. 임플란트가 조기에 실패하는 원인들은 매우 다양하며 복합적으로 관여합니다. 그러나 이유 여하를 막론하고 무상으로 다시 시술해 드릴 수 있습니다. 담당 의료진에 대한 신뢰감을 상실하셨다면 수술 관련 비용(재진료, 검사료는 제외)을 전부 환불해 드리고 타 치과에서 진료받을 수 있도록 조치해 드릴 수도 있습니다.

참고 임플란트 조기 실패에 관여하는 원인들

1. 임플란트가 식립된 부위의 골질이 불량한 경우
2. 임플란트가 식립된 부위의 골량이 부족한 경우
3. 임플란트 식립 시 고정이 잘 안된 경우
4. 임플란트의 오염, 제조 시 오류가 발생한 경우
5. 임플란트를 잘못된 위치에 식립한 경우
6. 임플란트 수술 후 창상이 벌어진 경우
7. 수술 후 감염
8. 임플란트가 식립된 부위에 염증 혹은 다른 병소가 존재하였던 경우
9. 임플란트 드릴링 도중에 과열이 발생한 경우
10. 침습적인 수술이 동반된 경우: 골이식술 등
11. 임플란트 식립 부위에 과도한 힘이 가해진 경우: 이갈이, 이악물기, 딱딱하고 질긴 음식을 씹은 경우, 칫솔질, 임시보철물 등에 의한 과도한 자극 등
12. 치주질환이 잘 치료되지 않고 지속되는 경우
13. 구강위생관리가 잘 안되는 경우
14. 흡연
15. 과음 혹은 폭음

16. 식립된 임플란트에 인접해 있는 자연치의 상태가 불량한 경우: 치주염, 치수질환 등
17. 임플란트가 식립된 부위 주변의 연조직 상태가 불량한 경우
18. 잘 조절되지 않는 전신질환을 보유한 환자: 당뇨, 대사성질환, 심혈관질환, 뇌혈관질환, 간장질환, 자가면역질환 등
19. 면역기능을 저하시키는 약물을 계속 복용 중인 환자: 면역억제제, 항암제 등
20. 골개조, 혈관형성 등에 악영향을 미치는 약물을 장기 복용 중인 환자
21. 폐경기증후군 치료 약물을 복용 중인 환자
22. 치열교정치료를 받은 병력이 있는 환자
23. 유전적 소인
24. 티타늄 알레르기
25. 정신적 문제 혹은 질환을 가지고 있는 환자

이럴 때는?

1. 임플란트 식립 수술 후 신경을 전혀 침범하지 않았음에도 불구하고 감각이상(환자는 마취가 덜 풀렸다고 표현함)을 호소하면서 이유와 예후를 질문한다. 어떻게 답할 것인가?

불편감을 끼쳐드려서 대단히 죄송합니다. 방사선사진 등을 살펴보면 임플란트는 주신경들과 안전거리가 잘 확보되어 있으며 주신경을 전혀 손상시키지 않았습니다. 그러나 불가항력적인 말초신경들의 손상이나 주신경의 해부학적 변이로 인해 감각이상이 발생할 수 있습니다. 이러한 경우는 대부분 시간이 경과하면서 거의 회복되지만 온찜질, 약물 및 물리치료를 병행하면 회복에 도움이 될 수 있습니다. 만약 현 상태에 대해서 전문적인 검사를 받길 원하시면 상급병원으로 전원 조치를 취해드릴 수도 있습니다.

참고 원인미상의 신경손상(김영균 & 김일형; 2021)

신경손상은 성별 차이를 보이며 여자에서 더 빈발한다고 보고된 경우가 있는데, 확실한 원인은 알 수 없습니다. 원인미상의 신경손상 증상은 누구에게나 나타날 수 있으며, 술자를 매우 난처하게 할 것입니다. 하치조신경이 골체부를 지나면서 하악 치아들에 분지를 내면서 치근첨부로 들어갑니다. 치아들을 발치하면 치아 분지신경들은 위축되면서 소멸되는데, 간혹 분지들이 무치악 부위에서 잔존하는 경우가 있습니다. 이와 같은 경우에 임플란트 드릴링과 같은 외과적 술식으로 인해 감각이상 등의 증상이 발생할 가능성을 추측해 볼 수 있습니다. 또한 하치조신경, 이신경의 해부학적 구조가 변이를 보이는 경우가 많으며, 하악관이 2개 존재하는 경우도 보고된 바 있습니다. 학

자들에 따라 이열 하악관(bifid mandibular canal)의 발생률은 0.08–0.95%로 보고되었으며 국소마취, 매복치 발치, 임플란트 치료 시 예상치 못한 합병증을 유발시키는 원인이 될 수 있습니다. 컴퓨터단층촬영이나 기타 방사선사진에서 관찰되지 않는 부신경들이 존재하면 수술 후 신경손상은 불가피합니다.

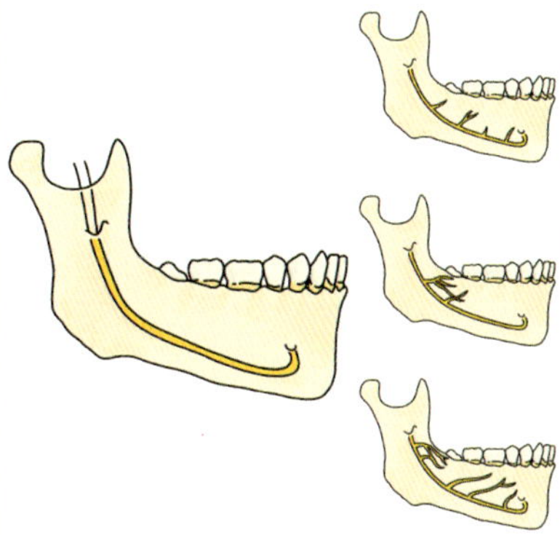

2-39. 치아들을 발치하면 치아 분지신경들은 위축되면서 소멸되는데, 간혹 분지들이 무치악 부위에서 잔존하는 경우가 있다. 이와 같은 경우에 임플란트 드릴링과 같은 외과적 술식으로 인해 감각이상 등의 증상이 발생할 가능성을 추측해 볼 수 있다.

2. 임플란트 식립 후 성공적인 보철치료가 완료되었다. 그러나 임플란트와 주변이 계속 아프다고 호소한다. 골흡수 소견도 없고 임플란트 염증도 없으며 교합과 보철물의 형태도 정상이다. 어떻게 설명할 것인가?

현재의 임플란트 상태는 방사선 검사나 임상적으로 이상 소견은 전혀 관찰되지 않습니다. 그러나 아주 드물게 수술(발치, 신경치료, 임플란트 치료, 치주수술 등)이나 외상을 받은 후 육안 및 방사선사진에서 전혀 관찰되지 않는 말초신경들이 손상된 후 신경병성 반응을 보이는 경우에 통증이 발생할 수 있습니다. 이 경우라면 약물치료와 물리치료를 받으면 시간이 경과하면서 호전되는 경우가 대부분입니다. 만약 현 상태에 대해서 전문적인 검사를 받길 원하시면 상급병원으로 전원 조치를 취해드릴 수도 있습니다.

참고 구강악안면영역의 이상 통증(김영균 & 김일형; 2021)

① 구강과 턱얼굴 부위는 감각신경의 분포 밀도가 매우 높으며 혈행이 풍부하여 혈관벽에 분포된 자율신경(교감신경 및 부교감신경)이 많습니다. 따라서 고령 환자, 전신질환, 과도한 스트레스에 노출된 환자들에서는 경미한 국소적 질병이라도 치아 주위 신경에 자극을 주면서 예민한 증상들을 나타낼 수 있습니다.

② 신경 주위 조직의 변화로 신경에 급성 가역성 자극이 가해지면 신경염(neuritis)이 발생하면서 예민한 반응을 보이게 됩니다. 통증의 역치가 낮아지고 뇌간(brain stem)의 시냅스 부위를 감작(sensitizing)시키는 효과가 나타나면서 통증 자극에 더욱 민감하게 되는데, 이런 현상이 지속되면 퇴행성 및 비가역성 신경병변증(degenerative and irreversible neuropathy)으로 진행될 수 있습니다.

③ 당뇨병, 홍반성낭창, 류마티스관절염 등과 같은 전신질환이 존재하는 경우 감각이상이 가중될 수 있습니다. 특히 삼차신경의 분지들은 수초가 발달된 신경섬유(myelinated axons)들로 구성되어 있으며, 수초의 유지에 중요한 Schwann cells은 허혈(ischemia)에 큰 영향을 받습니다. 따라서 혈행장애를 보이는 전신질환은 신경장애를 유발할 소지가 높고 치통의 양상도 정상인과 다르다는 점을 이해해야 합니다.

④ 통증이 잘 치료되지 않고 6개월 이상 지속되면 통증의 말초감작(peripheral sensitization)과 중추감작(central sensitization)이 일어나면서 쉽게 만성 통증으로 발전합니다. 중추감작은 신경섬유의 변성에 기인되는 것으로 생각되며 지속적인 통증(persistent pain)을 유발합니다.

Q4 제가 지금 40대인데 20대 때 앞니를 다쳐서 임플란트를 했습니다. 임플란트 주변 잇몸부위가 검게 보이고 이가 옆 치아들보다 짧아 보이는데 이유가 뭔가요? 그리고 개선이 가능한가요?

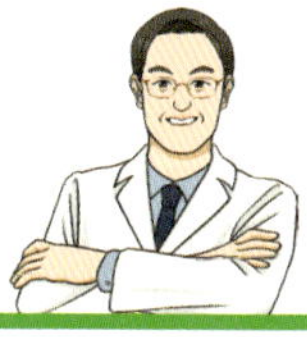

합병증 및 예후 관련 Q&A

연령 증가에 따른 골격 변화 때문입니다. 사람의 안면골격은 평생에 걸쳐 변화합니다. 자연치아와 달리 임플란트는 골격 변화에 대응하는 이동이 발생하지 않습니다. 따라서 골격 변화와 함께 치조골이 변화하며, 그에 따라 임플란트 주변부 잇몸뼈가 얇아져 일부 노출되었거나 비쳐 보이는 것입니다. 경우에 따라 임플란트 주변부에 잇몸이식을 통해 비쳐 보이는 정도를 감소시킬 수는 있으나, 심한 경우에는 효과가 없을 수도 있습니다. 치아가 짧아 보이는 현상 역시 같은 원인입니다. 이 경우, 임플란트의 상태가 건강하다면 인접치와 조화로운 외형의 보철물을 재제작해 해결할 수 있습니다. 또한 식립되어 있는 임플란트의 종류와 사이즈를 알고 있으면 과거 치료받았던 치과를 내원하지 못하게 되었더라도 문제가 해결될 수도 있습니다.

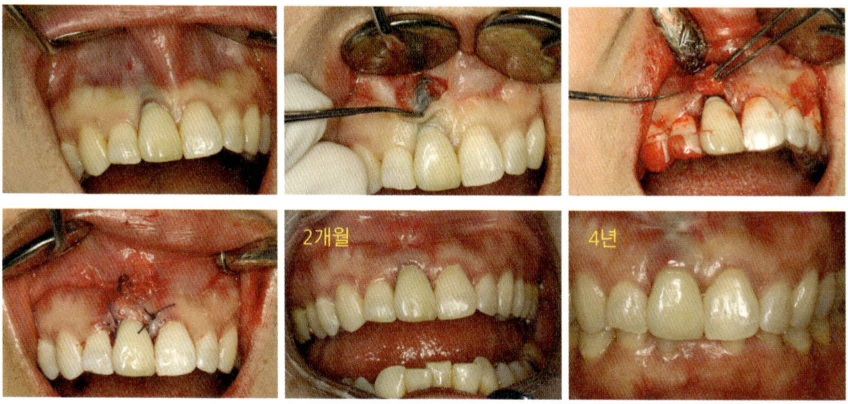

2-40. 상악 중절치 임플란트 순측의 임플란트 금속이 비쳐 보이면서 치은이 검게 보이고 있다. 유리결체조직이식을 시행하여 다소 개선시킬 수 있었다.

Q5 임플란트 치료 후 치아에 음식물이 끼어 불편합니다. 치과에 가서 보철물 수리도 받아봤지만 얼마 있다가 다시 음식물이 낍니다. 이유가 뭔가요? 어떻게 관리해야 할까요?

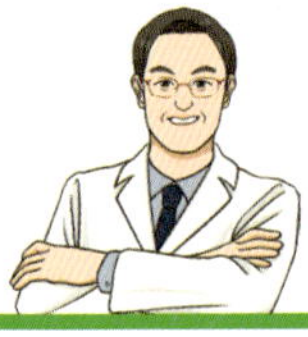

임플란트 치료 후 음식물이 끼는 데에는 다양한 원인이 있습니다. 첫 번째는 치열이 변화하기 때문입니다. 사람의 치아는 평생을 두고 이동을 합니다. 대개 앞쪽 치아 방향으로 움직이게 되는데, 자연치아는 앞 치아가 이동을 하면 그것을 따라 같이 이동을 하는 것에 반해, 임플란트는 뼈에 고정된 식립체로 인접치아의 이동을 따라가지 않습니다. 이로 인해 임플란트와 자연치 사이에 공간이 만들어지면서 음식물이 끼게 됩니다.

두 번째는 임플란트 식립 부위의 치조골 위축입니다. 치아를 둘러싸고 있는 치조골은 치아가 상실되면 흡수되어 없어지게 됩니다. 즉 잇몸이 가라앉게 되는 것이죠. 임플란트는 치아가 아니므로 위축된 치조골 부위에 심어진 임플란트 주변으로는 치조골이 자연적으로 회복될 수 없습니다. 이와 같은 위축된 치조골로 인해 주변부에 음식물이 끼이거나 고이게 되는 현상이 발생하게 됩니다.

세 번째는 인접치아를 포함한 잔존 자연치의 잇몸질환 때문입니다. 임플란트 치료를 받은 대부분의 환자가 치주질환을 동시에 가지고 있습니다. 치주질환에 이환되어 있는 경우, 치아 사이가 벌어지면서 공간이 생기게 되고, 저작을 할 때 치아가 움직이면서 벌어지게 됩니다. 이와 같은 원인이 임플란트 주변에 음식물이 끼는 이유로 작용할 수 있습니다. 그다음으로는 임플란트 인접치아의 인접면 부분, 즉 임플란트와 닿게 되는 부분이 마모, 파절되었거나 충치가 발생한 경우입니다.

임플란트 주변에 음식물이 끼는 문제는 이와 같은 자연치아의 태생적 이동, 질환의 발생과 관계되어 있기 때문에 근본적인 해결이 어렵습니다. 무엇보다 중요한 것은 임플란트 주변부의 위생관리를 꾸준히 하면서 인접치아에 충치나 치주질환이 발생하지 않게 하는 것입니다. 간혹 치아 파절이나 보철물 파절이 있는 경우에는 이에 대한 처치로 음식물 끼임이 해결되기도 합니다.

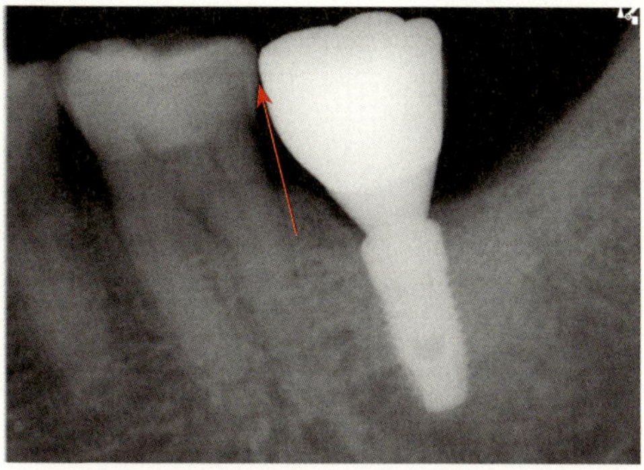

2-41. 하악 좌측 최후방 어금니를 임플란트로 수복한 방사선사진. 임플란트와 인접 자연치의 치관(머리) 부분이 접촉되어 있는 것을 관찰할 수 있다.

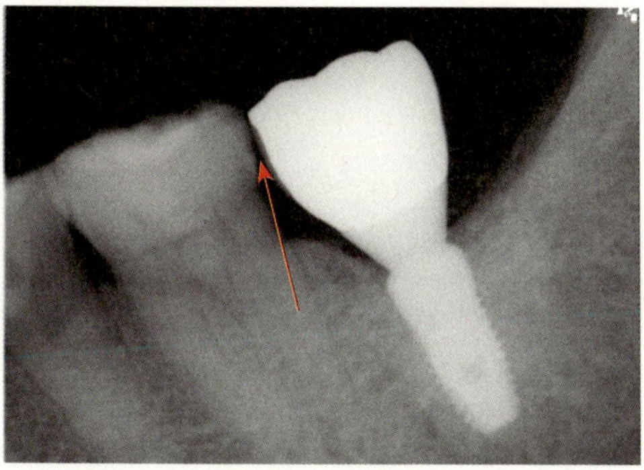

2-42. 임플란트 보철치료 1년 후 방사선사진. 임플란트 보철물과 접촉하는 인접 자연치의 치관 일부분이 파절되었고 틈이 발생하였다.

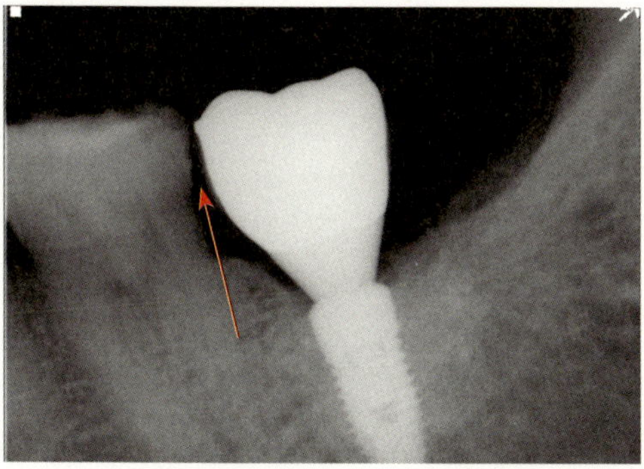

2-43. 보철물 연결 2년 경과 후 방사선사진. 자연치의 치아이동이 원인이 되어 임플란트 보철물과 인접 자연치 사이의 공간이 눈에 띄게 넓어진 것이 관찰된다.

이럴 때는?

1. 상악 대구치 발치, 상악 구치부 임플란트 식립 혹은 상악동거상술을 시행한 후 상악동염이 발생하였다. 환자가 감염이 발생한 이유, 수술 부위의 예후 등을 질문할 때 어떻게 답할 것인가?

상악동염, 일명 축농증이라는 질환은 이비인후과적 원인으로 발생하는 경우가 많지만 치과적 원인(충치, 치주염 등)으로 발생하기도 합니다. 가령 무증상의 상악동염이 치과치료를 받은 후 급성염증반응을 일으키면서 증상이 발현되는 경우가 많습니다.

치과적 원인(충치, 치주염, 턱뼈 병변 등)인 경우엔 치과치료를 잘 받으시면 되고, 이비인후과적 원인인 경우엔 이비인후과 협진 치료를 잘 받으면 상악동염과 수술한 부위도 큰 문제없이 치유되는 경우가 대부분이니까 걱정하지 마세요.

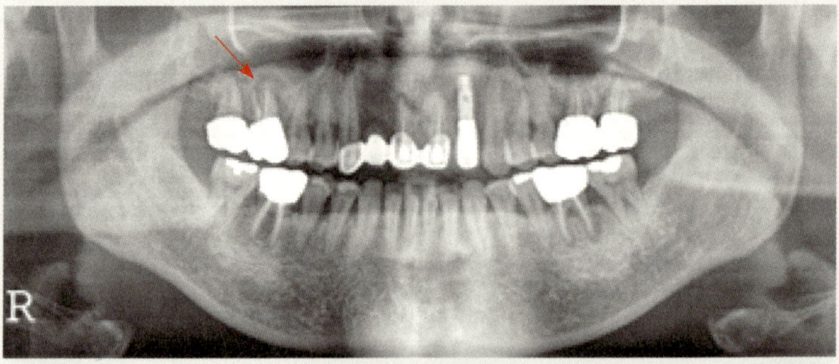

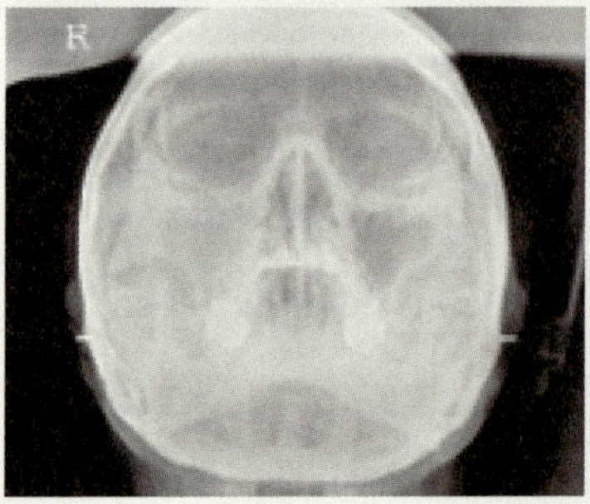

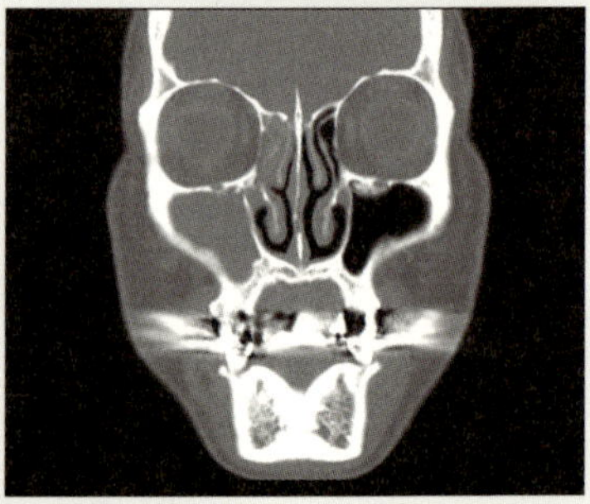

2-44. 치근단농양이 상악동으로 확산되면서 상악동염이 발생한 증례. 반드시 원인치아에 대한 근관치료 혹은 발치를 시행하면서 상악동염 치료를 병행해야 한다.

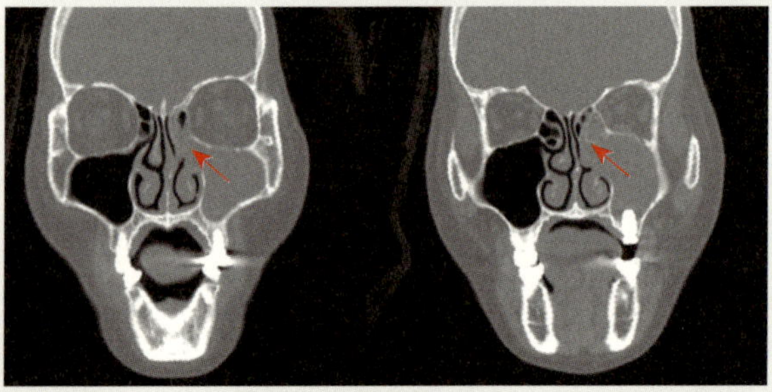

2-45. 좌측 자연공이 막혀 있는 경우 상악동염이 잘 발생하며 반드시 이비인후과적인 처치가 동반되어야 한다.

2. 환자는 상악동염 관련 증상이 전혀 없는 상태이다. 상악 대구치 발치, 상악 구치부 임플란트 식립 혹은 상악동거상술 전에 방사선사진에서 상악동염이 의심되거나 상악동염 발생 위험성이 있어서 이비인후과에 진료를 의뢰할 때 어떻게 설명할 것인가?

비중격 변이, 자연공 폐쇄, 방사선사진에서 상악동의 방사선불투과상이 관찰되는 경우엔 상악 구치부 치과수술(발치, 임플란트, 상악동거상술 등) 후에 상악동염 증상이 발생하고 더욱 악화될 수도 있습니다. 즉 환자에게 이비인후과적인 문제가 있다는 점을 알리고, 이비인후과 자문 진료 후 치과수술을 진행하는 것이 안전하다고 설명드립니다. 만약 이비인후과적 치료가 불필요한 상황이더라도 치과수술 후에 증상이 발현되면 즉시 이비인후과 협진 치료가 잘 이루어질 수 있음을 설명해야 합니다.

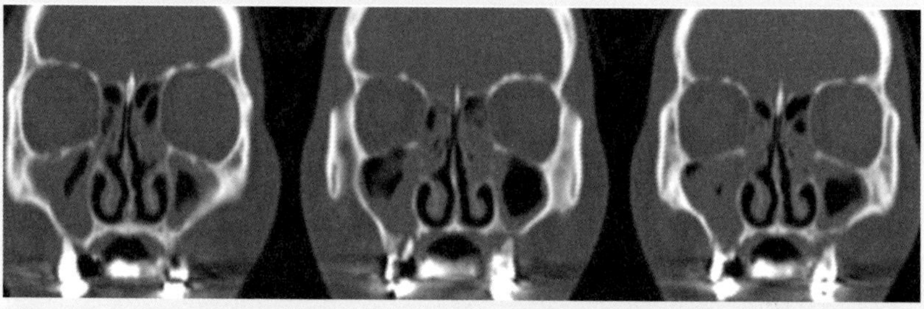

2-46. 자각증상이 없음에도 불구하고 CT를 촬영한 결과 이와 같은 소견(양측 자연공의 폐쇄, 상악동 방사선불투과상 증가)이 관찰되었다. 반드시 상악 구치부 임플란트 관련 수술이 시작되기 전에 이비인후과 협진을 시행하여야 한다.

Q6 상악동 관련 수술 후 베개를 높게 하고 자라고 말씀하시는 치과의사들이 많은데 그 이유는 무엇인가요?

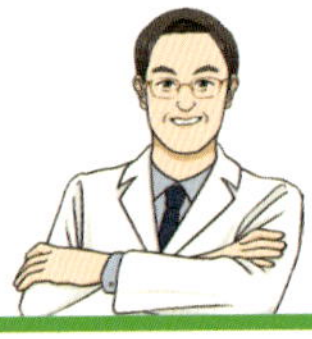

사실 임상적으로 큰 의미는 없습니다. 그러나 상악동 관련 수술을 받은 후 상악동에 고였던 피가 코를 통해 흘러나올 수 있기 때문에 일부 치과의사들이 권하기도 합니다. 코를 통해 고인 피가 외부로 빠져나오는 것은 자연스러운 현상이고 치유에 도움이 될 수도 있습니다. 지나치게 베개를 높게 하고 주무실 경우 오히려 목이 아프거나 다른 문제가 생길 수도 있으니 평상시대로 하시는 것이 좋다고 생각합니다.

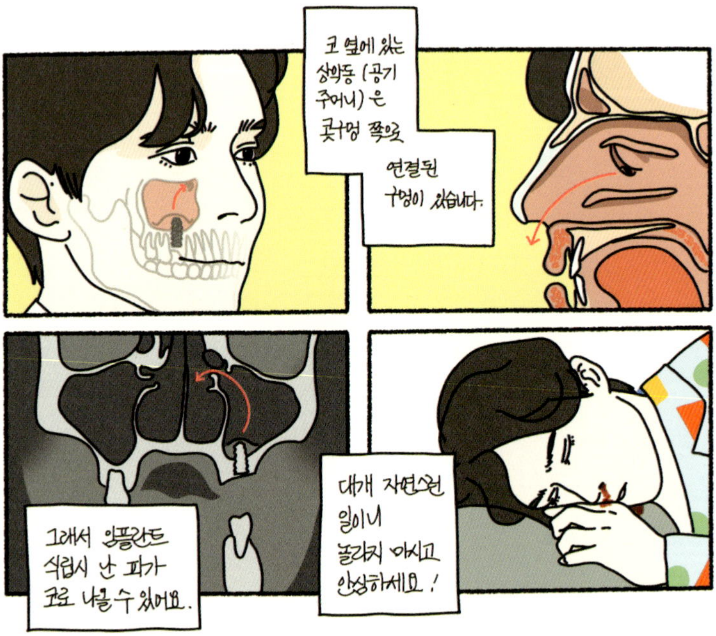

Q7 상악동 관련 수술을 받고 2주가 지났는데 콧물이 계속 나옵니다. 염증이 생긴 건 아닌가요?

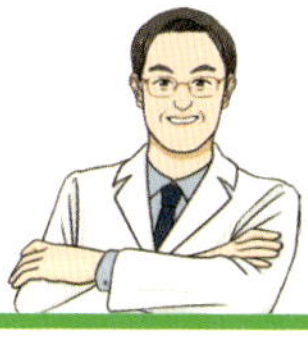

합병증 및 예후 관련 Q&A

CT 등 방사선사진과 임상증상을 기반으로 살펴볼 때 감염이 아닌 것은 분명합니다(통증이나 부기는 없으며 CT에서도 상악동염 소견은 관찰되지 않는 상태). 콧물이 나는 것은 수술 후 상악동점막이 부어 있는 기간이 상당히 오래 지속될 수 있으며 점막으로부터 분비물이 나와서 코로 흘러나오는 것입니다. 시간이 경과하면서 소멸되는 경우가 대부분이니 크게 걱정하지 마십시오. 만약 수술 1개월 후까지 증상이 지속된다면 이비인후과 진찰을 받을 수 있도록 조치해 드리겠습니다.

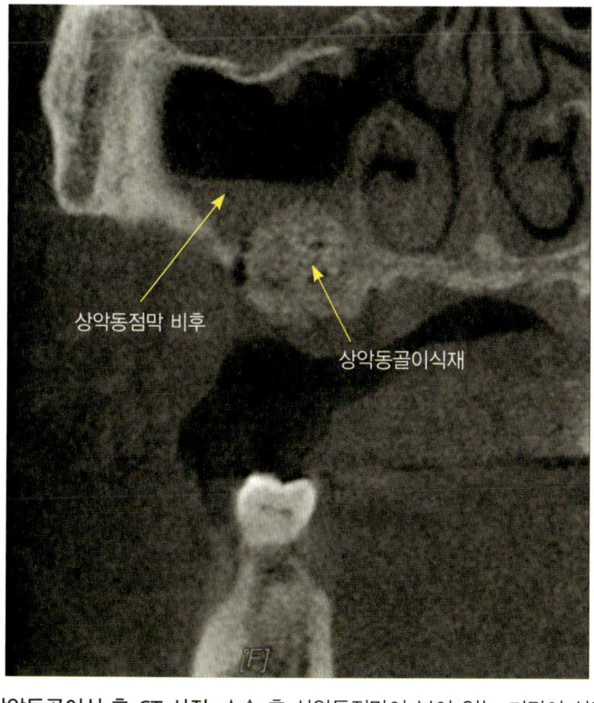

2-47. 상악동골이식 후 CT 사진. 수술 후 상악동점막이 부어 있는 기간이 상당히 오래 지속될 수 있으며 콧물이 나는 것은 점막으로부터 분비물이 나와서 코로 흘러나오는 것이다.

이럴 때는?

임플란트 식립 후 cover screw 또는 healing abutment가 탈락되었다. 환자는 놀라서 불시에 내원하였으며 흥분한 상태이다. 어떻게 답하고 대처할 것인가?

(임플란트 치료를 시작하기 전에 미리 설명하지 못했다면 불편감과 걱정을 끼쳐드린 점에 대해 정중히 사과하고 다음과 같이 설명한다)

뼈 속에 식립된 임플란트 고정체(본체)는 안전한 상태입니다. 그 상방 입구를 막기 위해 다양한 형태의 나사가 사용되는데 수술 후 종창이 심한 경우, 말하거나 음식을 먹을 때 뺨과 혀가 움직이면서 수술 부위를 간접적으로 자극할 수밖에 없습니다. 반복적인 자극이 가해지면 나사가 느슨해지면서 풀리게 되고 탈락할 수도 있습니다. 급하게 내원하실 필요는 없고 치과에 연락을 취하신 후 탈락된 나사를 소지하고 내원하시면 됩니다. 만약 분실했더라도 치과에서 새로운 나사로 간단하게 교체할 수 있습니다.

Q8 임플란트에 탈이 나서 뽑으면 새로 임플란트를 할 수 있나요?

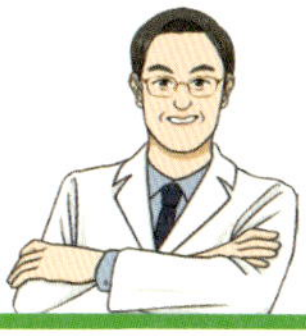

당연히 다시 할 수 있습니다. 그러나 임플란트를 제거한 후 남아 있는 뼈의 양이 부족하거나 뼈의 질이 나쁜 경우엔 뼈이식을 시행하고 일정 기간 기다렸다가 임플란트를 식립하기도 합니다.

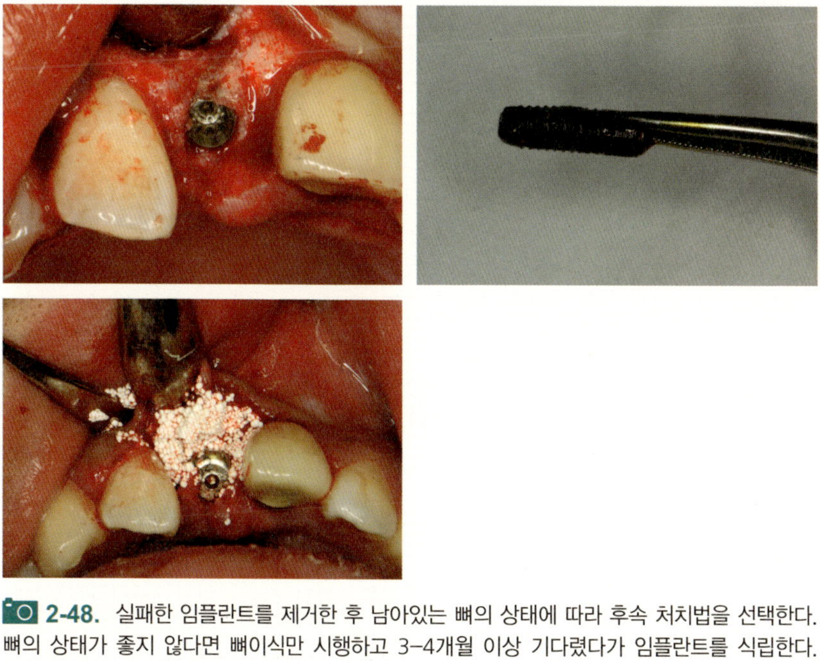

2-48. 실패한 임플란트를 제거한 후 남아있는 뼈의 상태에 따라 후속 처치법을 선택한다. 뼈의 상태가 좋지 않다면 뼈이식만 시행하고 3–4개월 이상 기다렸다가 임플란트를 식립한다. 그러나 남아있는 뼈의 상태가 나쁘지 않다면 좀 더 굵거나 긴 임플란트를 즉시 식립하면서 주변에 추가로 뼈이식을 병행할 수 있다.

이럴 때는?

임플란트 유지관리 기간 중에 점점 음식물이 많이 낀다고 한다. 이유와 해결 방안을 질문할 때 어떻게 답할 것인가?

임플란트와 인접한 자연치는 해부학적 및 기능적으로 차이가 있습니다. 자연치는 움직임이 있지만 임플란트는 절대로 움직이지 않습니다. 따라서 시간이 경과하면서 자연치와 임플란트 사이에 미세한 간격이 생기게 되며 이 부위에 음식이 끼게 됩니다. 다양한 구강위생용품을 사용하여 식사 후 즉시 침착된 음식물과 치태 등을 깨끗이 제거하는 수밖에 없습니다. 만약 공간이 매우 커지면 임플란트 상부 보철물을 수정하는 치료가 필요할 수도 있습니다.

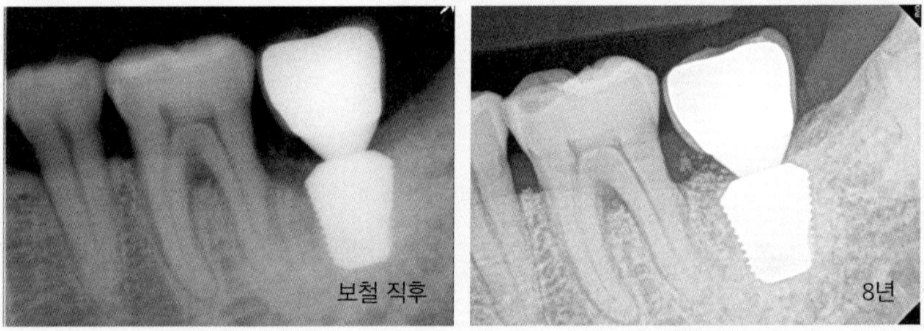

2-49. 시간이 경과하면서 자연치와 임플란트 사이에 미세한 간격이 생기게 되며 이 부위에 음식이 끼게 된다.

Q9 임플란트를 하고 문제없이 잘 지내는 사람이 많은데, 왜 유독 저만 임플란트 주변 잇몸이 잘 붓는 거죠?

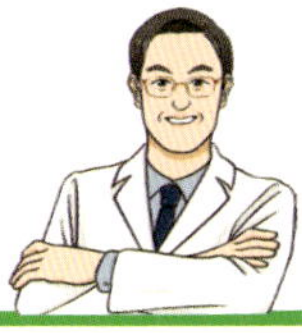

대개 임플란트는 상부 보철물이 장착되고 1년이 지나면 안정되는 경향을 보입니다. 그전까지는 주변 잇몸이 붓거나 씹을 때 아프고 음식이 잘 안 씹히는 등의 불편감이 반복될 수 있습니다. 임플란트 치료가 완료된 후 철저한 구강위생관리와 정기적인 유지관리가 잘 이루어져야 합니다. 구강위생상태가 불량하거나 의과적 전신질환으로 인해 면역기능이 저하된 경우, 흡연가, 남아 있는 치아들의 잇몸질환이 계속 진행되는 경우엔 임플란트에도 나쁜 영향을 미칠 수밖에 없습니다. 반드시 치료받으신 치과에서 적극적인 정기 유지관리를 받으면서 담당 치과의사와 잘 상의하여 관리해 나가실 것을 권유드립니다.

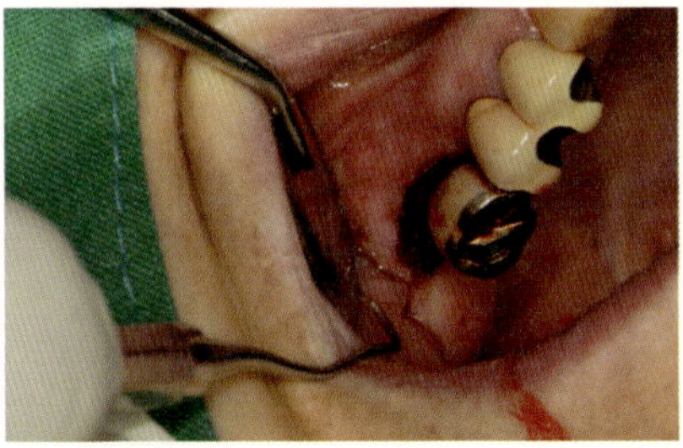

2-50. 잇몸이 부어서 국소마취하에 소파술을 시행하는 모습.

이럴 때는?

임플란트 유지관리 기간 중에 임플란트 고정체가 파절되었다. 이유와 해결방안을 질문할 때 어떻게 답할 것인가?

아주 드물지만 딱딱하고 질긴 음식을 매우 좋아하는 식습관과 이갈이, 이악물기, 한쪽으로만 음식을 씹는 구강 악습관이 있을 경우, 또는 이러한 문제가 없더라도 자연치아의 생리적 이동과 교모, 교합 변화로 임플란트 고정체(본체)에 과부하가 집중되면서 임플란트 고정체가 파절될 수 있습니다. 파절되면 임플란트를 제거하고 다시 식립하여 치료하거나 다른 전통적인 보철치료로 해결할 수밖에 없습니다.

Q10 임플란트에도 충치가 생기나요?

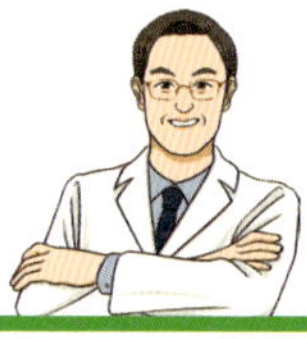

임플란트는 금속, 도재, 지르코니아, 레진과 같은 재료들로 구성되어 있습니다. 충치는 생기지 않지만 주변 잇몸질환은 발생할 수 있습니다. 간혹 환자들이 임플란트 보철물에 구멍이 났다거나 임플란트가 썩었다며 놀라시는 경우가 있습니다. 물론 구멍이 없는 보철물들도 많지만 보철물의 유지관리를 위한 나사구멍을 의도적으로 만드는 경우도 많습니다. 구멍을 막아두었던 재료가 빠질 수도 있으니 놀라지 마시고 정기검진을 잘 받으시면 됩니다.

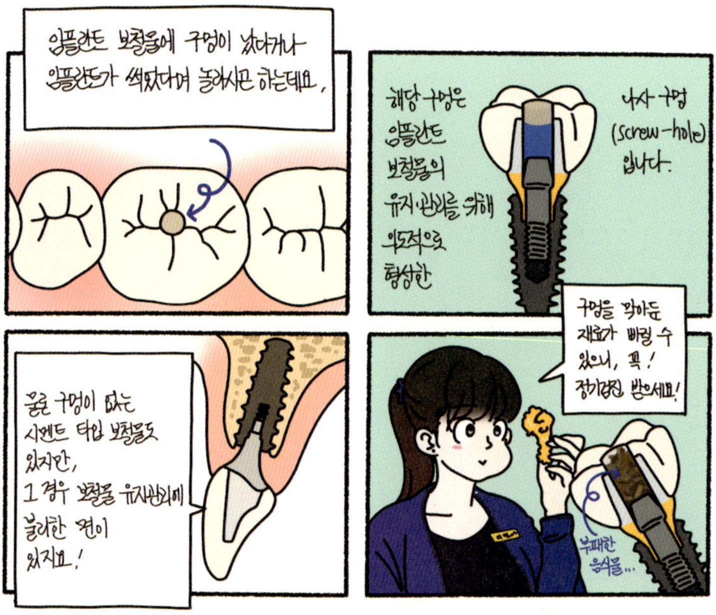

Q11 임플란트 수명은 몇 년인가요? 영구적인가요?

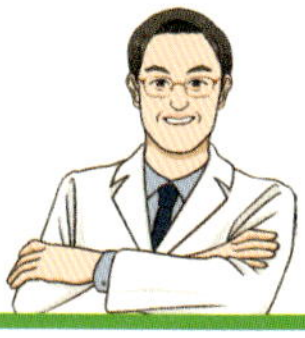

최근 임플란트 성공률은 95% 내외이며 평균 수명은 대략 10년 정도로 알려져 있습니다. 2019년에 발표된 논문에서는 임플란트가 10년까지 생존할 수 있는 비율이 약 96.4%라고 보고하였습니다. 그러나 평균 수명은 큰 의미가 없습니다. 가령 평균 수명이 10년이라 하더라도 어떤 환자들은 1년 만에 망가질 수 있고, 어떤 사람들은 영구적으로 사용할 수도 있습니다. 수명에는 여러 가지 요인들이 관여합니다. 나이가 들면서 자신의 자연치아들 주변 치조골이 점차 약해지면서 소실됩니다. 임플란트도 마찬가지입니다. 또한 현재는 건강하지만 당뇨, 심혈관질환, 뇌혈관질환, 간장질환 등과 같은 전신질환이 생기거나 면역기능이 약화되는 경우, 환자 자신의 구강위생관리 능력이 매우 부실해지는 경우, 심한 스트레스 등으로 인해 이갈이와 같은 악습관이 생기는 경우, 딱딱하고 질긴 음식을 계속 씹는 경우에는 수명이 현저히 단축될 수 있습니다(Howe MS, et al; 2019).

영업용 택시와 자가용 승용차의 수명이 다르듯 얼마나 딱딱한 것을 많이 씹는지, 또는 한쪽으로만 심하게 저작하는지 구강위생관리를 잘하는지 등 개인별 편차가 클 수밖에 없습니다. 물론 사용한 재료와 치과의사의 술기 등도 일부 영향을 줄 수 있지만 정확히 수명이 몇 년이라고 명확하게 말하는 것은 사실상 불가능합니다(김기섭; 2001).

임플란트를 장기간 사용하기 위해서는 다음 5가지를 반드시 잘 실천해야 합니다(전진모; 2022).

❶ 구강상태를 청결하게 유지
❷ 금연
❸ 임플란트에 큰 충격이 가해지지 않도록 주의
❹ 단단하거나 질긴 음식 삼가기
❺ 치과 정기검진 및 유지관리

참고

최근 연구에서 보철물의 수명 및 성공률에 대해 분석한 논문이 발표되었는데, 고정성 보철물은 평균 수명이 11.41년이었으며 고정성 보철물이 길수록, 지대치의 개수, 특히 근관치료된 지대치의 개수가 많을수록, 치태지수가 높을수록(구강위생관리가 불량함을 의미함) 실패율이 높았습니다. 가철성 보철물은 평균 수명이 8.18년이었으며 사용기간이 길수록 실패율이 높았고, 하악이 상악에 비해 실패율이 높았습니다. 임플란트 보철물의 평균 수명은 7.99년이었고, 식립 개수가 많고 사용기간이 길수록, 치태지수가 높을수록 실패율이 높았습니다(윤준호 등; 2018, 전수환; 2018).

Q12 상악동 수술을 받은 지 10일이나 지났고 봉합사도 제거했으니 수영해도 되나요?

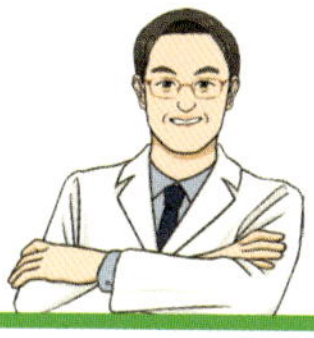

합병증 및 예후 관련 Q&A

상악동 골이식재와 점막이 안정화되는 최소한의 기간 즉 1개월 정도는 상악동에 압력이 가해지거나 상악동 내부로 물이 들어가는 행위를 금해야 합니다. 수영할 경우 오염된 물이 코를 통해 상악동으로 들어가면서 상악동염을 유발할 수 있습니다.

CHAPTER 3

보철치료

Q1 주위 사람들이 보철물은 금으로 만드는 것이 좋다고 하더라고요. 저도 금니로 치료받고 싶은데 치아 색깔과 비슷한 지르코니아라는 재료를 권하는 이유가 무엇인가요? 단순히 재료 비용 때문이라면 금이 낫지 않나요?

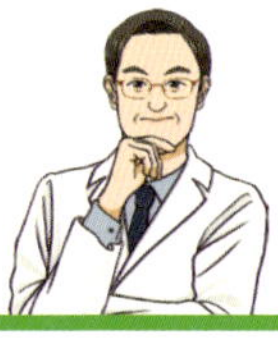

금합금, 지르코니아 모두 각각의 장단점을 가지고 있습니다. 재료의 선택은 환자의 몫이며 담당 치과의사의 의견과 다음의 사항을 고려하여 결정하시기 바랍니다.

❶ 금합금: 순금은 재료 자체가 물러서 씹는 힘을 감당해야 하는 치과 수복분야에서는 사용할 수 없고, 강도와 금의 주조성을 개선한 금합금이 이용되고 있습니다. 치과 수복분야에서 금합금은 오랜 기간 선호되어 오고 있는 재료입니다. 이는 금합금의 생물학적 안정성과 제작 용이성 때문입니다.

생물학적 안정성을 쉽게 설명하자면, 금에 알레르기가 있다는 사람은 못 들으셨을 겁니다. 즉, 금합금 재료 자체로 인해 생기는 과민반응이 없어 안심할 수 있는 재료입니다. 또한 금은 주조성이 좋아 세밀한 재현이 필요한 치과 수복물 제작에 적합하며, 교합조정, 연마도 용이합니다. 단점은 금 특유의 색으로 인한 비심미성과 장기간의 사용으로 인한 마모입니다. 그러므로 앞니의 경우 금을 사용할 수 없고, 금합금을 선택하더라도 겉면에 하얀색 계통의 치아색을 내기 위해 세라믹을 입히게 됩니다. 이런 경우 세라믹이 깨지거나 떨어져 나오는 일이 발생하기도 합니다. 또한 장기간의 사용으로 인해 천공이 발생하여 재수복이 필요한 경우도 있고, 임플란트의 경우, 교합면의 마모로 인해 교합기능이 감소하는 경우도 있습니다.

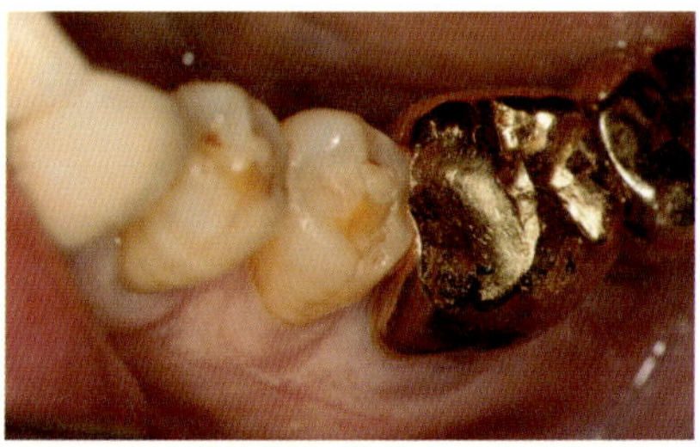

3-1. 금니(Gold crown)에 발생한 마모, 천공.

❷ 지르코니아: 지르코니아는 세라믹입니다. 세라믹이라 함은 우리가 음식을 먹을 때 사용하는 식기 재료인 도자기와 같은 계열의 재료라고 생각하시면 됩니다. 비교적 근래에 그 사용이 급격히 늘어나고 있으며, 이는 제작방법과 심미성이 개선되어, 심미적이면서도 세라믹 재료의 단점인 파절, 탈락의 위험성이 현저히 개선되었기 때문입니다. 세라믹은 생물학적, 화학적으로 안전성이 우수한 재료입니다. 청결하게 관리할 수 있는 것 또한 가장 큰 장점입니다. 앞서 예시로 들었듯이, 우리가 식기 재료로 세라믹을 사용하는 것은 음식물에 의해 오염이 잘 되지 않으며, 오염되더라도 쉽게 세정이 가능해서 반복적으로 사용할 수 있기 때문입니다. 또한, 금합금의 가격이 고공 행진을 함에 따라 가격 면에서도 경제적인 재료입니다. 그간 지르코니아 보철물의 단점으로 지적되던 보철물의 적합성이 떨어지는 문제와 불투명해 부자연스러워 보이던 문제 역시 상당한 개선을 이루어, 임상적으로 좋은 결과들을 보여주고 있습니다. 다만, 지르코니아는 표면의 경도가 강해 대합되는 치아가 금함금과 같은 재료로 수복되어 있다면 대합치의 마모가 일어날 가능성이 높습니다. 따라서 지르코니아를 선택할 때에는 대합치의 상태를 고려하여 결정하는 것을 추천합니다.

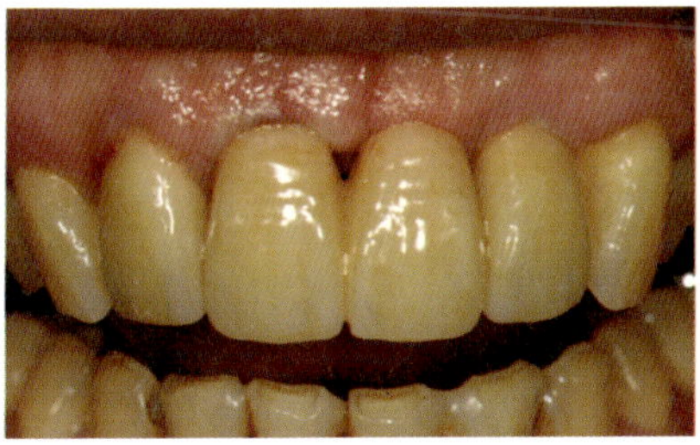

3-2. 지르코니아로 제작된 상악 4전치. 과거에 비해 지르코니아의 심미성과 상악 전치 보철물의 빈번한 문제인 세라믹 파절 위험성이 개선되었다.

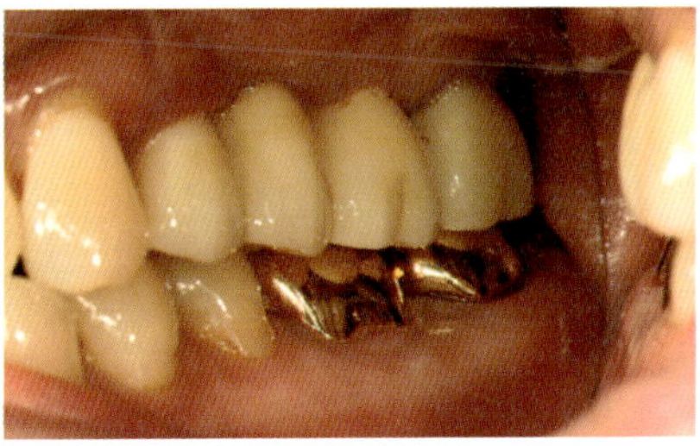

3-3. 상악 구치부 지르코니아 보철물과 대합되는 하악 구치부 금니.

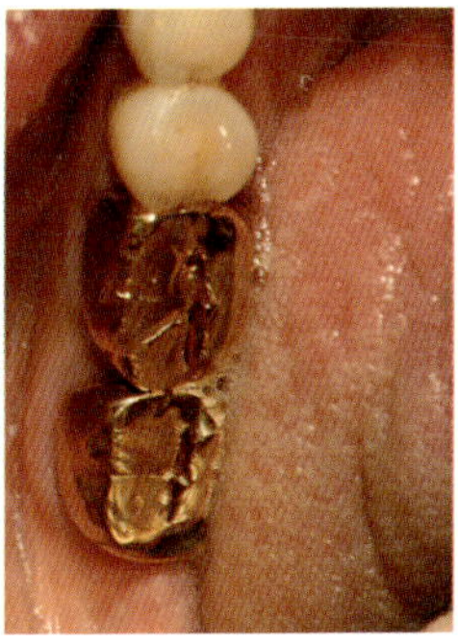

3-4. 대합되는 지르코니아에 의해 마모된 금니 교합면.

Q2 여러 치과의원에서 치료 견적을 받아 보니 치아색과 비슷하다는 지르코니아를 이용한 치료를 많이 권해주던데, 모든 치과가 똑같은 지르코니아를 사용하나요?

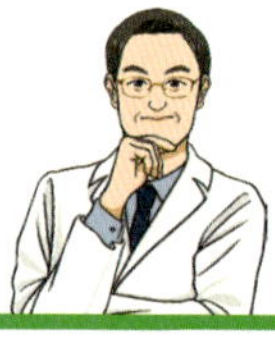

지르코니아는 심미성을 유지하면서도 물리적, 화학적 성질이 우수해 근래 치과 수복 분야에서 사용이 증대되고 있습니다. 모든 재료가 그렇듯 지르코니아 역시 다양한 나라와 회사에서 생산되고 있습니다. 따라서, 원재료와 원재료의 처리, 가공 과정에서 품질의 차이가 있습니다. 세상의 모든 재료가 그렇듯 싸고 좋은 것은 없으므로, 지르코니아 역시 정당한 가격을 받는 재료가 좋은 재료이며, 이러한 재료비는 곧 치료비에 반영될 것입니다. 값싸고 좋은 재료와 치료는 없습니다. 치과에서 제시한 비용이 타 치과에 비해 현저히 낮다면 한 번쯤 의심해 볼 필요가 있습니다.

Q3 제 치아가 많이 깨지고 닳아 있는 것 같아요. 전부 씌워서 남은 치아를 보호하면 어떨까요?

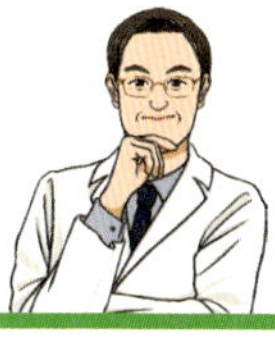

치아가 닳고 깨져서 저작기능을 수행할 수 없는 상태라면, 보철치료를 통한 저작기능 개선을 도모해 볼 수 있습니다. 이런 경우 전반적인 치아들에 걸쳐서 치아가 마모됐는지, 특정 치아에만 마모가 진행되었는지에 따라서 치료의 방향이 달라지게 됩니다. 특정 소수의 치아에만 마모가 진행된 경우, 해당 치아의 수복을 통해 기능을 개선할 수 있습니다. 물론, 이 경우에도 치아의 마모 정도에 따라 교정, 치주수술, 근관치료 등이 선행되어야 할 수도 있습니다.

전반적으로 치아들이 마모된 경우는 고려해야 할 요소가 많으며, 보철치료 중에서도 난도가 높은 치료에 해당합니다. 여기에서 가장 중요한 것은 환자의 자발적 치료 결정입니다. 전반적인 치아 마모의 보철치료는 모든 치아의 수복을 필요로 하는 경우가 대부분이므로, 치료 비용도 비싸고 장시간의 치료 기간이 소요됩니다. 또한 개별 치아의 상태에 따라 발치, 임플란트, 근관치료, 치주치료, 교정치료가 동반될 수 있으므로, 반드시 치과의사 또는 해당 치과 분야의 전문의와 충분한 논의를 거친 후 결정하시기를 추천드립니다.

이때 반드시 염두에 두어야 할 것은 마모가 많이 진행된 치아는 이미 치아의 결손이 상당히 진행된 치아이므로 보철치료 이후 보철물의 탈락, 충치, 치아의 파절과 같은 합병증의 위험성 역시 높다는 것입니다. 보철치료를 하는 것이 치아 자체의 수명을 늘려주는 것은 아니라는 것을 명심해야 합니다. 치아의 전반적인 마모가 환자의 식이습관, 이갈이, 역류성 식도염과 같은 건강상태와 관련되어 있다면 이에 대한 원인 확인과 대처가 반드시 선행되어야 합니다. 그러므로, 마모가 진행된 치열의 보철치료는 치료에 대한 철저한 이해와 환자의 유지관리 노력이 수반되지 않는다면 장기간의 양호한 치료 결과를 보장하기 어렵습니다.

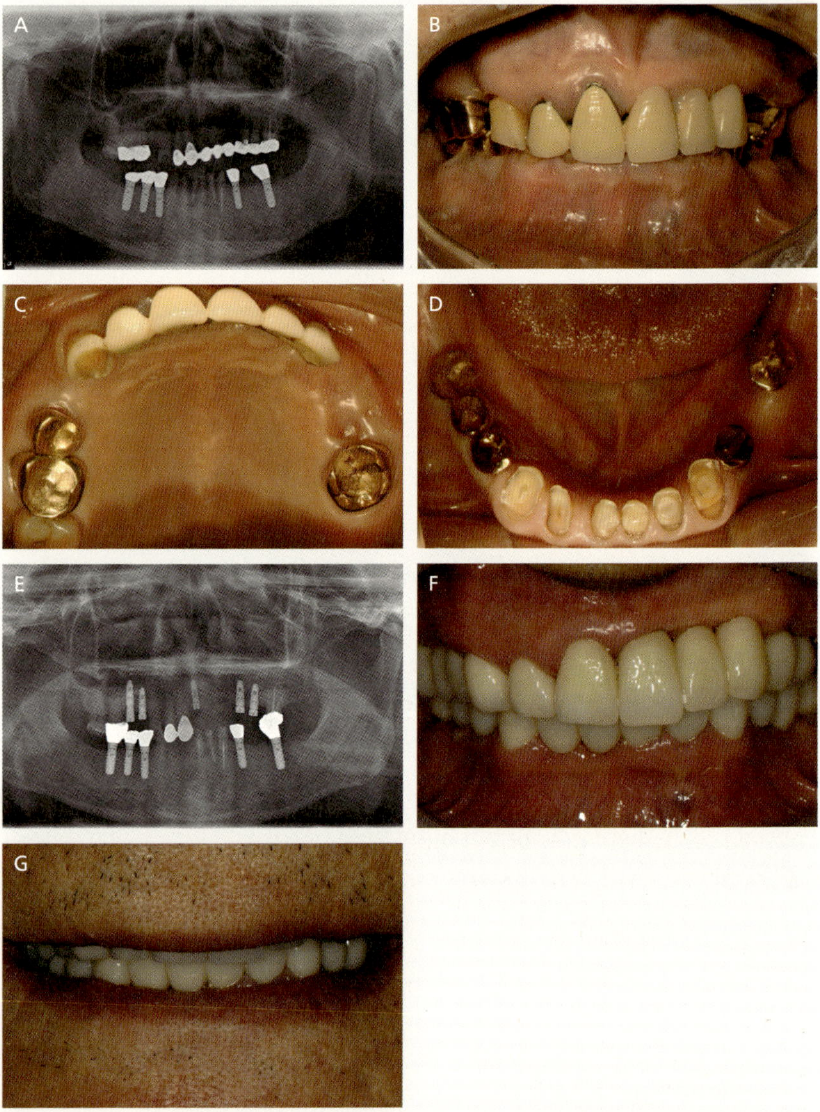

3-5. A: 마모 치열을 가지고 있는 환자의 파노라마 방사선사진 B: 치열 정면 모습 C: 상악 치열 모습 D: 하악 치열 모습 E: 임플란트 식립 후 방사선사진 F: 보철치료 완료 후 G: 보철치료 완료 후 개선된 미소.

Q4 예전에 치아 색깔 재료로 이를 씌웠다고 하신 분들을 보면 자연치아 색깔이랑 너무 달라요. 요즘 치료는 어떤가요?

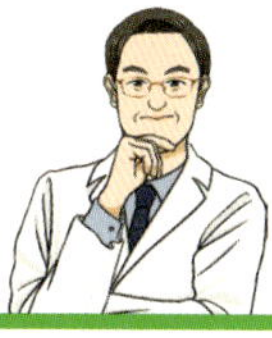

보철치료 Q&A

치아의 색깔 차이라고 함은 환자들이 흔히 말하는 치아의 색깔에서 비롯되는 문제라기보다는 재료의 투명도와 관계되어 있습니다. 우리가 보는 치아의 색상은 빛이 치아를 통과하거나, 반사되거나, 동시에 치아에 흡수되면서 생성되는 것입니다. 보철물은 그 특성상 인위적으로 가공한 금속재료 또는 세라믹 재료를 사용하므로 자연치와 똑같은 투명도를 재현하는 데에는 한계가 있을 수밖에 없습니다. 또한 자연스러운 보철물의 제작은 재료뿐만 아니라 치과의사와 보철물을 제작하는 치과기공사의 경험과 숙련도에 좌우되는 문제이기도 합니다.

재료의 측면에서 보자면, 과거에 비해 다양한 재료의 선택이 가능해졌습니다. 과거의 세라믹 보철물은 투명도는 높지만 낮은 물리적 특성을 보이거나, 물리적 특성은 높으나 낮은 투명도를 나타내는 등 모든 임상적 요구조건을 충족하는 재료를 찾기가 어려웠습니다. 근래 임상적으로 적절한 투명도와 물리적 특성을 가지는 여러 재료들이 소개되어 이전에 비해 심미적 보철치료가 보다 수월해졌습니다.

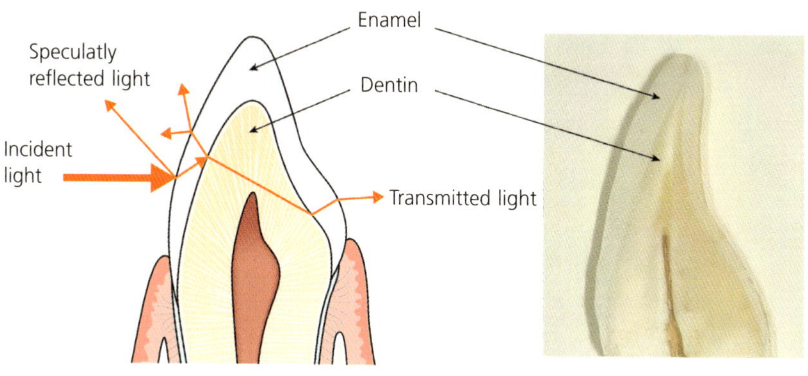

3-6. 치아의 구조와 빛의 투과, 반사, 굴절(고정성보철학교수협의회; 2017).

Q5 동네 치과 선생님이 유치 크라운으로 지르코니아 재료를 권해주시더라고요. 이게 금속 크라운보다 더 깨끗하게 유지할 수 있는 건가요? 아니면 치아 색깔이 나는 장점만 있는 건가요?

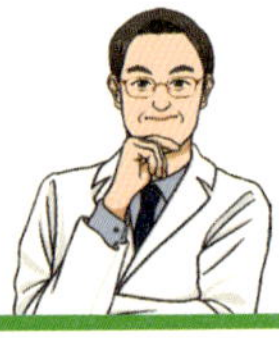

보철치료 Q&A

개인의 성향과 관련된 부분일 수 있습니다. 지르코니아가 심미성과 치태 관리와 같은 부분이 기존 유치 치관으로 많이 사용하는 스테인리스 스틸 크라운보다 우수합니다. 그러나 지르코니아 크라운은 비용이 비싸고 스테인리스 스틸 크라운보다 유치 대합치에 마모를 더 일으킬 가능성이 있습니다. 영구치가 나면서 빠지게 되는 유치의 남은 수명을 고려하여 개인의 성향에 따라 재료를 선택하시면 되겠습니다.

Q6 틀니 치료받고 나서부터 음식이 맛이 없어요.

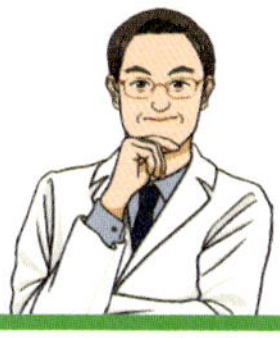

음식을 꼭꼭 씹는 느낌과 잇몸에서 느껴지는 질감(촉각)은 음식의 전체적인 풍미를 느끼는 데에 일조합니다. 그런데 틀니는 치아가 느끼는 음식의 질감을 온전히 느낄 수 없고 잇몸을 대부분 덮고 있죠. 게다가 단맛, 짠맛 등 '맛'을 느끼는 미뢰는 혀뿐만 아니라 입천장에도 분포하고 있는데요, 특히 위턱 틀니는 입천장 전체를 덮어버리는 경우가 많기 때문에 더더욱 음식의 맛이 덜하다고 느끼실 겁니다. 틀니와 비교할 수는 없겠지만 저도 교정치료를 받는 중에 몇 달간 치아를 양쪽 위아래 하나씩만 닿도록 장치를 붙인 적이 있었는데요, 그때는 정말 음식이 맛이 없더라고요. 씹는 느낌을 제대로 느낄 수 없는 데다가 음식을 잘게 부수기 어렵다는 것만으로도 음식 맛이 현저히 떨어진다는 사실을 느낄 수 있었습니다.

Q7 Shade 보는 법을 알고 싶습니다.

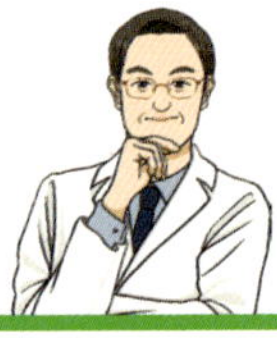

가장 대중적으로 사용되고 있는 VITA Classical (A, B, C, D) shade guide를 기준으로, A-shade는 reddish-brown, B-shade는 reddish-yellow, C-shade는 grayish, D-shade는 reddish-gray 색상을 표현하고 있습니다.

임상에서 대부분 A-Shade를 기본으로 보고 계시기 때문에, 특정 환자분의 치아가 보통의 치아보다 더 노랗지는 않은지, 혹은 더 잿빛이 돌지는 않는지 판단하셔서 B, C, D shade도 활용할 수 있습니다. 보통 A1-A2-A3-(A3.5)-A4-B1-B2-··· 순으로 색상 배열이 되어 있지만 shade의 밝기(명도) 순으로 해당 shade guide를 배열하면 아래와 같습니다.

그러므로 만약 A1 shade보다 더 밝은 치아가 있다면 먼저 B1 shade와 비교해 보는 것이 좋겠습니다. 명도는 B1, 색상과 채도는 A2를 선택하는 식으로 기공사와 소통할 수도 있습니다. VITA shade guide보다 더 밝은 색은 별도의 bleached shade

표 3-1. shade guide 배열

표준	명도순
A1	B1
A2	A1
A3	B2
A3.5	D2
A4	A2
B1	C1
B2	C2
B3	D4
B4	A3
C1	D3
C2	B3
C3	A3.5
C4	B4
D2	C3
D3	A4
D4	C4

guide를 활용해야 합니다.

Shade 선택을 위한 임상 사진을 찍어 기공소에 전달할 때는 한 가지 shade만 빼서 찍는 것이 아니라 여러 장의 비슷한 shade를 한 번에 기준 치아 절단연에 가까이 대어 사진을 찍는 것이 좋습니다. 이때 지대치나 기준 치아를 shade guide로 가리면 안 됩니다.

또 기공소와 정확한 소통을 위해서는 기공소에 비치되어 있는 shade guide와 반드시 동일한 제품을 사용하셔야 하며 임상에서 사용한 shade-guide의 이름을 기공소에 전달해 주셔야 합니다. 보다 정확한 shade matching을 위해서는 사진 촬영 기법 역시 기공소와 치과 간에 동일한 setting이 필요합니다만, 조명이나 채광 등의 환경, 카메라 세팅 값의 복잡성으로 별도의 연습이 필요하므로 거래 기공소와 직접 소통하시는 것이 좋겠습니다.

Q8 이를 빼고 틀니를 맞추고자 하는데 틀니 본을 뜨기까지 2달 정도 기다려야 한다고 합니다. 더 빨리 할 수는 없나요?

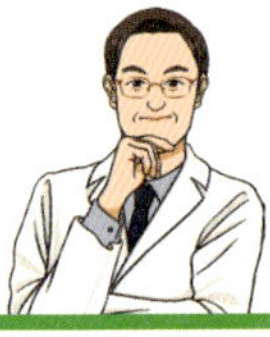

치아를 둘러싸고 있는 잇몸뼈를 치조골이라고 합니다. 즉 치아를 담고 있는 그릇과 같은 뼈란 뜻입니다. 따라서 잇몸뼈는 치아가 상실되면 점점 흡수가 진행되면서 결국 평평해지게 됩니다(3-7). 잇몸뼈 흡수는 치아를 뺀 후 2개월 이내에 급격히 일어나게 되고, 그 이후로는 점차 진행 속도가 늦어집니다. 이러한 이유로 치과의사 선생님들이 이를 뺀 경우 어느 정도 시기를 기다렸다가 틀니 본을 뜨자고 권고드리는 것입니다. 이와 같은 기간을 갖지 않고 틀니 본을 일찍 뜬 경우, 만들어진 틀니 내면과 흡수가 진행되어가고 있는 잇몸이 균일하게 닿지 않게 되면서 틀니의 잦은 탈락 또는 저작, 음식물을 삼킬 때 틀니가 잇몸의 특정 부분을 누르면서 통증을 겪게 됩니다.

일반적으로 이를 빼고 틀니를 하는 경우, 발치 후 2~3개월을 기다리며, 치과의사의 판단 하에 틀니 본을 뜨는 시기를 결정하게 됩니다. 그러면 이가 하나도 남지 않은 경

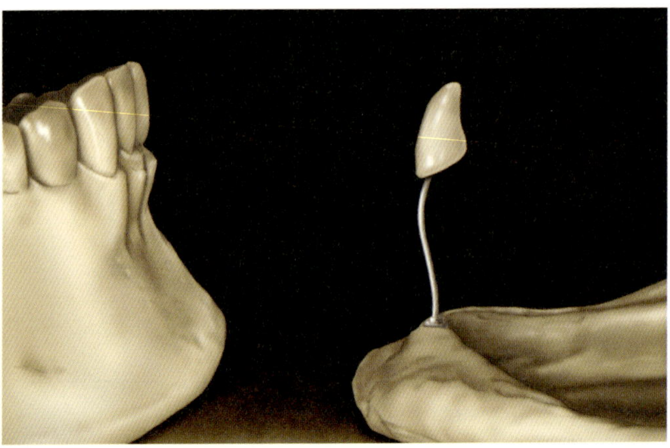

3-7. 치아 상실 전후의 잇몸뼈의 변화. 오랜 기간 무치악 상태로 방치되면 그림과 같이 잇몸뼈가 심하게 흡수된다.

우는 틀니를 만드는 기간 동안 어떻게 생활할 수 있을까요? 바로 임시틀니라는 것을 제작해 사용할 수 있습니다. 국민건강보험 보장을 받는 틀니와 같이 보험 보장항목에 임시틀니 항목도 포함되어 있습니다. 임시틀니는 정식으로 제작하는 틀니보다는 과정을 간소화하여 제작하게 됩니다. 임시틀니의 목적은 치료기간 동안 환자가 식사를 하고 사회생활을 할 수 있도록 도와주고자 하는 것이며, 사용기간 동안 여러 차례의 조정이 필수적입니다. 이는 임시틀니 제작기간 동안 이를 뺀 부위의 잇몸이 계속 변화하기 때문입니다.

경우에 따라서는 이를 빼고 당일에 넣는 틀니를 제작하는 경우도 있습니다. 그러나 이와 같은 틀니는 발치 전 환자의 치아 모형 상에서 이를 뺀 후의 잇몸 모양을 예상하여 만드는 틀니이므로, 이를 뺀 후 제작하는 임시틀니에 비해 적합도 면에서 불량하고 불편감이 클 수 있습니다. 따라서 앞니를 상실한 환자이거나, 이가 하나도 남지 않아서 식사가 어렵거나, 중요한 사회적 행사를 앞두고 있는 것과 같은 불가피한 경우에만 환자에게 불편할 가능성을 충분히 이해시킨 후 제작할 것을 권고드리고 있습니다.

Q9 최근 이를 빼고 틀니를 사용하기 시작했습니다. 틀니에 덮인 부위의 잇몸이 자주 눌리고 아파서 치과에서 계속 조정을 받고 있습니다. 주변의 다른 사람들은 괜찮다고 하던데 저만 유독 이렇게 힘든 이유가 뭔가요? 치료가 잘못된 건 아닌가요?

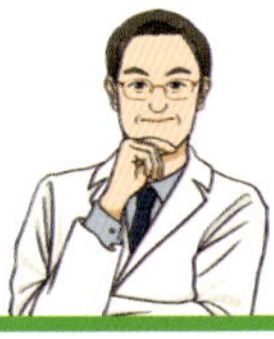

진료를 하다 보면, 틀니를 사용하는 주변 사람들은 무리 없이 생활을 잘하는 것 같은데, 왜 나만 이렇게 잇몸이 아프고 식사를 잘 못하는지 원망 섞인 소리를 하시는 환자분을 만날 때가 있습니다. 심정이야 충분히 이해하지만, 틀니 치료의 특성상 환자에게 주어진 조건이 다른 틀니 사용자와는 다를 수 있음을 이해시켜야 합니다.

첫째는 남아있는 치아 개수입니다. 통상 틀니라고 부르는 보철물에는 두 가지 종류가 있습니다. 치아를 부분적으로 회복하는 부분틀니와 모든 치아들을 상실한 환자들을 위해 제작하는 완전틀니가 있습니다. 틀니는 치아가 없는 잇몸 부위에 얹히는 구조물이므로 씹는 힘과 음식을 잘게 부수는 효율이 치아에 비해 현저히 낮습니다. 또한 음식을 씹을 때 틀니를 통해 잇몸에 가해지는 부하 때문에 잇몸에 불편감과 통증이 발생하게 됩니다. 그러므로 치아가 많이 남아있는 환자와 비교해 남아있는 치아가 적거나 없는 환자일수록 틀니 사용 불편감이 클 수밖에 없습니다.

둘째는 남아있는 치아의 위치입니다. 어금니가 많이 남아있을수록 틀니를 사용하기가 수월합니다. 우리가 음식을 씹을 때 주된 역할을 하는 것이 어금니이기 때문이지요. 그러나 어금니가 남아있기는 하나 맞은편 어금니 부위에 치아가 없으면 맞은편 틀니 잇몸부가 아프게 됩니다. 남아있는 어금니가 강한 저작력을 발휘할 수 있으나 맞은편의 틀니 부위의 잇몸은 강한 어금니의 힘을 받아주기 어렵기 때문입니다. 이와 같은 경우에는 남아있는 어금니 때문에 오히려 틀니를 사용하는 것이 더 불편할 수도 있습니다(3-8).

셋째, 치아를 상실한 부위의 잇몸 외형과 위턱 아래턱의 잇몸 사이의 수직, 수평적

관계도 영향을 미치게 됩니다. 치아가 빠지게 되면 잇몸뼈가 흡수되면서 원래의 형태를 잃게 됩니다. 오랜 기간에 걸쳐 여러 부위의 치아를 상실하게 된 환자는 남아있는 잇몸의 관계가 서로 맞물리지 않고 어긋나 있을 수 있습니다. 그렇다 보니 무는 힘이 가해지면 힘의 방향이 잇몸의 중앙부로 가해지지 못하고 잇몸의 측면에 가해지게 됩니다. 이것이 틀니를 제자리에서 이탈시키는 힘으로 작용하면서 잇몸부를 자극하게 됩니다. 이와 같은 자극이 반복되면 틀니의 내면과 잇몸이 서로 반복적으로 비벼지게 되면서 상처가 발생하게 됩니다. 또한 음식물 저작 시에 틀니가 제 자리에서 이탈되면서 틀니 내면으로 음식물 잔사가 들어가게 되면 틀니와 잇몸 사이의 음식물 잔사가 마치 사포의 거친 면처럼 작용해서 잇몸부를 더 불편하게 만들기도 합니다(📷 3-9, 10).

틀니 치료는 보철 분야에서도 난도가 높은 치료 분야입니다. 치과의사가 잘하는 것만으로는 치료 결과가 좋을 수는 없으며, 환자의 이해와 협조가 반드시 동반되어야 합니다. 마치 손 없는 사람이 의수를 끼고, 다리 없는 사람이 의족을 끼고 재활치료를 하는 것과 같은 원리입니다. 그래서 저는 치과의 보철 분야를 치과의 재활치료 분야라고 설명을 드리고는 합니다. 의수를 착용한 사람은 예전과 같이 예쁜 글씨를 쓰기 어렵다는 점을, 의족을 착용한 사람은 예전처럼 빠른 속도로 달리기 어려울 수 있다는 점을 당연한 것으로 받아들이고 재활을 위해 노력합니다. 이와 같은 원리임에도 불구하고,

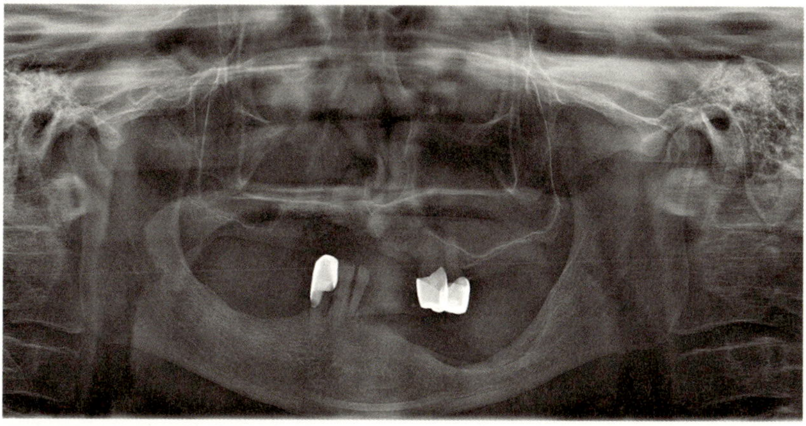

📷 **3-8.** 치아가 위아래 잇몸에 모두 남아있기는 하나 두 부위 모두 맞은편 치아가 없어서 틀니 사용에 큰 불편함을 겪을 것으로 예상된다.

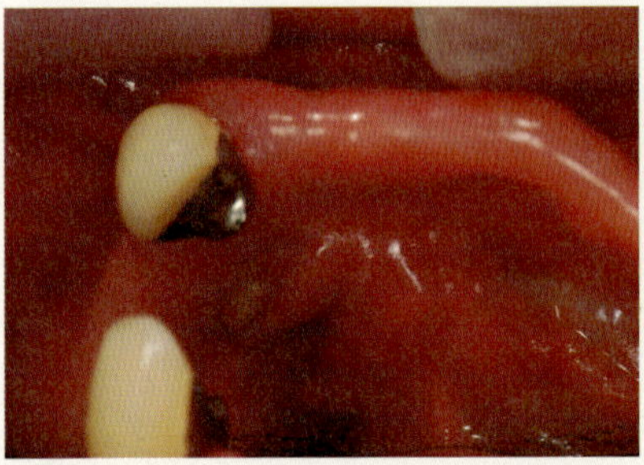

3-9. 틀니의 움직임과 잇몸에 가해지는 자극으로 인해 잇몸에 발생한 상처의 모습. 틀니를 장착할 때마다 심한 통증을 호소하게 된다.

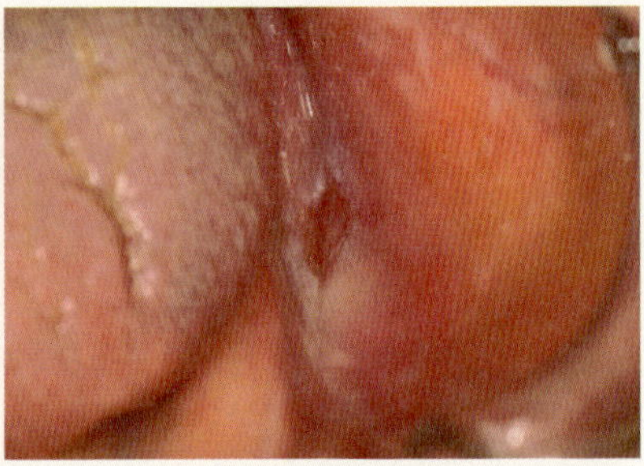

3-10. 하악에 장착된 틀니에 의해 잇몸이 자극을 받으면서 설측에 궤양이 발생한 모습.

치아를 상실해서 틀니를 사용하게 된 환자 중 치과의사와 환자 모두 노력과 시간이 필요하다는 점을 수긍하지 못하는 경우를 종종 보게 됩니다. 이는 치과의료진의 사전 설명이 부족했을 수도 있고, 환자 자신의 상황에 대한 이해가 부족했을 수도 있습니다. 보다 나은 틀니치료 결과를 얻기 위해서 치과의사는 환자의 상황을 세심하게 분석해서 설명하고 치료계획을 세워야 하며, 환자는 치료 과정과 이후의 유지관리 과정을 주의 깊게 듣고 능동적으로 치과치료에 임해야 합니다.

Q10 틀니의 수명은 어느 정도인가요?

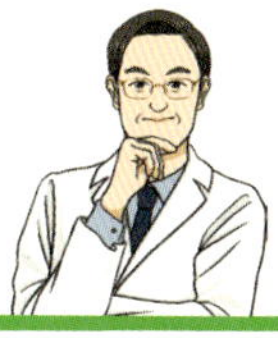

보철치료 Q&A

틀니의 사용 기간을 논할 때는 부분틀니와 완전틀니를 나누어 생각해야 합니다. 남아있는 치아가 있는 경우 제작하는 부분틀니의 수명은 틀니 자체보다는 남아있는 치아가 결정합니다. 즉, 남아있는 치아가 기능을 할 수 없는 상태가 되면 해당 부분틀니는 수명을 다했다고 보는 것이지요. 부분틀니의 치명적인 합병증 중의 하나는 틀니를 잡아주는 치아에 발생하는 지대치의 파절입니다(3-11). 이에 관해서는 많은 임상연구들이 진행되었고 내용이 잘 정리되어 있기 때문에 몇 가지 연구를 인용하고자 합니다.

1990 Budtz-Jorgensen 등(Budtz-Jørgensen and Isidor 1990)과 1993년 Drake 등(Drake and Beck 1993)은 부분틀니를 착용하는 노인을 대상으로 구강상태를 검사한 결과, 부분틀니 환자에서 높은 비율의 치관 및 치근 우식, 치주질환 발생을 보고한 바 있습니다. 2011년 Preshaw 등(Preshaw et al. 2011)은 그 간의 연구결과를 종합하여 부분틀니 환자에서 지대치의 충치, 특히 치근부에 충치 발생이 높게 나타난다고 결론지은 바 있습니다. 2001년 Jepson 등(Jepson et al. 2001)은 보철물 제작 후 2년 간의 관찰을 통해 고정식 보철치료를 받은 환자에 비해 부분틀니 환자에서 5배 정도 높게 충치가 발생하였다고 보고하였으며, 2018년 Gupta 등(Gupta et al. 2018)은 2년 경과한 틀니 착용 후 합병증이 발생한 285 증례를 분석한 결과, 이 중 52 증례가 지대치의 파절로 실패하였다고 보고한 바 있습니다. 이러한 충치 발생이 환자의 위생관리 부족 때문이라고 결론지을 수는 없습니다. 2004년 Nevala-nien 등(Nevalainen et al. 2004)과 1997년 Steele 등(Steele et al. 1997)은 부분틀니 환자에게서 발생하는 충치는 환자의 위생관리 능력이 좋다 하더라도 많이 발생하는 경향을 보인다고 보고하기도 하였습니다. 즉, 환자가 구강위생관리를 위해 많이 노력한다고 하더라도, 부분틀니를 사용하는 노인에서 충치발생률이 높게 나타나는 것은 널리 알려져 있는 보편적 사실입니다.

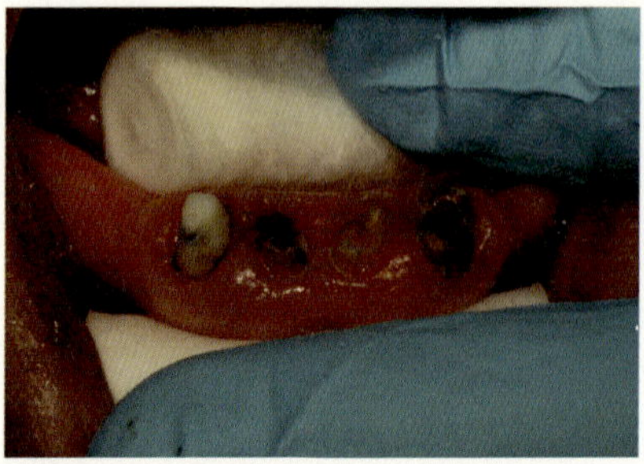

3-11. **부분틀니 지대치의 파절.** 구강 건조증이 있는 환자로 틀니 제작 2년 경과 후 지대치의 충치가 발생하여 치아 파절이 발생하였다.

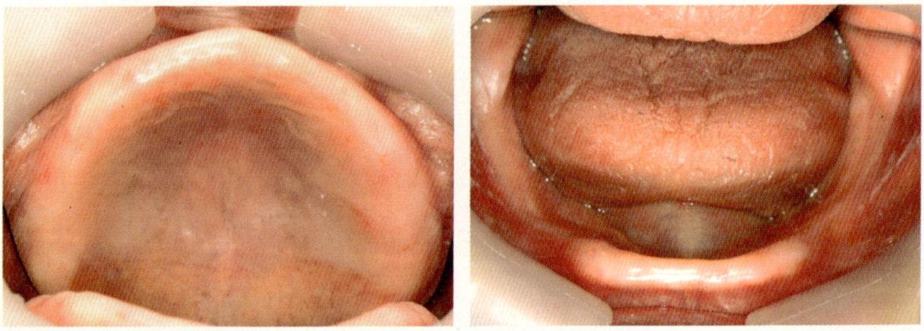

3-12. **윗턱과 아래턱의 잇몸 구조의 모양의 차이.** 위턱 잇몸이 아래턱에 비해 넓은 면적을 가지며 혀와 같은 움직이는 구조물이 없음을 볼 수 있다.

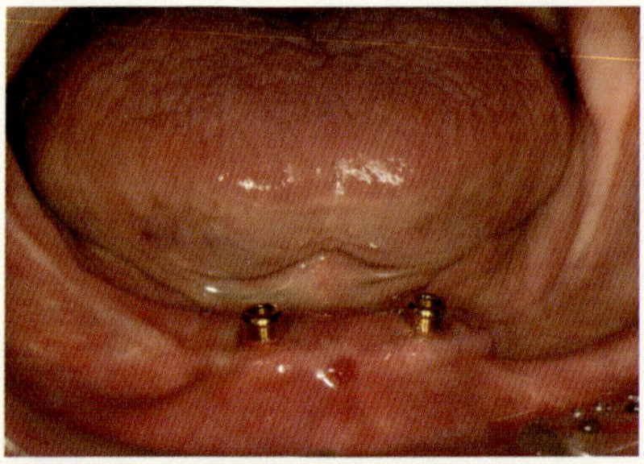

3-13. 아래턱에 임플란트 두 개를 식립하여 틀니의 움직임을 안정화시키는 오버덴처 증례 환자

완전틀니의 경우는 남아있는 치아가 없으므로 틀니의 파손 같은 이유를 제외하면 주로 틀니 사용 불편감이 틀니의 수명을 결정한다고 볼 수 있습니다. 역시 근래의 임상연구 결과를 빌리자면, 완전틀니의 수명은 약 10년인 것으로 보고되고 있습니다(Talyor et al. 2021). 틀니를 교체하게 되는 주된 요인은 틀니 치아의 마모, 틀니의 들썩거림 등입니다. 일반적으로 위턱에 착용하는 완전틀니보다 아래턱에 착용하는 완전틀니의 교체비율이 높은 것으로 알려져 있습니다. 이유는 넓은 잇몸을 가지는 위턱에 비해, 아래턱은 틀니가 얹히는 잇몸의 면적이 적고 혀와 같은 움직이는 조직의 영향을 받아 틀니가 불안정하기 때문입니다(📷 3-12). 이와 같은 이유로, 아래 틀니 사용의 어려움이 클 것으로 보이는 환자들에게는 임플란트를 식립하여 틀니 움직임을 줄여주는 오버덴처(overdenture) 형태를 권고드리기도 합니다(📷 3-13).

Q11 틀니 위생관리는 어떻게 해야 하나요?

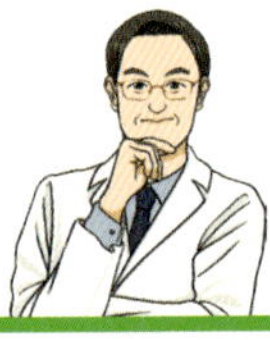

틀니 사용자는 틀니를 청결하게 관리해야 합니다. 틀니 위생관리가 잘되지 않으면 외관상으로도 좋지 않을뿐더러, 곰팡이가 의치 표면에 증식해 잇몸에 염증을 일으킬 수 있습니다. 특히 면역력이 저하된 환자나 노인은 곰팡이 감염에 취약하며, 일단 곰팡이 감염이 발생하면 미각 소실 및 통증으로 인해 더욱 음식물 섭취가 어렵게 됩니다(3-14).

틀니의 위생은 다음과 같이 관리합니다.

1. 남아있는 치아는 일반 칫솔로 치약을 사용해 세정해 주시면 됩니다.
2. 치아들이 전혀 남아 있지 않은 경우엔 부드러운 거즈 등에 물을 적셔 혀를 포함한 입안 구석구석을 닦아주세요.
3. 틀니는 입안에서 제거해 별도로 청소해 주세요.
4. 간혹 틀니를 청소 중에 바닥에 떨어뜨려 손상됐다는 이유로 치과에 내원하는 환자분들이 있습니다. 따라서 틀니 청소 시에는 앉은 상태에서 하시거나 바닥에 수건을 깔고 세척함으로써 틀니 손상이 발생하지 않도록 하시는 것이 좋습니다.
5. 틀니 전용 칫솔을 사용하시면 위생관리가 더 용이합니다(3-15).
6. 틀니 청소 시에는 치약을 사용하지 않습니다. 치약에는 연마제가 포함되어 있어서 틀니 표면에 미세한 흠집을 만들고, 흠집에는 음식물 침착과 그로 인한 착색, 세균 부착이 더 용이하게 됩니다. 또한 틀니 치아들을 마모시킴으로써 음식물 저작에 지장을 초래할 수도 있습니다.
7. 치약 대신 주방 세정제를 칫솔에 묻혀서 사용하셔도 좋고, 시중에 나와있는 의치 세정제에 담가두었다가 칫솔로 깨끗이 닦아도 좋습니다.

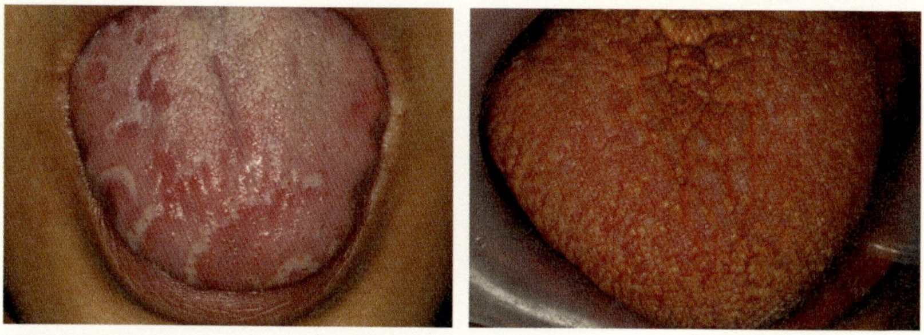

3-14. 구강내에 발생한 곰팡이 감염의 일종인 캔디다증.

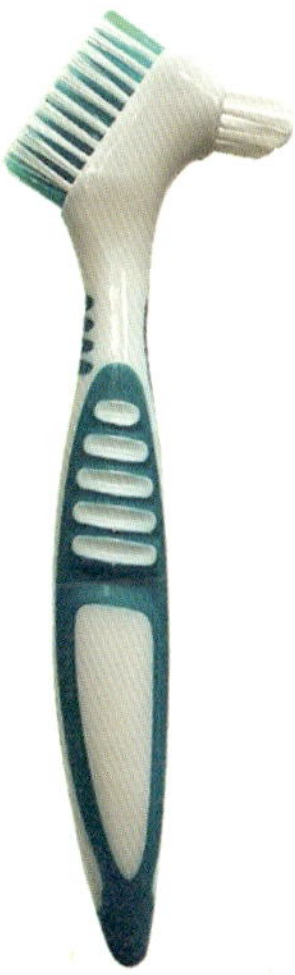

3-15. 의치 세정용 칫솔. 칫솔의 앞뒷면에 칫솔모가 있으며, 넓은 부위는 틀니의 치아 부위와 겉면, 좁은 부위는 틀니의 안쪽 면을 닦을 수 있도록 고안되어 있다.

Q12 이가 빠지면 꼭 이를 바로 해야 하나요?

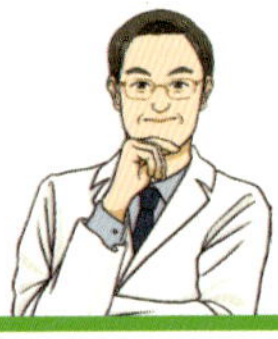

그렇습니다. 치아를 상실한 경우, 교정 치료와 같이 치아 배열을 위한 목적으로 치료 시기를 조절하거나 복용 중인 약물 때문에 치과치료를 지연시켜야 하는 경우를 제외하고는, 지체 없이 치과를 방문하여 보철 치료에 대해 논의하셔야 합니다.

모든 치아는 각기 고유의 기능을 가지고 있습니다. 치아는 사랑니를 포함하여 32개이지만, 하나가 빠지면 다른 치아가 기능을 대신할 수는 없습니다. 치아 상실 부위가 방치될 경우, 단기적으로 문제가 없다고 느낄 수 있으나 중장기적으로 남아있는 치아들의 이동, 저작곤란, 향후 보철치료의 어려움 등 여러 문제가 발생하게 됩니다. 이와

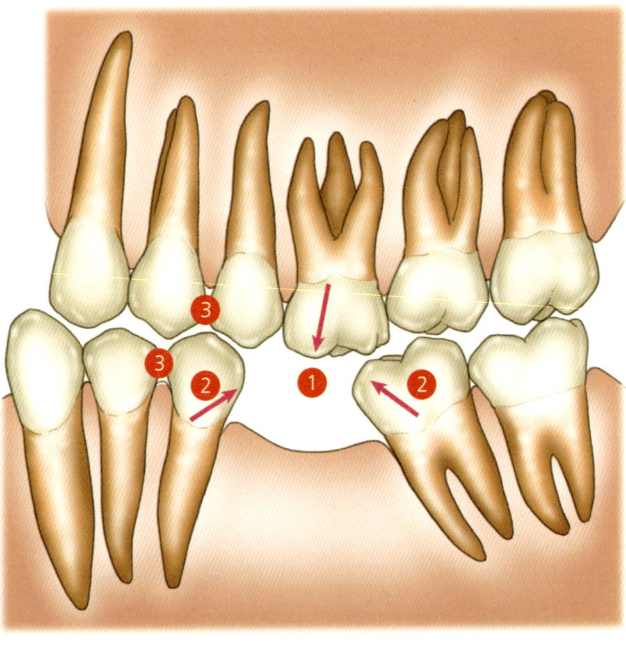

3-16. 치아 상실부위로 이동하는 치아들의 모식도.

같은 문제의 주된 이유는 치아가 항상 제자리에 고정되어 있는 것이 아니라 일생을 두고 움직이는 구조물이기 때문입니다. 치아가 빠진 부위가 수복되지 않고 오랜 기간 방치되면 인접한 치아 또는 맞은편 치아가 상실된 부위로 움직이게 되고, 이 때문에 점차 위턱과 아래턱 치아 물림 관계, 앞니와 어금니의 물림 관계가 점차 붕괴되는 수순을 밟게 됩니다. 마치 장기간에 걸쳐 서서히 무너지는 도미노와 같다고 설명드릴 수 있습니다(📷 3-16).

치아 물림 관계의 붕괴가 심각하게 진행된 후에 치과를 내원하게 되면, 많은 치아를 치료범위에 포함시키거나, 심한 경우 치료가 불가능하여 치료목적으로 여러 치아들을 발치해야 하는 경우도 있습니다. 그러므로 치아가 상실되면 치료시기를 미루지 마시고 치과의사와 상담을 받으셔서 적절한 치료를 받으시기 바랍니다.

Q13 치과에서 이를 씌울 때 이를 깎는 이유가 궁금해요.

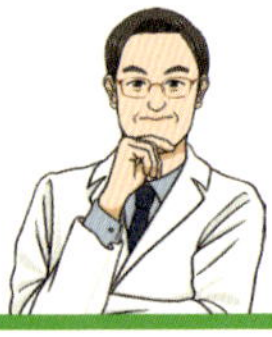

치아에 충치가 심하거나, 마모나 파절이 있거나, 심미적인 목적 등 여러 이유로 이를 씌우게 됩니다. 이를 씌울 때는 보철물의 공간을 확보하기 위해 보철물 두께만큼에 해당하는 양의 치아를 삭제하게 됩니다(3-17). 만약 치아를 삭제하지 않고 이를 씌우게 되면 보철물 두께만큼 치아 위에 보철물이 덧씌워지게 되므로 해당 치아만 단독으로 커지게 되어 다른 치아들이 물리지 않게 되고 치아, 턱을 움직이는 근육, 턱관절 모두에 무리를 주게 됩니다. 적절한 보철물 두께를 확보하지 못하고 치아가 적게 삭제된 경우 역시 보철물의 내구성 감소, 물림 부조화 등이 발생할 수 있습니다. 따라서 보철치료를 위한 치아 삭제 과정은 안정적이고 내구성 있는 구강기능 회복을 위해 필수적인 과정입니다.

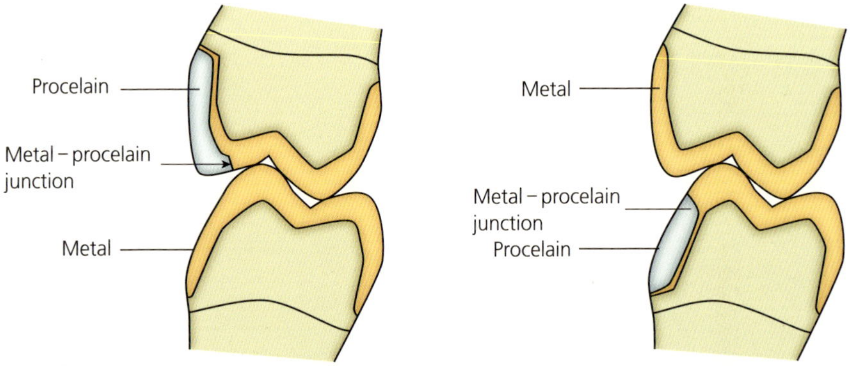

3-17. 삭제된 치아와 그 위에 제작된 보철물의 도해. 치아 삭제를 통해 보철물은 자연스러운 외형과 기능을 가진 보철물을 제작할 수 있다(Rosenstiel SF, et al; 2006).

Q14 심미치료라는 말을 많이 듣습니다. 심미치료가 뭔가요? 라미네이트 같은 보철치료나 교정치료를 얘기하는 건가요?

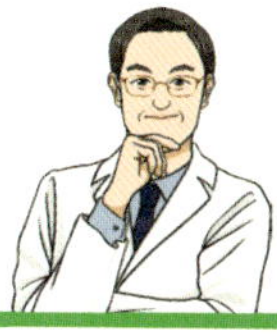

보철치료 Q&A

치과 분야에서 '심미'라는 용어는 매우 포괄적인 내용을 담고 있으나, 간단하게 정의하자면 '미소지을 때의 아름다움'이라고 말할 수 있습니다. 치아의 모양, 치아 위치와 배열, 치아의 색상, 잇몸의 노출도, 얼굴의 윤곽선, 전체적인 얼굴 구도에서의 치아들과 입술의 조화 등 많은 부분들이 심미의 요소로 고려되고 있습니다. 대부분의 사람은 '치과에서의 심미'를 가지런하고 하얀 치아라고 생각하는 경우가 많지만 심미는 주관적인 요소가 강하게 작용하는 개념이기 때문에 사람들마다 생각하는 기준이 다르다고 생각하는 것이 맞습니다.

치과에서의 심미치료를 받을 때는 항상 환자 본인이 무엇을 개선시키고 싶은지를 명확히 하는 것이 중요합니다. 다양한 미의 판단 기준이 제시되고 있지만, 모든 사람이 완벽한 요건을 가지고 있을 수는 없으므로, 환자의 원하는 바를 명확히 평가하여, 얼굴 구도와 잔존 치열과 잇몸과의 관계, 미소의 패턴을 분석하여 환자에게 보다 나은 미소를 선사하는 것이 치과의사가 하는 일이라고 생각하면 됩니다.

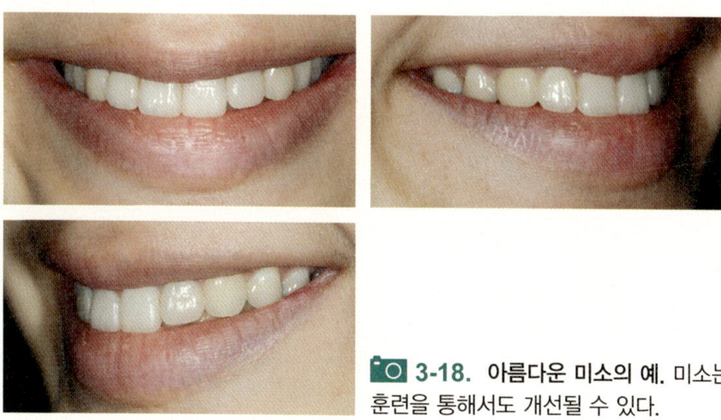

3-18. 아름다운 미소의 예. 미소는 훈련을 통해서도 개선될 수 있다.

Q15 치과에서 여러 치아를 치료하고 난 뒤에 잘 씹히지 않는 것 같고 치아끼리 안 맞는 것 같습니다. 분명 통증은 아닌데 턱이 편하지 않아 이를 잘 맞춰보려고 하지만 계속해서 불편감이 듭니다. 여러 치과를 가봐도 문제가 없다는 얘기만 들었고, 심지어 정신건강의학과 진료를 권고하는 분도 계셨습니다. 어떻게 해야 하나요?

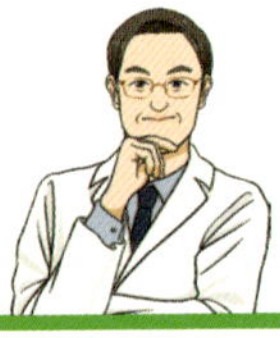

윗 치아와 아래 치아가 물리는 관계를 교합이라고 부릅니다. 환자분은 교합 불편감을 겪고 계신 것으로 보입니다. 편안한 교합, 즉 위아래 치아가 서로 물려 잘 기능한다는 것은 단순히 치아가 잘 물리는 것 이상의 의미를 지니고 있습니다.

이 과정을 세세하게 나누어 먼저 '음식을 입에 넣기 전'의 과정을 살펴보면, 1) 씹고자 하는 의지가 씹는 기능과 관련된 근육들에 정상적으로 전달이 되고 2) 신호를 받은 각각의 근육이 씹는 행위로 연결될 수 있도록 서로 조화롭게 움직이며 3) 이들의 움직임에 의해 위턱과 아래턱이 연결된 좌우 양측의 턱관절이 정상적인 궤도를 따라 움직이게 되고 4) 머리, 목, 손가락, 팔 등 음식을 먹는 것과 관련된 근육들이 조화롭게 작동해서 음식을 집어 입 안에 넣게 되는 것입니다.

다음으로 '음식을 입에 넣은 후' 과정을 살펴보면, 1) 입술과 볼, 혀가 움직이면서 음식을 치아 사이에 위치시키고 2) 입을 벌렸다 다물게 하는 근육들과 턱관절은 음식의 성질과 상태, 크기에 따라 씹는 힘의 크기와 방향을 조절하여 턱이 움직이게 하면서 3) 입 안의 28개의 치아(사랑니 제외)가 서로 음식을 부수면서 맞물리게 유도합니다. 4) 치아들은 서로 맞물리면서 다시 음식을 씹을지 아니면 음식을 삼키는 근육을 활성화시킬지 결정하는 정보를 뇌에 연속적으로 보내고 5) 뇌는 28개의 치아에서 오는 정보를 받아들이면서 동시에 다음 행동을 결정합니다(사진 3-19).

자, 이제 여러분은 씹는다는 행위가 단순한 기계적 행동이 아님을 이해하실 수 있습니다. 로봇 공학자들이 로봇이 제대로 걷게 하는 것이 얼마나 어려운지를 설명하는 것과 같은 이치입니다.

치아를 상실하거나 혹은 충치 등의 이유로 수복하게 되면 이 복잡한 과정 중 어딘가에 문제가 발생할 수 있습니다. 또한 오랜 기간에 걸쳐 치과 문제를 가지고 있던 환자는 이러한 연속적인 신호전달체계와 명령을 수행하는 기관 사이에 부조화가 발생할 수 있습니다.

잘 씹히지 않는 주소로 치과에 오게 되면, 치과의사는 당연히 가장 먼저 잘 물리는지를 평가합니다. 이 과정에서 치아가 덜 물리는지 혹은 과도하게 물리는지는 어렵지 않게 진단이 가능합니다. 만약 잘 물린다는 의견을 여러 차례, 여러 치과의사에게서 들었다면, 이는 치아 자체의 문제가 아닐 수 있음을 이해하셔야 합니다. 따라서, 여러 차례의 치과 검사 후 문제의 원인을 찾지 못했다면 치과의사의 권고에 따라 적극적으로 신경과 혹은 정신건강의학과 전문의 진찰을 받아보시는 것이 좋습니다.

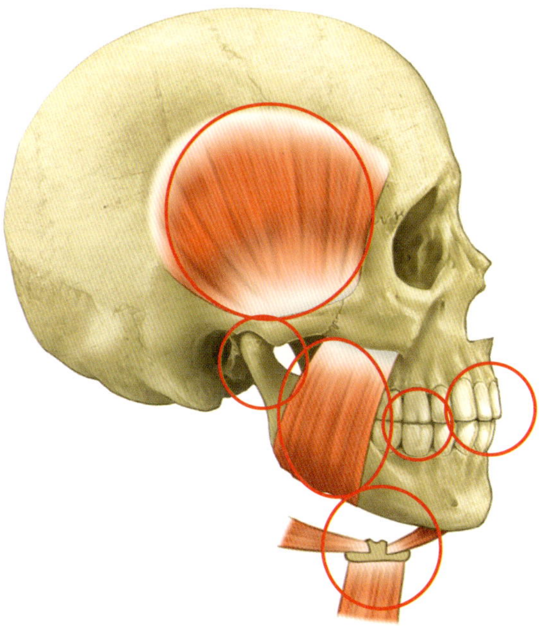

3-19. 저작과 관련된 요소들. 그림에 보이지는 않으나 이들을 움직이게 하는 신경계 요소도 반드시 고려되어야 한다.

CHAPTER 4

발치 및 구강악안면외과 수술

Q1 지난번 치아를 발치(혹은 구강내 수술) 한 후 피가 멈추지 않아 응급실에 가서 치료받았어요. 왜 피가 많이 난 건가요? 왜 이런 경우에 대해 미리 설명해 주지 않았나요?

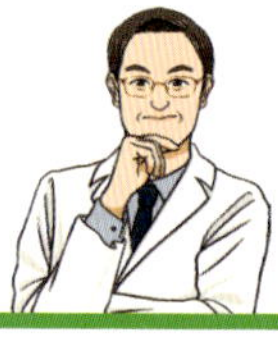

피가 멈추지 않아서 많이 놀라셨겠습니다. 지금은 지혈이 잘 되었는지요? 응급실 방문하시느라 고생 많으셨고 지혈이 되어서 다행입니다.

출혈은 일반적인 수술 합병증 중의 하나이며 간단한 발치, 잇몸치료 등을 받은 후에도 피가 잘 멈추지 않고 오래 지속되는 경우도 많이 있습니다. 발치 혹은 수술 동의서 작성 과정 중에 설명하였지만 설명이 미흡했다면 사과의 말씀을 드립니다.

특히 뼈 속에 매복된 치아들을 발치할 경우엔 치아 주변의 골을 삭제하고 치아를 절단하는 과정이 필요하며 삭제된 골 주변에서 출혈이 많이 발생하는 것은 피할 수 없습니다. 발치 혹은 구강내 수술 후 거즈를 물어서 상처 부위를 압박하거나 냉찜질을 하는 이유는 술후 붓는 것을 최소화하면서 통증 완화 및 지혈 효과를 얻기 위해서 꼭 필요한 것이니 잘 따라야 합니다.

대부분 출혈들은 정상적으로 지혈되지만 드물게 지속되는 경우가 있습니다. 발치 부위에 염증이 남아 있는 경우에도 출혈 가능성이 증가할 수 있습니다. 초기 지혈이 잘 되었더라도 급격한 혈압 변화 등으로 인해 2차 출혈이 발생할 가능성도 있습니다. 통증이 심한 경우에도 혈압 상승을 유발하면서 출혈을 초래할 수 있습니다. 따뜻한 음식의 섭취나 뜨거운 물로 목욕, 사우나 등을 한 경우에도 체온이 상승되면서 혈액순환과 출혈이 증가할 수도 있습니다. 기저질환이 있는 경우, 즉 고혈압을 포함한 심혈관계질환, 뇌혈관질환을 가진 환자들이 항혈전제(항응고제, 혈전용해제) 등을 장기 복용하는 경우, 간장질환으로 인해 혈액응고 기능에 이상이 있는 경우, 만성신부전증으로 투석치료를 받고 있는 환자들에서 출혈 가능성이 매우 높습니다.

따라서 발치나 구강내 수술을 하기 전에 치과에서 시행하는 문진, 병력평가, 현재 복용 중인 약물 등에 대한 정보를 잘 알려주셔야 하며, 치과의사가 권유하는 의과 자문진료, 혈액검사 등에 잘 협조해 주시고 시술 후 치과에서 설명하는 주의사항을 잘 지켜주실 것을 부탁드립니다.

참고

발치 후 출혈의 원인들은 매우 다양하며 국소적 혹은 전신적 원인들로 구분할 수 있으며 아래 사항들을 참고하시면 환자에게 설명할 때 매우 유용할 것입니다(대한구강악안면외과학회; 2013).

국소적 원인	기 전	증 상
1. 발치 후 관리불량(발치창의 기계적 자극, 과도한 세척)	혈전 및 봉합사 탈락	
2. 부적절한 발치조작		
1) 혈관수축제를 첨가한 국소마취제의 과도한 사용	중소혈관의 반발성 확장	
2) 발치 시의 외상	압박지혈이 불가능한 혈관손상	
3) 염증성 육아조직의 잔존	혈관의 수축부전과 국소섬유소 용해 항진	
4) 혈관주행이상과 혈종	압박지혈이 불가능한 혈관손상	
전신적 원인		
1. 선천성 출혈성 요인		
1) 혈관이상	혈관의 취약성, 수축력 저하	피부에 붉은 반점
2) 혈소판 이상(수의 감소 혹은 기능 이상)	혈소판 혈전 형성부전	피하 점상출혈, 치은 출혈
3) 응고인자 이상(특정 응고인자의 결핍)	혈전 형성부전	코피, 관절강내 출혈, 근육내 혈종
2. 속발성 출혈경향		
1) 혈액질환(급성백혈병)	주로 혈소판 감소	혈소판 혈전 형성부전
2) 간질환 및 항생물질 투여	복수의 응고인자 부족	혈전 형성부전
3) 알레르기, 교원병	혈소판 감소, 혈관벽 장애	혈소판 혈전 형성부전
4) 허혈성 심질환, 신투석	항응고제 투여	혈전 형성부전
5) 당뇨병, 고혈압	혈관의 취약성, 맥압항진	혈소판 혈전 형성부전
6) 약물 부작용(아스피린, 기타)	혈소판 감소, 혈소판 기능저하	혈소판 혈전 형성부전

Q2 다른 치과에서 사랑니 발치를 했을 때는 매우 편하고 아프지도 않고, 많이 붓지 않았는데 이번에는 왜 이렇게 많이 붓고 아픈 건가요?

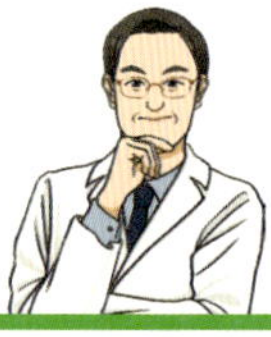

발치 및 구강악안면외과 수술 관련 Q&A

사랑니는 매복 상태 등에 따라 발치의 난이도가 다양하며, 회복과정에서 불편감의 정도도 차이가 있습니다. 일반적으로 수술 후에 수술 부위 주변의 붓는 현상을 술후 부종이라고 표현하며, 보통 외과적인 손상의 정도와 비례하게 됩니다. 사랑니가 뼈 속에 깊게 파묻혀 있을수록 절개 및 피판을 거상하는 범위가 커지고 매복된 치아 주변의 골 삭제 및 치아절단 등의 복잡한 시술이 필요하며 수술 시간도 길어지기 때문에 수술 후 많이 붓고 아플 수 있습니다.

붓고 불편하고 통증이 많은 경우는 대부분 출혈과 관련이 높으므로 주의사항을 잘 숙지하고 준수하셔야 합니다. 기본적으로 항생제와 소염진통제를 처방해 드리지만, 통증이 지속되는 경우에는 추가적인 진통제 투여가 필요할 수 있습니다.

참고

발치 후 2일 이상이 경과한 후에도 심한 통증이 지속되면 감염(표재성치조골염, 농양, 부패성골막감염 등)이 의심될 수 있기 때문에 치과에 방문해서 발치 부위의 검사를 받으셔야 합니다(대한구강악안면외과학회; 2013).

참고

발치나 수술 후 수일 이상 경과되어 발생하는 종창은 감염 가능성을 배제할 수 없으며, 피부 열감, 통증, 발적(redness), 고열(fever) 등이 동반되기 때문에 술후 부종과는 구분됩니다. 이러한 감염에 의한 종창은 항생제요법, 절개배농술, 창상소독 등의 처치가 필요하므로 신속히 치료받은 치과를 방문하도록 설명해야 합니다.

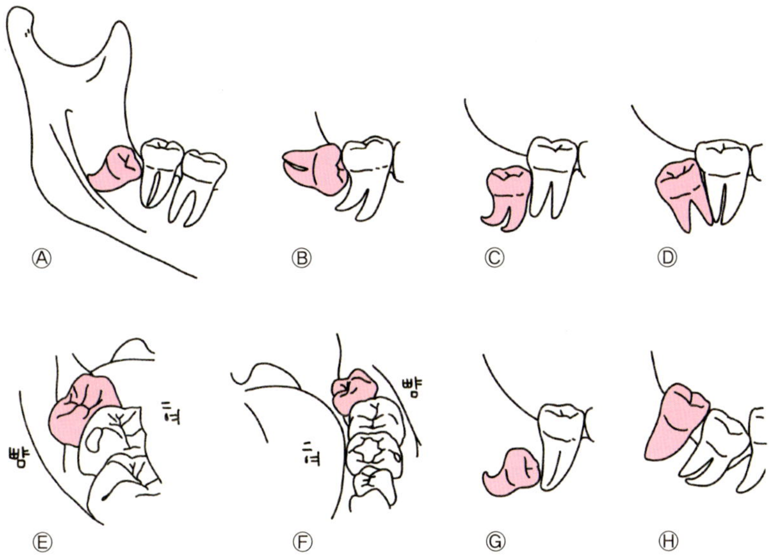

4-1. 하악매복지치의 분류. A: 근심경사 B: 수평 C: 수직 D: 원심경사 E: 협측전위 F: 설측전위 G: 저위 H: 고위.

Q3 사랑니 발치 후 눈 주위, 입술, 뺨 등에 심한 피멍이 들었어요. 수술을 잘못한 건 아닌가요? 나중에 다른 합병증이 생기는 거 아니에요?

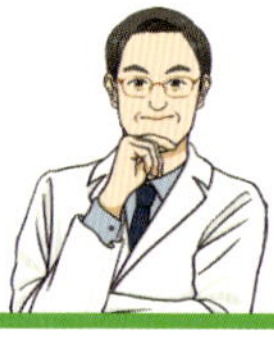

수술을 잘못한 것은 아닙니다. 사랑니는 뼈 속에 파묻힌 정도에 따라 발치의 난이도가 다양하며, 회복과정에서 불편감의 수준도 차이가 있습니다.

발치된 부위는 물론이고 필요에 따라 삭제한 주변골에서 출혈이 발생하며, 출혈량에 따라 수술 부위 주변의 부종, 피하출혈(멍듦)이 발생할 수 있습니다. 특히 피부가 얇고 유약한 여자 환자들에서 빈발하는 경향을 보입니다. 노인에서는 모세혈관이 취약하고 조직의 탄력성이 불량하여 피하출혈이 자주 발생하기 때문에 합병증이라기보다는 정상적인 치유 반응으로 볼 수도 있습니다. 수술 후에 입에 물고 있는 거즈 압박이나 냉찜질이 출혈을 줄여줄 수 있으므로 잘 지켜주시기 바랍니다.

일정 기간 멍든 부분으로 인해 입이 잘 안 벌어지거나 통증이 수반되기도 하지만, 시간이 경과하면서 모두 회복됩니다. 반상출혈이나 혈종에 의한 조직의 변색은 조직 내부로 출혈이 있어 적혈구의 축적과 헤모글로빈 파괴로 인해 발생한 것이며 시간이 지나면 모두 소멸됩니다. 변색이 사라지는 데 수일에서 수주일의 시간이 필요할 수도 있으며 온찜질, 마사지를 잘 해주시면 회복 기간이 단축될 수 있습니다. 이와 관련하여 특별히 예상되는 다른 합병증은 없습니다.

Q4 발치수술(임플란트, 치주수술)을 하는 건데 왜 혈액검사를 해야 하나요?

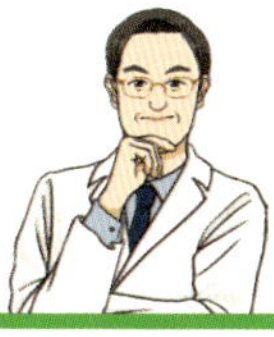

기저질환을 가지고 있거나 고령의 경우에는 혈액검사 등을 통해 기본적인 건강상태를 평가하고, 내과의와 상의하거나 수술 시기를 조정하여 안전한 진료를 도모하기 위함입니다. 특히 수술과 연관된 출혈은 주요 합병증의 하나이기 때문에 이와 관련된 검사를 통해 환자의 상태를 미리 파악하는 것이 도움이 됩니다. 또한 혈청검사를 통해 치과진료 등으로 발생하는 바이러스 교차감염의 가능성을 낮출 수 있어 보다 안전한 진료를 제공할 수 있습니다.

Q5 사랑니 발치 후에 계속 음식이 그 자리에 박히는데 어떻게 관리해야 하나요?

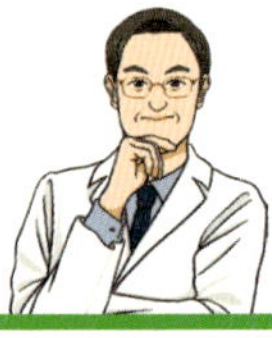

발치 및 구강악안면외과 수술 관련 Q&A

발치된 부위는 초기에는 움푹 파인 형태이기 때문에 음식물이 끼고 많이 불편하실 수 있습니다. 발치 부위는 바닥부터 뼈와 살이 차면서 아주 서서히 치유됩니다. 식사 후 가볍게 물로 헹구면 낀 음식물이 잘 빠져나옵니다. 그러나 이쑤시개 같은 것을 사용하시면 주변 조직을 손상시킬 위험이 있어 좋지 않으며, 워터픽이라고 불리는 구강세정기를 사용하면 낀 음식물을 아주 유용하게 제거할 수 있습니다. 만약 발치한 부위에 음식물이 박혀서 잘 안 빠지고 통증이나 염증 증상이 있는 경우 인근 치과를 방문하면 쉽게 해결될 수 있습니다.

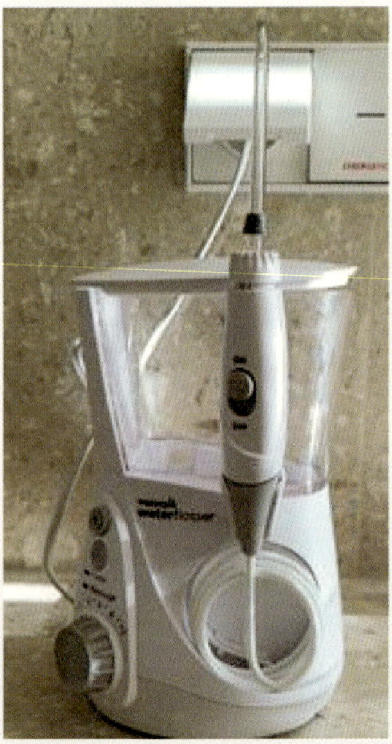

4-2. 워터픽.

Q6 사랑니가 안 아픈데 꼭 빼야 하나요?

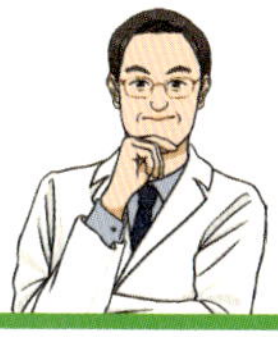

일반적으로 자각증상(주변에 음식이 많이 끼고 잇몸이 자주 붓거나 통증이 발생)이 있거나, 임상 및 방사선검사에서 주변 치아의 손상이나 병적 소견(충치, 치주질환, 치수염 등)이 관찰되는 경우에는 발치가 추천됩니다. 하지만 증상이 전혀 없고 뼈 속에 깊이 묻혀 있는 사랑니는 반드시 발치할 필요가 없지만 정기적인 검진을 받아야 합니다. 또한 의료진의 학술적 개념에 따라 발치에 대한 의견이 약간 다를 수 있기 때문에 충분히 상담한 후 발치 여부를 결정하시는 것이 좋습니다.

사랑니 발치가 꼭 필요한 경우는 다음과 같습니다.

1. 사랑니 자체에 질병(충치, 파절, 치수질환 등)이 있는 경우
2. 사랑니 주위 잇몸에 염증이 존재하는 경우
3. 잘못된 위치로 인해 대합치 혹은 주변 연조직(뺨, 혀 등)에 문제를 유발하는 경우
4. 인접한 치아(제2대구치)에 충치나 치주염을 유발하는 경우
5. 사랑니 주변에 낭종이나 종양과 같은 병변이 존재하는 경우
6. 교정치료를 위해 발치가 필요한 경우

치과의사와 발치 필요성, 남겨둘 경우의 문제, 발치 관련 합병증 등에 대해 충분히 상담한 후 환자 본인이 결정하셔야 합니다(치료 선택에 대한 환자의 자기결정권). 일단 발치가 필요한 상황에 대해 충분히 이해하고 환자분이 발치를 결정하였다면 가급적 빨리 발치하는 것이 좋습니다. 발치와 관련된 합병증은 연령과 밀접한 관련이 있습니다. 즉 젊은 나이에 발치할 경우 합병증 발생이 적고 치유도 잘되는 경향을 보입니다. 반면 환자의 나이가 많을수록 발치 난도가 상대적으로 더 높고, 골의 경화, 치근유착 등으로 인해 발치 도중 치아가 파절되는 빈도도 높으며, 수술 시간이 더 오래 소요되기도 합니다.

Q7 사랑니는 날 때 왜 아픈 건가요? 왜 사람마다 다르죠? 같은 사람이라도 부위에 따라 다른가요?

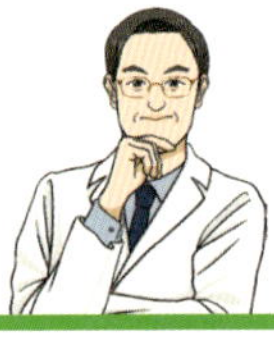

부위에 따라 다르다고 단정할 수 없지만, 뼈 속에 파묻힌 정도나 주변의 연조직 상태에 따라 다를 수 있습니다. 통증은 주변 연조직의 염증과 관련이 있는 경우가 가장 많습니다. 사랑니가 날 때 아픈 것이 아니고 사랑니가 맹출되는 과정에서 치아와 주변 연조직의 틈 사이로 음식물이 많이 끼고 이로 인해 염증이 유발되어 통증이 발생합니다.

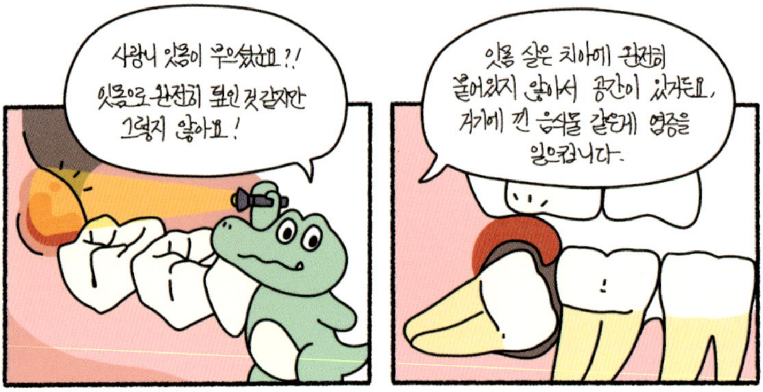
사랑니 잇몸이 부은 것 같아요?!
잇몸으로 완전히 덮인 것 같지만
그렇지 않아요!
잇몸 살은 치아에 완전히
붙어 있지 않아서 공간이 있거든요,
거기에 낀 음식물 같은 게 염증을
일으킵니다.

Q8 사랑니를 뽑으면 얼굴이 갸름해지나요?

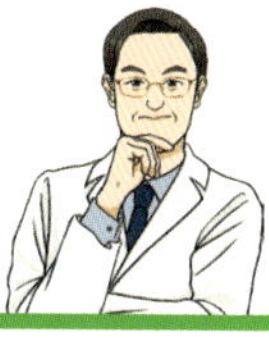

그렇지 않습니다. 특히 뼈 속에 묻혀 있는 사랑니를 발치하기 위해 주변 골조직을 삭제하는 경우가 많지만 이로 인해 얼굴이 갸름해지는 경우는 없습니다.

Q9 지난번에 발치했을 때는 치과의사가 발치하고 실로 꿰매주셨는데, 왜 선생님은 봉합하지 않으셨나요? 치아가 빠진 구멍이 훤히 보이고 음식물이 많이 끼어서 불편합니다.

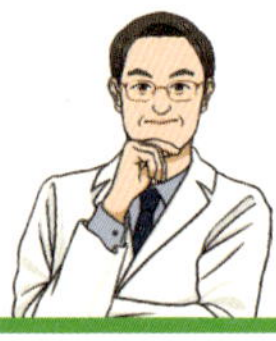

절개하여 발치한 경우라면 봉합을 하는 것이 좋습니다. 하지만 간단하고 쉽게 발치된 경우에는 봉합하지 않아도 잘 치유됩니다. 간혹 봉합사 주변으로 음식물 찌꺼기들이 껴서 염증을 유발하는 경우도 있기 때문에 철저한 구강위생관리가 중요하고 적절한 시기에 봉합사를 제거해야 합니다.

수술 부위 주변 점막의 움직임을 줄이고 출혈을 최소화할 목적으로 주위 점막을 당겨서 봉합하는 경우도 있지만 발치된 부위를 완전히 폐쇄할 목적으로 봉합하진 않습니다. 따라서 발치 부위 구멍이 보이는 것은 당연하며 발치 부위 상태에 따라 아주 크거나 작게 보일 수 있습니다. 발치 부위는 밑에서부터 새살과 뼈가 차면서 치유됩니다. 상방을 견고하게 봉합하여 치유되는 것이 아니니 치아가 빠진 구멍이 훤히 보이더라도 전혀 걱정하실 필요 없습니다.

물론 긴밀한 봉합이 필요한 경우도 있습니다. 하지만 봉합이 긴밀하게 될 경우 부종과 혈종이 심해질 수 있습니다. 술자에 따라서 이를 방지하기 위해 띠 모양의 드레인을 하루 정도 창상 내부에 삽입하여 유지시키는 방법을 사용하기도 합니다.

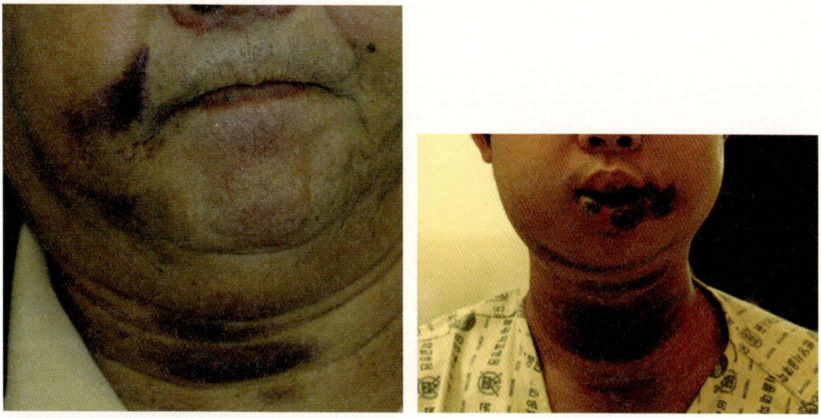

4-3. 부종과 혈종이 심해진 경우.

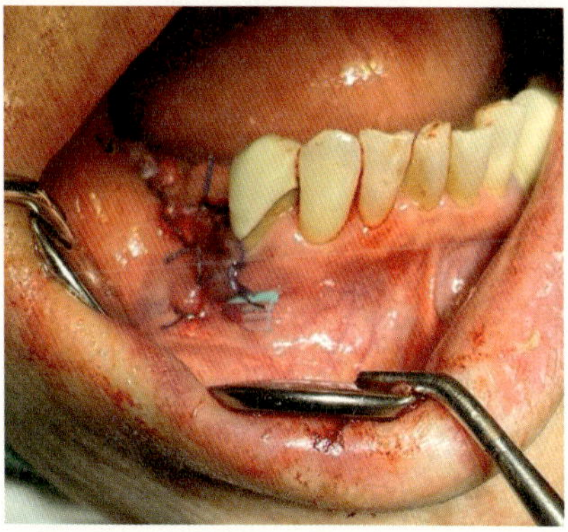

4-4. 창상 내부에 삽입된 드레인.

Q10 치과 수술 후 주의사항 중 앉아 있으라는 이유는 무엇인가요? 얼마 동안 그렇게 지내야 하나요?

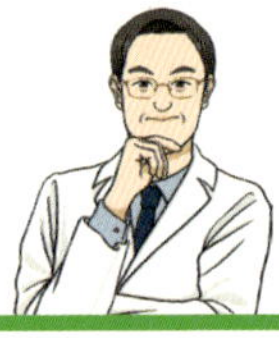

앉은 자세라기보다는 머리 부분을 심장보다 약간 높게 위치시킨 자세를 취하라는 표현이 더 적절합니다. 이런 자세는 심장보다 머리가 높게 유지되기 때문에 출혈을 줄이는 데 도움이 될 수 있습니다. 수술 당일에는 수면 시에도 머리를 약간 높인 상태로 유지하는 것이 출혈과 부종성 종창을 줄이는 데 도움이 됩니다. 반듯하게 누운 자세는 머리 쪽으로 일시적인 혈액순환이 증가하면서 출혈이 좀 더 심해질 수 있습니다. 특히 혈압이 높거나 심장질환이 있는 고령 환자들은 술후 출혈이 심한 경향을 보이기 때문에 각별한 주의가 필요하고, 술후 머리를 높게 유지하는 자세를 취하는 것이 좋습니다.

Q11 혀(또는 뺨)가 자주 씹혔었는데 언젠가부터 딱딱하게 뭔가 만져집니다. 암일 수도 있을까요?

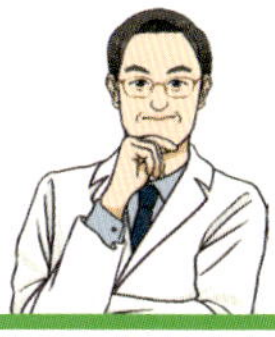

발치 및 구강악안면외과 수술 관련 Q&A

자극에 의한 양성 섬유종성 병소인 자극성섬유종일 가능성이 매우 높습니다. 하지만, 만성자극은 보다 심각한 병소로 발전될 가능성이 있으므로 감별이 필요합니다. 우선 인근 치과에 방문해서 확인하시고, 다른 질환이 의심되는 경우에는 상급병원에서 조직검사 등을 고려할 수 있습니다.

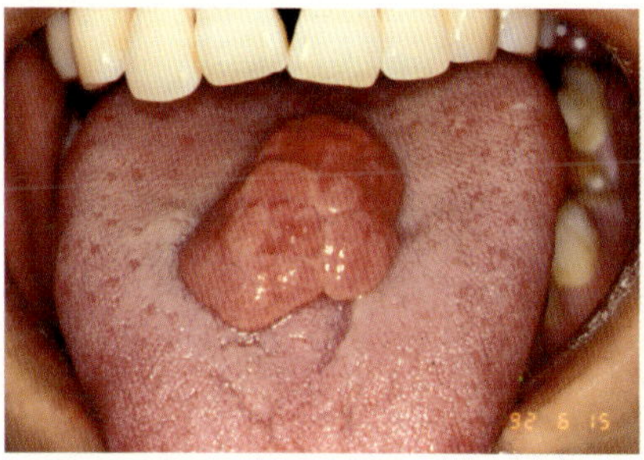

4-5. 혀에 발생한 종물.

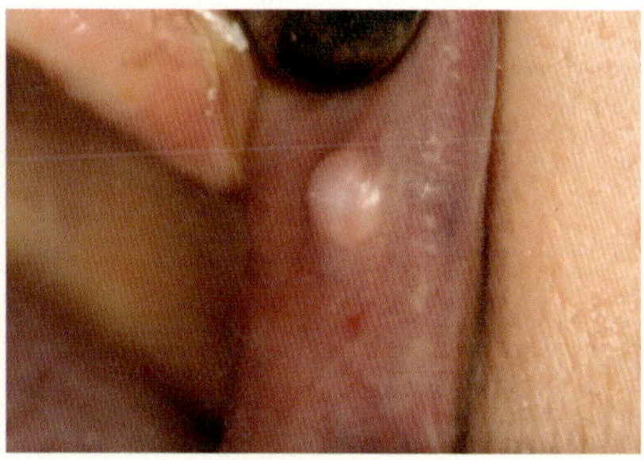

4-6. 입술 점막에 발생한 종물.

참고

병소가 이하선 개구부를 포함하고 있는 경우가 종종 있습니다. 이때, 병소 절제 후 개구부의 폐쇄 위험이 있으므로 주의해야 합니다. 물론 다른 부위에 발생된 섬유종도 제거 시 주변 조직의 손상이나 합병증 및 부작용 등에 대해 숙지하고 진행하시는 것이 좋습니다.

Q12 아래턱 혀 쪽에 불룩하게 튀어나온 것들이 있는데 조직검사 해봐야 하나요?

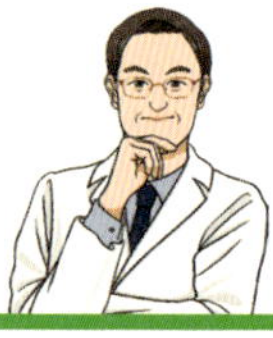

대부분 토루스라고 불리는 골융기성 병소 혹은 외골증일 가능성이 높습니다. 턱뼈에 가해지는 하중에 견디기 위해 골이 형성되는 반응성병소이거나 턱뼈의 리모델링 과정에서도 나타날 수 있습니다. 간혹 골종이나 골양골종 등의 양성종양이거나 드물게 악성종양일 수도 있지만, 치과검진을 받으시면 쉽게 진단될 수 있습니다. 특별한 처치는 필요 없고 주기적으로 경과를 관찰하는 것이 일반적입니다. 그러나 골융기 덩어리가 커서 몹시 걱정되거나 상방의 점막에 자극이 가해져서 궤양이나 염증이 자주 발생하는 경우, 간혹 무치악 환자들이 틀니 치료를 받을 때 골융기로 인해 방해받기 때문에 제거하는 경우도 종종 있습니다.

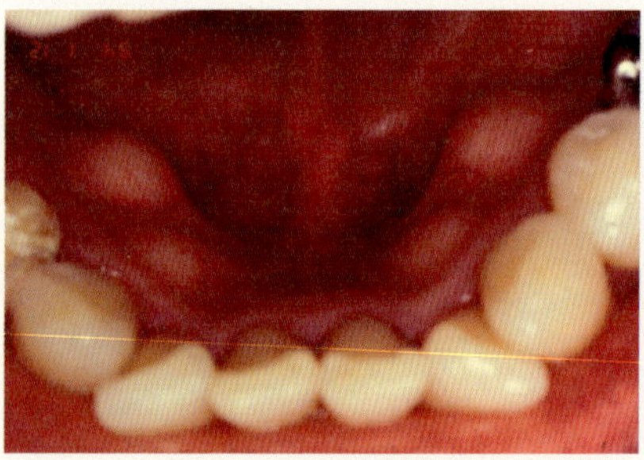

4-7. 하악 설측에 존재하는 골융기.

Q13 입안에서 하얗게 점막이 자주 벗겨져 나오는 것 같습니다. 안 좋은 건가요?

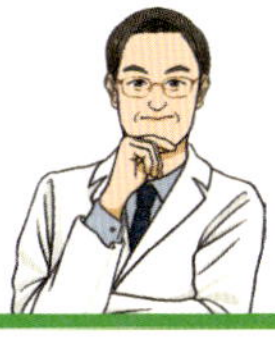

통증 등의 특별한 증상이 동반되지 않는다면, 구강건조증 등으로 인해 점막이 벗겨지는 것이 원인일 가능성이 있습니다. 그러나 다른 염증성질환이나 감염, 종양 등을 배제할 수 없기 때문에 치과에서 검진을 받는 것이 좋습니다. 특히 취침 시에 구호흡(코가 막혀 입으로 숨을 쉬게 되어, 입을 벌리고 취침하는 경우) 경향이 있다면, 이비인후과에서 진찰받을 것을 추천합니다. 고혈압치료제나 정신건강의학과에서 처방하는 다수의 약물들은 구강건조증을 유발할 수 있으므로, 복용하는 약물들을 잘 살펴볼 필요가 있습니다.

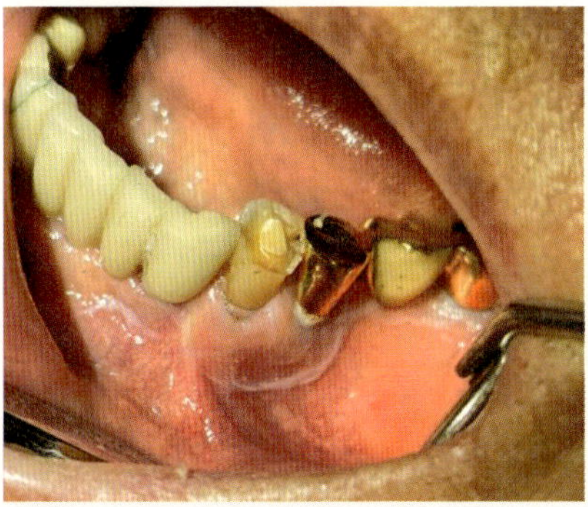

4-8. 고령자 혹은 면역기능이 저하된 환자들에서 구강점막이 벗겨지는 소견들이 자주 관찰된다.

Q14 아이가 자라면서 아래턱이 나오는 것 같아요. 친가 쪽이 그런 경향이 있는데 유전되는 것인가요? 교정을 하려면 언제부터 시작하는 것이 좋을까요?

❶ 아래턱 돌출은 가계력이 있으며, 유전적 영향에 의해 다양한 양상으로 나타날 수 있습니다. 그러나 단일 유전자가 아닌 여러 유전자에 의해 영향을 받는 것으로 알려져 있으나 아직까지 명확히 밝혀지지는 않았습니다. 이외에 아래턱 돌출은 아래턱을 습관적인 전방으로 내미는 행위, 편도선이 큰 경우, 혀의 위치와 같은 다양한 환경적 요인에 의해 영향을 받을 수 있습니다.

❷ 아래턱이 앞으로 나와 있고 위턱의 열성장(위턱이 뒤로 들어가 있음)이 동반된 경우, 전치부 또는 구치부의 반대교합, 아래턱이 전방 혹은 측방으로 변위되어 있는

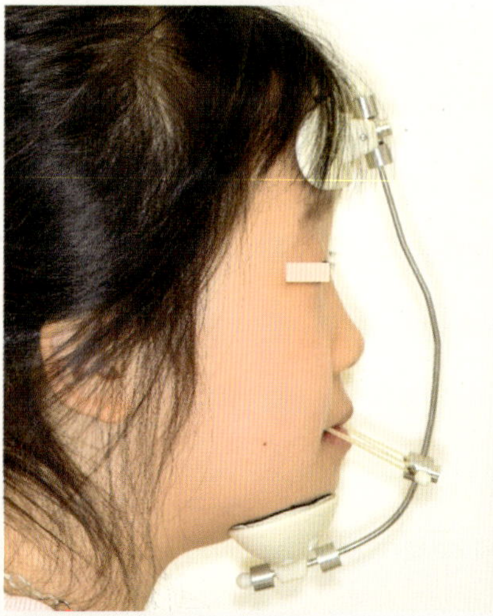
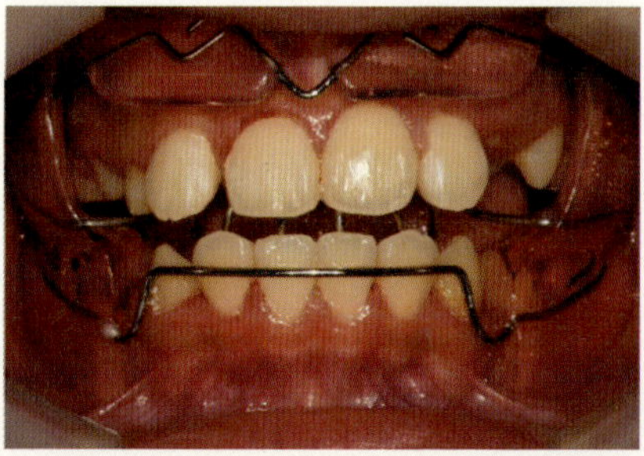

4-9. Facemask와 FR-III를 장착한 모습.

경우에 조기치료가 고려될 수 있습니다. 이때 페이스마스크(facemask)나 functional regulator III (FR III) 등의 여러 악정형 장치를 이용해 상악골의 전방 견인과 하악골의 시계 방향 회전에 의한 악골의 성장조절을 유도할 수 있습니다. 이러한 성장조절 치료의 적절한 시점은 대략 6–7세 전후, 영구 전치가 맹출하는 시점이며, 다만 반대교합과 III급 구치 관계, 상악골의 열성장, 안면 비대칭 등이 심하다면 보다 이른 유치열 시기에 치료를 고려할 수도 있습니다. 그러나 하악골의 성장에 따라 특히 최대성장가속기 동안에 아래턱 돌출, 반대교합과 비대칭이 심해질 수 있어서, 아래턱의 성장이 완료된 시점에 추가적인 교정치료 또는 수술이 동반된 교정치료가 필요할 수 있습니다.

Q15 다른 치과에서는 진정제 등을 사용하여 치과 외래에서 무통치료를 시행하는데 왜 이렇게 복잡한 방법을 권유하십니까? [MAC (monitored anesthetic care) 혹은 전신마취 당일입원 수술을 할 경우]

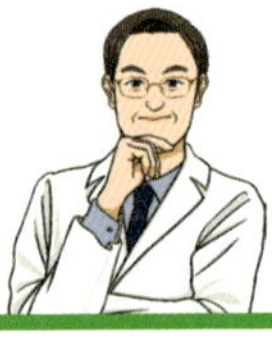

물론 추가적인 검사나 (당일)입원과 관련된 절차가 번거로우실 수 있습니다. 진정제를 사용하는 치과 외래 무통치료는 전신마취 등의 설비가 어려운 경우 고려할 수 있는 차선책이라고 볼 수도 있습니다. 전신마취는 마취통증의학과 전문의의 도움을 받아 진행할 수 있으며 보다 안전한 마취 관리가 가능하게 됩니다.

드물게 진정제 투여 후 응급상황이 발생할 경우 대처에 어려움이 있을 수 있습니다. 그러나 전신마취는 기도확보, 혈압조절 등이 용이하여 보다 안전한 진료를 받을 수 있습니다. 또한 안전한 전신마취의 발전 등에 힘입어 당일입원이라는 시스템이 정착되었습니다. 예전에는 수술 전날 입원하여 당일 금식 상태로 수술을 받고 회복 상태에 따라 입원 기간을 연장하게 되는 번거로움이 있었지만 당일입원은 오전에 입원하여 수술을 받고 안전하게 회복된 후 당일 퇴원하는 시스템입니다.

참고

수술을 위한 마취법은 환자의 연령과 신체 상태, 감염, 개구제한, 환자의 감정 상태, 치료 시간과 종류, 알레르기 등의 다양한 상황을 고려하여 결정하게 됩니다. 예를 들어 아주 어린 환자는 치료 중 협조가 잘 안되기 때문에 전신마취나 진정마취를 선택할 수 있습니다. 또한 개구제한 등으로 인해 입이 잘 안 벌어지는 경우와 치료 시간이 매우 오래 걸릴 경우에도 전신마취를 결정할 수 있습니다. 물론 환자의 요구사항과 시술자의 경험과 장비 등을 고려하여 충분히 상의한 후 결정하게 됩니다.

Q16 하악 마취 후 계속 턱이 저릿하고 마취가 덜 풀린 느낌이 들어요. 그 원인과 해결방법은 무엇인가요?

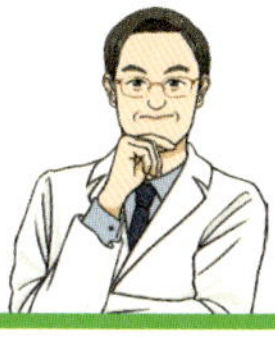

발치 및 구강악안면외과 수술 관련 Q&A

대부분 발치나 수술 후 발생하는 출혈, 수술 도중 사용되는 기구, 수술 시야를 확보하기 위해 조직을 당기는 과정에서의 힘이 주변의 신경을 간접적으로 압박하는 경우에 발생할 수 있습니다. 아주 드물게 국소마취 바늘이 신경을 직접 건드릴 수도 있으며 마취제가 신경에 화학적 자극을 가하면서 발생하기도 합니다. 이와 같은 합병증은 불가피한 것이며 치과의사가 신경을 눈으로 직접 확인할 수도 없고 방사선사진에서도 신경가지를 명확히 파악할 수 없기 때문에 예방은 거의 불가능합니다.

이와 같은 신경의 간접적 손상은 대부분 6주–6개월 정도의 시간이 지나면 자연스레 개선되는 경우가 많습니다. 그러나 아주 드물게 감각둔화가 지속될 수도 있습니다. 보통 회복되는 과정에서 '전기가 오는 것 같이 찌릿찌릿'하거나, '벌레가 기어가는 듯한 느낌'이 들거나 하는데, 이는 신경에 가해졌던 간접적인 압박이 풀어지는 과정으로 추정하고 있습니다.

수술 후 초기에는 수술(발치) 부위의 출혈과 부종성 종창을 줄이기 위해 냉찜질을 하지만, 3–4일 이후에는 온찜질을 통해 혈액순환을 개선시키면 창상치유와 감각둔화의 회복에 도움이 됩니다. 필요시 약물치료, 주사치료, 물리치료 등이 시행될 수 있습니다. 그러나 환자분께서 현재의 상태가 매우 걱정되거나 치료받은 치과의사의 설명을 신뢰하지 못하는 경우, 또는 증상이 전혀 호전되지 않고 지속되는 경우엔 상급의료기관으로 의뢰하여 세밀한 검사 및 치료를 받을 수 있도록 조치해 드릴 수 있습니다.

참고

스테로이드 복용은 초기 1주간 복용이 도움이 되며, 반드시 위장관 보호제와 함께 복용해야 합니다[프레드니솔론 5 mg, 6T bid, 메틸프레드니솔론 4 mg, 3T bid을 고용량으로 복용하며, 위궤양의 예방요법으로 제산제(파모티딘, 라니티딘 등), 위산분비억제제(란소프

라졸, 에소메프라졸 등)를 병용할 수 있습니다]. 비타민 B군(특히 B1, B6, B12) 복용이 신경재생 등에 도움이 되므로, 복용 중인 비타민이 있다면 더욱 적극적으로 복용하시고 필요하면 치과의사가 처방해드릴 수 있습니다. 통증이 동반되는 경우에는 다양한 약제를 고려할 수 있습니다. 대표적으로 신경병성 통증에 사용되는 가바펜틴이나 프레가발린, 삼차신경통에 사용하는 카바마제핀, 삼환항우울제로 알려져 있는 아미트리프틸린, 노트리프틸린 등을 고려할 수 있습니다.

물리치료나 약물치료에도 신경손상이 회복되지 않으면 스테로이드, 성장인자와 같은 약물의 주사치료, 신경에 가해지는 압박을 해소하기 위한 감압술과 같은 외과적 치료를 고려할 수 있습니다. 만약 외상성신경종이 원인이라면 절제하고 미세현미경 수술을 통해 재문합하거나 신경이식술을 시행하는 경우도 있지만 극히 드뭅니다(김영균 & 김일형; 2021).

Q17 양악수술을 하면 뼈를 한번 잘랐다 붙이는데, 뼈에 포함되어 있던 치아들에 문제가 생기지 않나요?

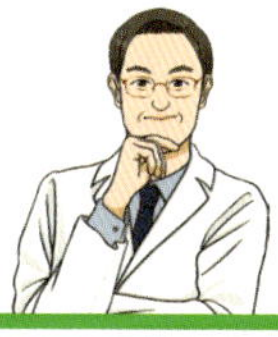

발치 및 구강악안면외과 수술 관련 Q&A

맞습니다. 특히 상악골에서 중요하며, 분절골절단술(악골의 일부분만 절단하는 수술의 일종)의 경우에 각별한 주의를 요합니다. 상악 치아들의 감각과 생활력은 상악골의 측벽과 후벽의 안쪽을 주행하는 신경들[안와하신경(infraorbital nerves)과 상치조신경(superior alveolar nerves)]에 의해 이루어집니다. 따라서 상악골절단술을 시행한 후 상악 치아들을 지배하는 신경과 혈류 공급이 일시적으로 차단될 수 있습니다. 그러나 시간이 경과하면서 서서히 회복되며 일반적으로 18개월에서 2년 후에 거의 정상으로 회복된다고 보고되고 있습니다(El Deeb M, et al; 1989, Gulabivala K & Naini FB; 2014).

참고

골절단선은 합병증을 피하기 위해 치근단에서 최소 4–5 mm 이상 떨어져야 합니다. 치아에 너무 가깝게 골절단술이 시행될 경우 혈액과 신경 공급이 차단되면서 치은퇴축, 치아생활력 상실, 치주질환 등이 발생할 수 있습니다. 그러나 숙련된 구강악안면외과 전문의가 수술할 때 문제가 발생하는 경우는 극히 드뭅니다.

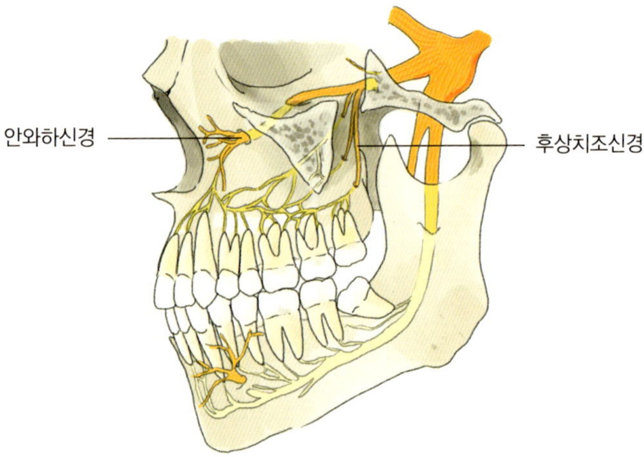

4-10. 안와하신경(infraorbital nerves)과 상치조신경(superior alveolar nerves).

Q18 수술 후 감염이 발생하였는데 언제 배농수술을 해야 하나요? 약처방만 하면 안 될까요?

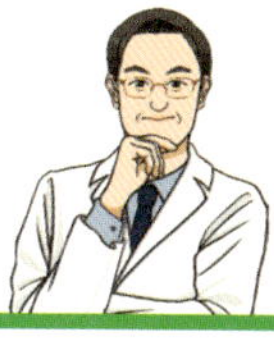

과거에 농이 형성되지 않은 급성 감염은 절개배농술의 금기증이라고 권고한 적이 있었지만 이제는 받아들여지지 않는 이론입니다. 감염이 의심되면 우선 경험적 항생제를 투여합니다. 치과의사들이 많이 사용하는 Amoxicillin/clavuronic acid, cephalosporin 계열 항생제를 우선적으로 처방합니다. 만약 페니실린 계열 항생제에 알레르기가 있는 환자에게는 clindamycin이나 quinolone 계열 항생제를 처방하기도 합니다. 절개배농술은 빨리 시행할수록 좋습니다. 농이 잘 형성되어 있는 감염은 고민하지 않고 절개배농술을 시행하여 치료하지만 급성 감염의 경우에는 꺼려질 것입니다. 그러나 봉와직염(cellulitis)과 같은 급성 감염의 경우에도 신속히 절개배농술을 시행하면 압력을 감소시켜서 통증을 완화시키고 감염이 주변 조직으로 확산되는 것을 방지할 수 있습니다(📷 4-11).

감염인지 수술 후 부종성 종창이나 혈종이 지속되는 것인지 감별하기 어려운 경우에도 절개배농술을 시도해 보면 정확히 진단할 수 있습니다. 절개 부위를 통해 농이 배출되면 배농관(rubber 혹은 silastic 재질의 배농관만 사용해야 함)을 삽입한 후 봉

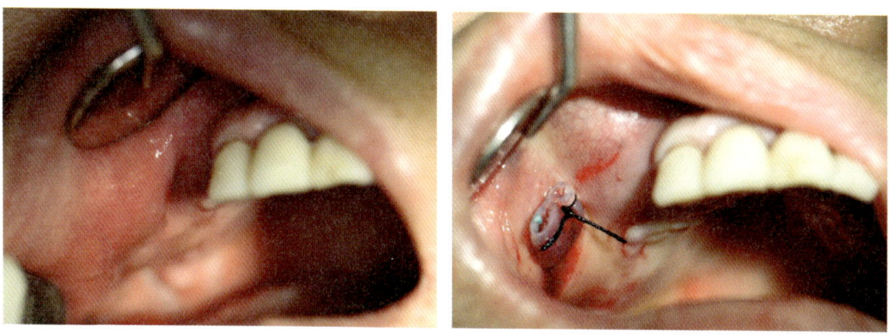

📷 **4-11. 임플란트 수술 후 발생한 우측 협점막 종창.** 절개한 결과 내부에서 농이 배출되었으며 배농관을 삽입하여 고정하고 항생제를 처방하여 치료하였다.

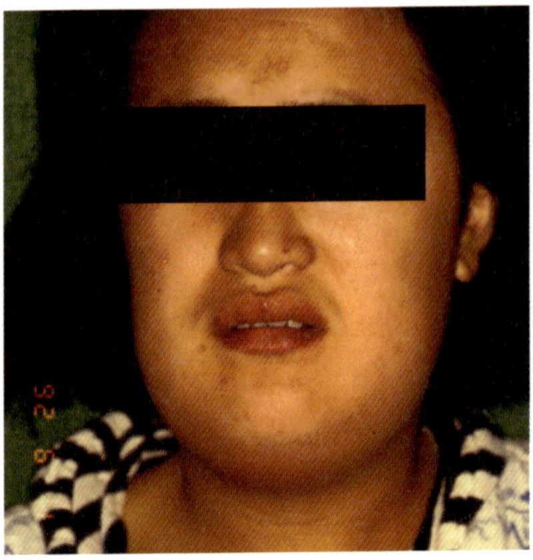

4-12. 25세 여자 환자에서 발생한 Ludwig's angina. 농이 형성되지 않았더라도 신속히 절개배농술을 시행하여 감염의 확산을 억제해야 한다.

합하여 고정하고 매일 감염 부위 세척과 소독을 시행하면서 항생제를 처방하면 됩니다. 절개 부위에서 농이 나오지 않으면 부종성 종창, 혈종이거나 급성 감염일 수 있습니다. 농이 배출되지 않더라도 종창 부위 압력을 감소시킴으로써 통증이 완화되고 감염의 확산을 억제하는 부가적인 효과를 얻을 수도 있습니다. 감염은 조기에 진단하여 절개배농술을 시행하고 항생제를 적절히 처방하면 쉽게 해결할 수 있습니다(김영균 등; 2023).

이럴 때는?

58세 남자 환자에서 충치가 심한 우측 상악 제1대구치를 발치하였는데 4일 후부터 누런 콧물이 나면서 악취 나는 액체가 목으로 넘어가고 우측 뺨 부위 통증을 호소하고 있습니다. 발치는 5분 이내에 마무리되었고 발치 후 3일간 항생제도 처방했습니다. 어떤 문제가 생긴 건가요?

상악동염(축농증)이 의심됩니다. 상악동염은 이비인후과 원인(자연공 폐쇄, 비중격 만곡, 상악동점막 비후, 상악동내 폴립 등)과 치과 원인(치근단 농양, 치주염, 골수염 등이 상악동으로 확산됨)으로 인해 발생할 수 있습니다.

본 증례에서는 일단 원인을 찾아내는 것이 중요합니다. 초진 시 상악동에 대한 평가가 잘 이루어졌는지 여부가 매우 중요합니다. 상악 구치부에 대한 근관치료, 발치, 치주염 수술, 임플란트 수술, 골이식술 등이 시행될 경우 사전에 의과병력(이비인후과 치료 병력, 알레르기성 비염, 감기가 잘 걸리는 경향 등)과 임상증상들을 상세히 파악해야 합니다. 또한 파노라마 및 Water's view와 같은 방사선 촬영과 함께 상악동 전체가 잘 나올 수 있는 CT를 촬영해야 합니다. 물론 CT 촬영이 보험에서 삭감되는 경우가 많기 때문에 어려움이 있을 것이지만 상악동염이 의심된다면 환자에게 설명하고 반드시 촬영해야 합니다. 치과에 내원하는 환자들 중 상당수의 환자들이 무증상의 상악동염을 보유하고 있다는 연구결과들도 보고된 바 있습니다. 방사선 사진에서는 자연공의 폐쇄 유무와 비중격, 상악동점막의 상태를 상세히 판독해야 하며, 이상 소견이 발견되면 환자에게 설명하고 치과수술 전에 이비인후과 협진을 시행하는 것이 의료분쟁을 예방하는 측면에서 매우 중요합니다. 최근 이비인후과 원인으로 인해 무증상의 상악동염이 존재하는 상태였지만 치과의사들이 발견하지 못하고 치과치료를 시행한 후 상악동염 증상이 발생하는 경우가 증가하고 있습니다. 당연히 환자들은 사전 설명을 듣지 못했기 때문에 치과치료 잘못으로 인해 발생한 것으로 믿을 수밖에 없습니다(4-13).

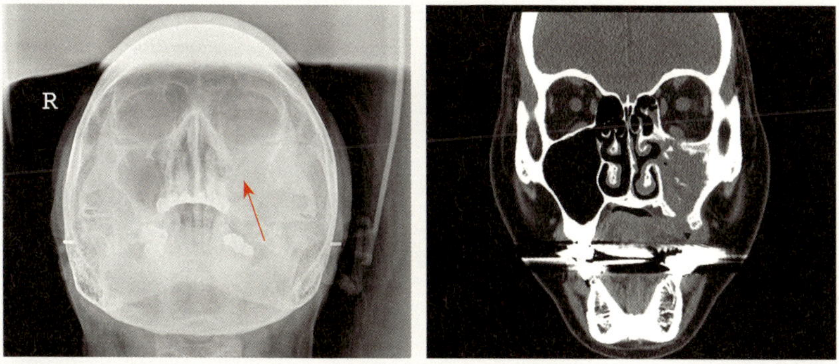

4-13. **진균성 비부비동염의 방사선학적 소견.** 좌측 상악동의 경계가 불명확하고 골벽의 파괴 소견이 관찰되며 상악동 전체가 방사선불투과상을 보이고 있다. 무증상이더라도 악성 종양 혹은 곰팡이 감염 등과 같은 상악동의 파괴적 질환을 의심하고 CT 혹은 MRI와 같은 정밀검사를 시행해야 한다.

상악동염이 발생하였다면 다음 사항들을 꼭 숙지하고 진료에 임해야 합니다. 감염의 치료원칙에 입각해서 항생제 치료와 조기 절개배농술을 시행하면 잘 치유될 수도 있지만 감염이 조절되지 않고 지속된다면 구강악안면외과 전문의에게 진료를 의뢰하실 것을 추천드립니다. 물론 이비인후과 전문의에게 진료를 의뢰해도 무방하지만 치과적 원인으로 인한 치성 상악동염은 구강악안면외과전문의들이 아주 쉽게 해결할 수 있습니다. 그리고 이비인후과 진료가 필요하더라도 구강악안면외과 전문의와 협진을 시행하는 것이 가장 좋은 치료결과를 얻을 수 있는 방법입니다.

참고 상악동염의 증상 및 진단

1. 콧물 혹은 농배출
2. 두통
3. 고개를 숙일 때 압박감
4. 코 외측을 누를 때 압통
5. 발열
6. 안구 이상 증상
7. 호흡의 어려움 및 불편감
8. 구강-상악동 누공(oroantral fistula)
9. 만성의 경우엔 삼출물이 적고 임상 증상이 없을 수도 있다. 그러나 점막이 더욱 증식하면서 두꺼워지고 상피의 metaplasia 및 polypoid masses이 형성
10. Water's view와 같은 일반 방사선 사진과 CT에서 상악동의 방사선불투과상 증가, 점막비후, air-fluid level, 자연공의 폐쇄 등의 소견들이 관찰된다(사진 4-14).

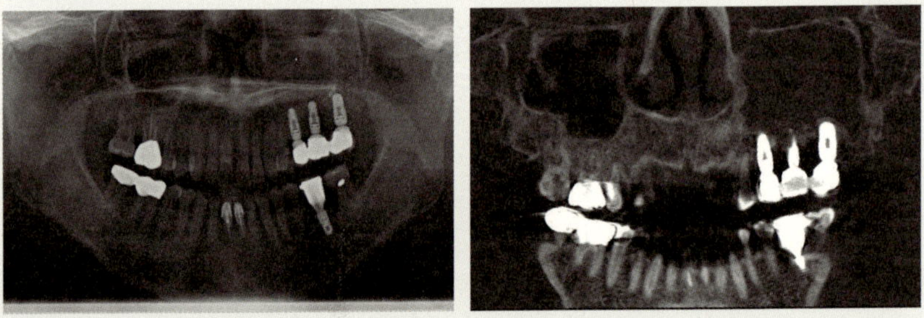

사진 4-14. 68세 여자 환자에서 임플란트주위염으로 인해 발생한 좌측 상악동염.

참고 상악동염의 치료

1. 급성 상악동염(acute maxillary sinusitis)

약물치료: 항생제, 비충혈억제제(nasal decongestant)

절개배농술(사진 4-15)

상악동세척술

2. 만성 상악동염(chronic maxillary sinusitis)

급성 상악동염과 유사한 약물 치료 지속

수술적 치료: 정상 섬모기능 회복 및 부비동 청소능력 회복을 위한 목적으로 시행되며 기능적 내시경부비동 수술과 상악동 전벽 접근법을 통한 수술이 있다(4-16, 17).

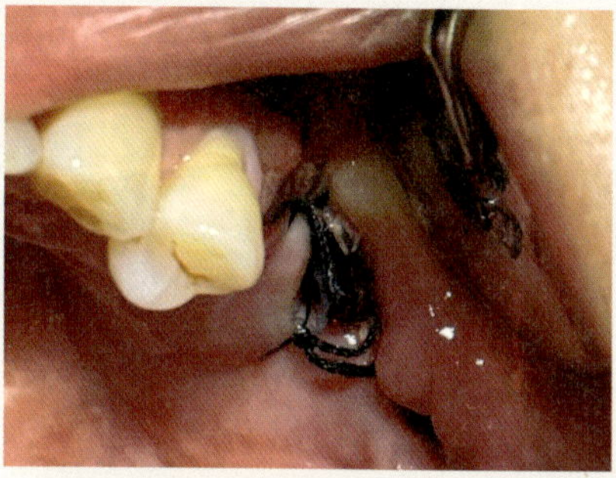

4-15. 절개하여 상악동 내 농을 배출시킨 후 Silastic drain을 상악동 내로 삽입하고 봉합사로 고정한 모습.

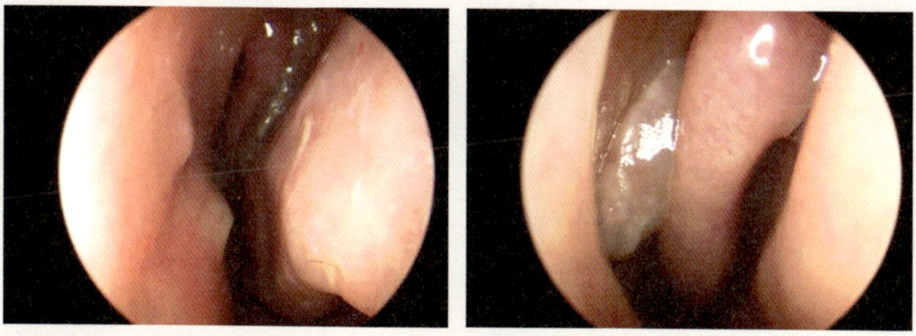

4-16. 이비인후과에서 기능적내시경부비동수술을 시행하는 모습.

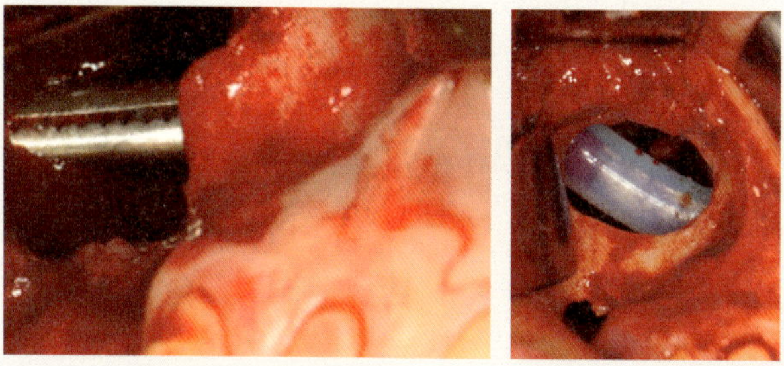

4-17. 상악동 내 다량의 고름과 염증성 조직들의 존재가 확인되면 비상악동절개술을 시행하고 상악동 내에 골이식술을 시행하지 않는다. 수술 후 이 부위를 통해 배농과 불순물들이 빠져나올 수 있도록 Foley catheter를 삽입하여 코로 빼놓기도 한다.

Q19 발치한 부위가 아물지 않아요. 무슨 문제가 생긴 것인가요?

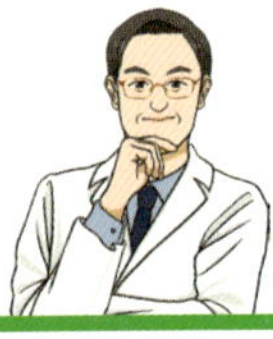

발치 후 피가 차면서 응고되고 육아조직으로 변하면서 하방으로부터 뼈가 차오르게 됩니다. 보통 1개월 정도면 발치한 부위가 점막으로 덮이긴 하지만 움푹 파인 상태가 일정 기간 지속됩니다. 따라서 발치한 부위에 음식물이 끼기 때문에 식사 후 양치를 잘해야 합니다. 일반적으로 6개월 정도 기간이 지나면 발치한 부위가 거의 자기 뼈로 채워진다고 알려져 있습니다.

그러나 이와 같은 정상적인 치유가 이루어지지 않고 발치 부위의 뼈가 계속 노출되어 있거나 주변 잇몸조직의 상태가 불량하고 계속 출혈과 통증이 지속되는 경우엔 다음과 같은 문제가 있을 수 있으니 정밀검사를 통한 감별진단과 적절한 치료가 필요합니다.

1. 약물 관련 골괴사증(Medication-related Osteonecrosis of Jaw: MRONJ)

골다공증 치료 약물이나 항암제, 스테로이드 등의 약물을 장기간 투여 받고 있는지 살펴봐야 합니다(4-18).

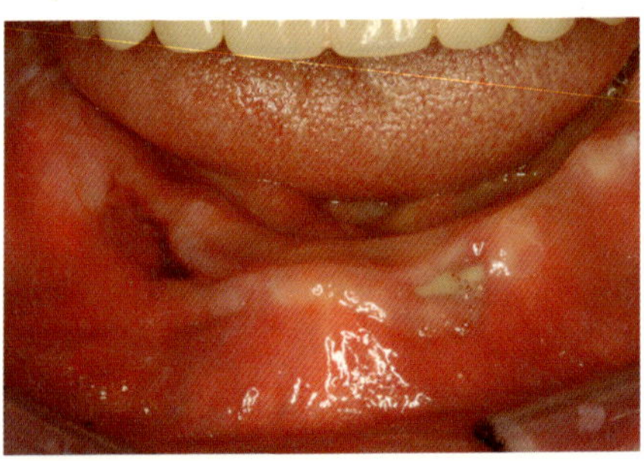

4-18. 63세 여자 환자에서 발생한 MRONJ. #33, 43 부위 발치 후 6주 경과한 소견으로서 발치창이 치유되지 않고 노출되어 있으며 감염이 동반되어 농이 배출되는 상태였다.

2. 악성종양(malignant tumor)

주변 연조직의 궤양 및 출혈이 지속되고 방사선 사진에서 주변 골파괴 소견이 관찰되면 악성종양을 의심하고 CT 촬영, 조직검사 등을 시행해야 한다(📷 4-19).

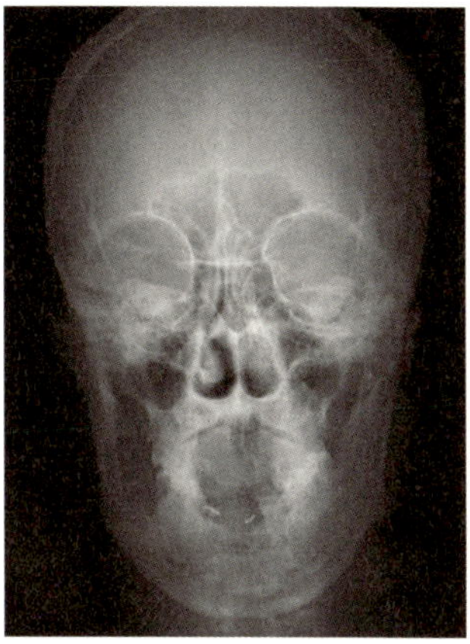

📷 4-19. 42세 남자 환자의 우측 하악골에 발생한 편평상피세포암. 치과의원에서 #48 매복치 발치 후 2개월간 통증과 염증이 지속되었으며 발치창은 치유되지 않고 노출된 상태였다. 골수염을 의심하고 치료하던 도중 편평상피세포암으로 확진되었다.

3. 골수염(osteomyelitis)

면역기능 저하로 인해 창상 치유가 지연되면서 골수염이 발생할 수 있다(📷 4-20).

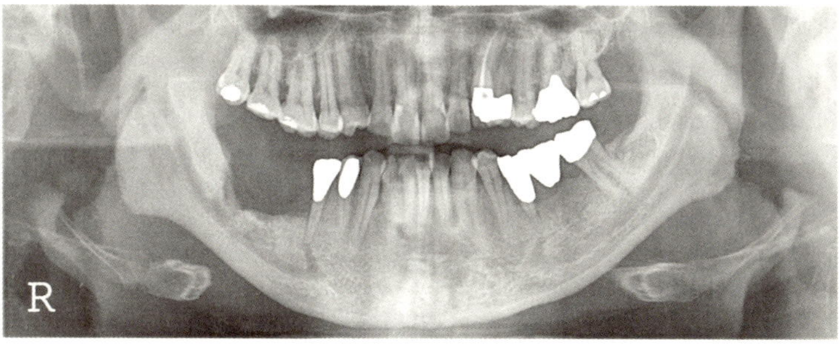

📷 4-20. 45세 남자 환자에서 하악 우측 구치부 발치 후 발생한 골수염.

Q20 혀유착증으로 인해 혀 움직임이 부자연스럽고 발음이 잘 안 됩니다. 설소대절제술을 받으면 발음이 정상으로 돌아오나요?

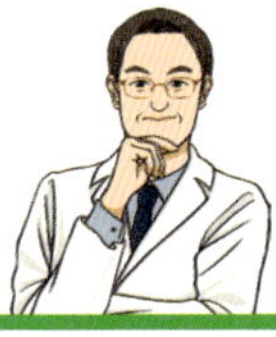

혀유착증이 발음에 부정적인 영향을 미칠 수는 있지만 직접적인 원인은 아닙니다. 당연히 유착된 설소대를 절제하여 혀의 움직임이 잘 이루어지도록 하면 발음이 약간 개선될 수 있습니다. 그러나 더 중요한 것은 수술 후 발음교정을 위한 재활치료입니다. 아래와 같은 혀 운동법을 잘 숙지하고 연습하십시오. 하루에 200번 정도 합니다. 훈련 기간은 3개월 내지 6개월간 시행하고 병원에는 1개월 간격으로 내원하여 경과를 관찰합니다.

❶ 입을 최대로 벌린 후 혀끝을 입천장 전방 부위에 닿게 하고 이 상태에서 혀끝을 후방 연구개 부위로 이동시키면서 입을 다물고 침을 삼킵니다.

❷ 엄지와 검지로 아랫입술 좌우 측을 잡아 휘파람 소리를 낼 때처럼 하고 숨을 들이마십니다.

❸ 입을 적당히 벌리고 입천장을 혀로 힘껏 치면서 "딱" 소리를 냅니다.

❹ 혀를 최대한 전방으로 끄집어낸 후 상하 좌우로 움직이십시오.

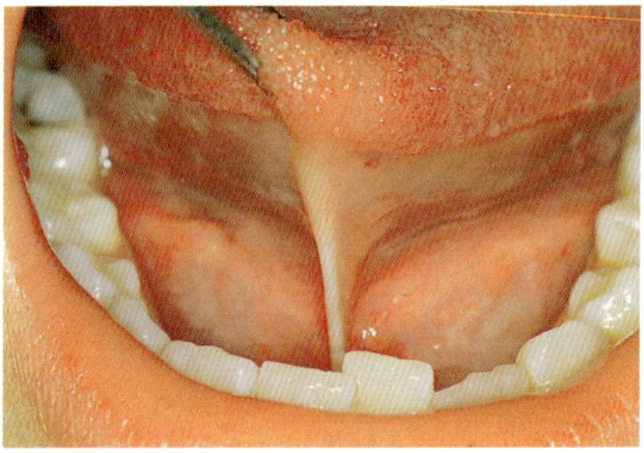

4-21. 설소대가 혀 끝과 붙어 있으면서 혀 움직임에 지장을 초래한다.

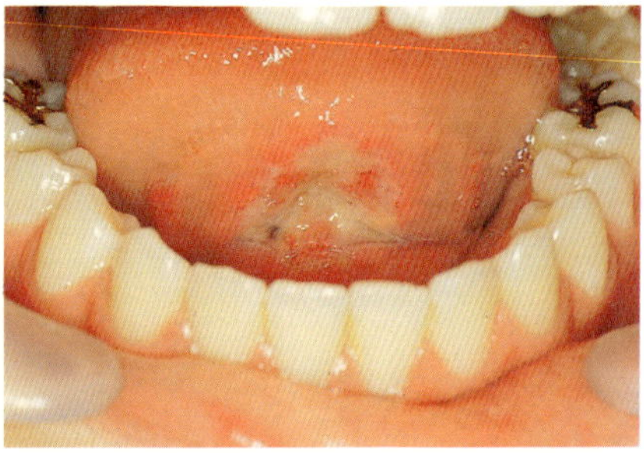

4-22. 설소대절제술 2주 후 모습. 술 후 적극적인 혀 운동을 시행하면 혀 움직임과 발음 개선에 큰 도움을 줄 수 있다.

Q21 발치 후 치근이 남았어요. 반드시 빼야 하나요?

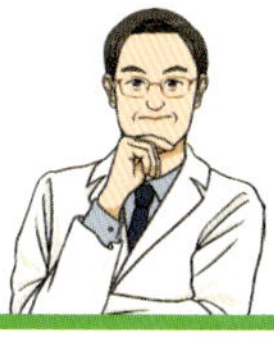

발치 및 구강악안면외과 수술 관련 Q&A

상황에 따라 다릅니다. 가령 남아 있는 치근의 양이 많거나 치근 주변에 병소(감염, 종양 등)가 존재할 경우엔 반드시 제거해야 합니다. 그러나 아주 작은 크기의 치근이 남아있고 주변에 병소도 존재하지 않는 경우엔 그대로 남겨둬도 무방합니다. 건전한 치근은 남아있다고 해서 전혀 문제가 되지 않습니다. 오히려 무리하게 치근을 제거하려고 시도하다가 치근을 상악동, 하악관 혹은 주변의 조직 간극(tissue space)으로 밀어 넣는 합병증을 유발할 수도 있습니다(4-23).

완전 무치악 환자들에서 틀니의 유지력을 향상시키기 위해 건전한 치근을 의도적으로 남겨두는 경우도 있으며 상악 전치부에서 발치 후 즉시 임플란트를 식립할 때 순측 치조골을 보존할 목적으로 건전한 치근의 일부를 순측에 남겨둔 상태에서 임플란트를 식립하는 술식들도 소개되고 있습니다(4-24). 사랑니가 깊게 매복되어 있거나 과백악질증(Hypercementosis), 치아유착증(ankyloses)을 보이는 경우엔 의도적으로 건전한 치근을 남겨두고 치관 부분만 제거하는 의도적치관절제술(intentional partial odontectomy)이라는 술식들도 임상에서 적용되고 있습니다(4-25).

치근을 무리하게 제거함으로 인해 발생하는 합병증(신경손상, 치아 전위 등)과 남겨둠으로 인해 발생하는 합병증(감염 위험성 등)을 잘 평가한 후 결정해야 하며 치근을 남겨둘 경우엔 환자에게 그 이유를 상세히 설명하고 동의를 받은 후 시술할 것을 추천합니다.

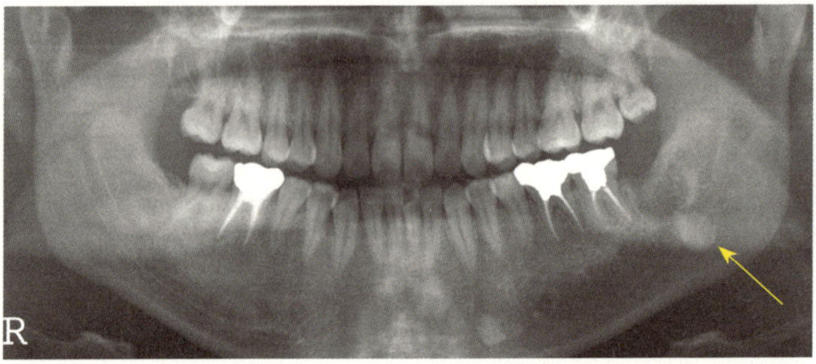

4-23. 30세 남자 환자의 초진 시 파노라마 방사선 사진. 치과의원에서 #38 발치 도중 치근이 파절되면서 악하간극으로 전위된 소견을 보이고 있다(화살표).

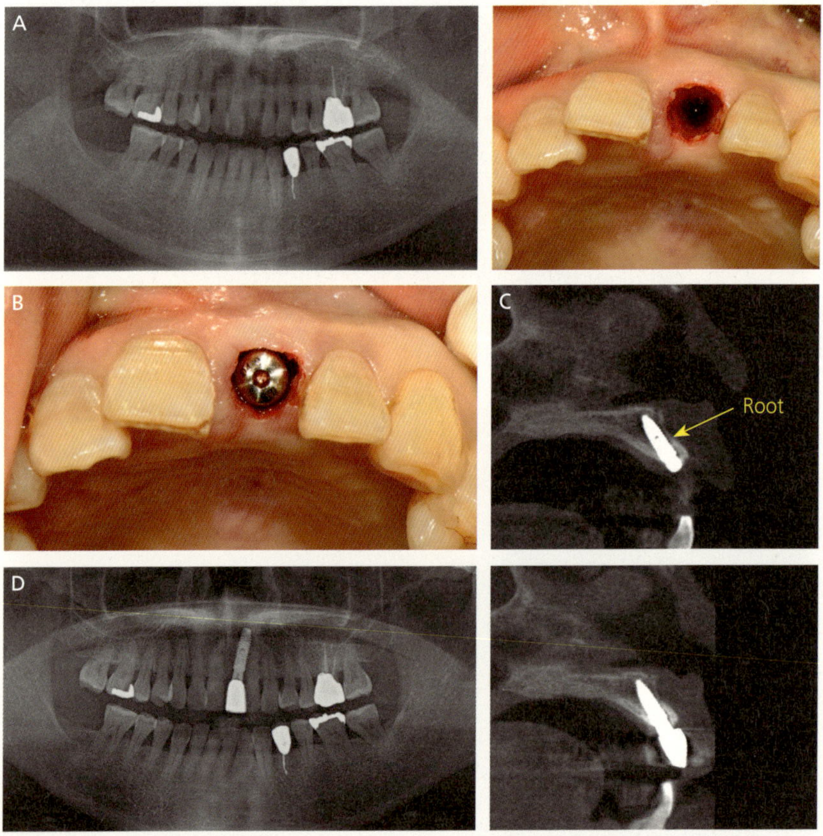

4-24. 61세 여자 환자에서 #21 발치 후 즉시 임플란트를 식립하면서 socket shield technique을 적용한 증례. A: 술전 파노라마 방사선 사진과 의도적으로 #21 순측 치근을 남겨 둔 상태로 발치한 모습 B: 구개측에 치우치도록 임플란트를 식립 C: 임플란트 식립 후 CBCT D: 상부 보철물 장착 1년 4개월 후 방사선 사진 및 CBCT. 수측 치조골의 외형이 잘 유지되고 있는 것을 볼 수 있다.

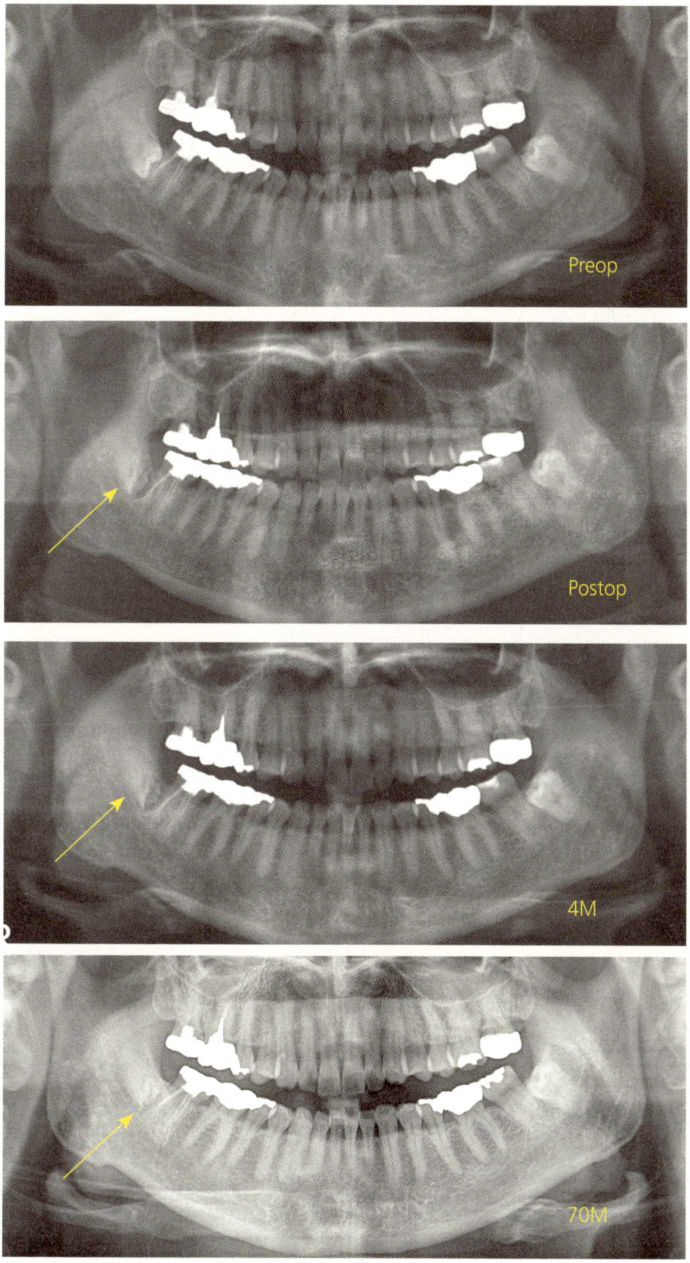

4-25. 47세 남자 환자에서 하악 우측 매복지치의 치근을 의도적으로 남겨둔 상태에서 치관 부위만 제거한 증례. 치근이 골유착되어 있으면서 하악관과 근접한 상태이기 때문에 무리하게 발치할 경우 신경손상 위험성이 매우 컸던 증례이다.

Q22 치아를 한번에 여러 개 빼도 되나요?

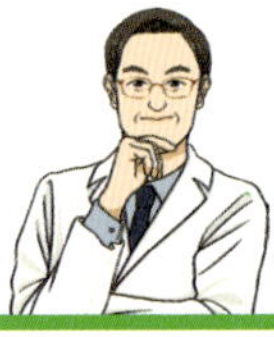

치아를 1개 빼거나 10개 빼거나 치유되는 측면에서 큰 차이는 없습니다. 즉 발치 후 출혈, 국소마취와 관련된 합병증, 발치 후 감염 등과 같은 합병증은 발치하는 치아들의 개수와 상관이 없습니다. 아주 간단하게 치아 1개를 발치하더라도 합병증이 발생할 환자들은 발생하게 되어있습니다.

그러나 환자가 많은 치아를 뺄 때 느끼는 정신적 상실감과 공포감은 클 수밖에 없습니다. 환자와 잘 상담한 후 결정하시면 됩니다. 즉 공포감이 많고 지나치게 걱정하는 환자들은 여러 차례 나누어서 발치하는 것이 좋습니다. 그러나 치과치료를 잘 견디거나 사회활동이 활발하여 치과에 자주 내원할 수 없는 환자들은 한 번에 발치를 시행하는 것이 더 좋습니다(📷 4-26).

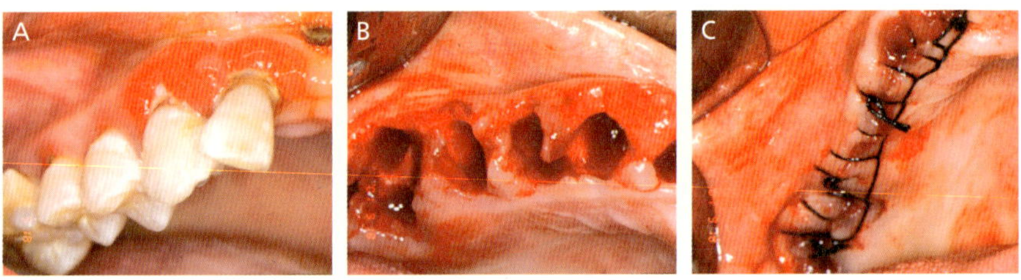

📷 **4-26.** 상악 우측 치아들 5개를 발치한 증례.

Q23 사랑니 주변에 물혹이 있다고 합니다. 그런데 아프지도 않고 전혀 증상이 없습니다. 반드시 사랑니를 빼면서 물혹 제거 수술을 해야 하나요?

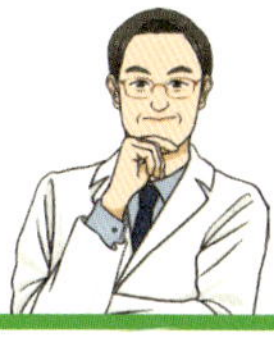

병소의 크기, 계속 확장되고 있는지 여부, 통증 및 감염과 같은 임상 증상, 인접치들에 나쁜 영향(충치, 치주염 등) 미치는지 등을 평가한 후 결정하게 됩니다. 임상증상들이 전혀 없고 병소의 크기도 작고 정체 상태에 있다면 6–12개월 간격으로 체크(임상 및 방사선 검사) 받으면서 경과를 관찰합니다. 그러나 현재 상태에 대해 환자에게 상세히 설명하고 상의해서 결정해야 합니다(4-27).

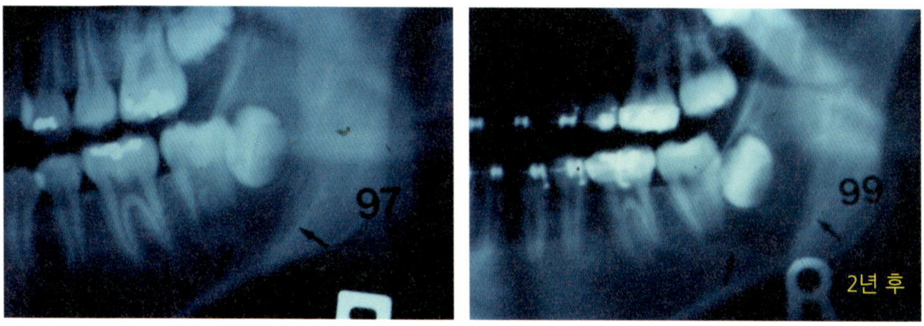

4-27. #38 매복지치 주변의 방사선투과성 병소가 관찰되지만 증상이 없는 상태여서 발치하지 않고 경과를 관찰한 증례.

Q24 임신 중인 환자가 치아 주위 감염이 매우 심해서 발치 및 배농술과 항생제 치료를 받아야 하는 상황입니다. 환자가 치료를 거부할 때는 어떻게 설명해야 하나요?

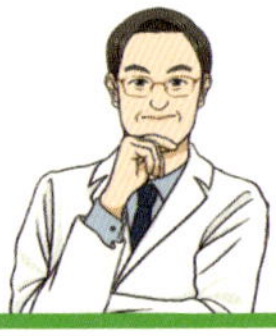

임신 초기에 심한 치주염을 앓은 여성일 경우 임신중독증인 자간전증(gestational toxicosis) 위험이 높아진다는 연구결과가 보고된 바 있습니다. 자간전증이란 임신 중 혈압이 상승하면서 단백뇨와 부종이 수반되는 증상으로서 방치할 경우 치명적인 결과를 초래할 수도 있습니다. 발생 기전은 치주염 세균이 태반이나 자궁의 혈관으로 이동해 손상을 일으킬 가능성을 추정할 수 있습니다. 임신 환자들의 구강 합병증은 임신성 치은염이나 종양과 같은 치주질환, 치아의 동요도 증가가 나타날 수 있습니다(김병국 등, 2002)

치과치료 전 임신 여부에 대한 문진이 필요하지만 직접 구두로 질문하는 것이 곤란한 경우가 많기 때문에 주로 설문지를 많이 사용합니다. 임신이 확인된 임산부의 전신 증상, 투약 및 치과치료와의 관련성에 대해 숙지하고 있어야 하며 임산부 진료 시 설명 및 동의의 의무를 철저히 준수해야 합니다(김영균 등, 2010, 여환호 등, 1996. Turner M & Aziz SR, 2002.).

임신 기간 중에는 통상적인 치과치료뿐만 아니라 모든 일상생활에서의 행동, 스트레스 등도 태아에 영향을 미칠 수 있습니다. 그러나 치과진료 기간 중에 산모 또는 태아에 어떠한 문제점이 발생된다면 환자는 그 원인이 치과진료와 연관이 있다고 생각하는 경우가 대부분이므로 항상 모든 진료 행위에 주의를 기울여야 하고 환자 및 보호자와의 상담 및 동의 하에 검사 및 진료 행위가 이루어져야 합니다.

참고 다음과 같은 원칙을 준수하고 치과치료에 임할 것을 권고 합니다(김영균 등; 2015).

1. 모든 통상적인 치과치료는 연기한다.
2. 임신 1기, 3기에는 응급 치과치료만 시행한다.
3. 임신 2기(중기)에는 광범위하고 복잡한 외과적 시술을 제외한 일반적인 치과치료는 가능하다.
4. 응급 상황을 제외하고 방사선 촬영을 하지 않는다. 부득이 촬영이 필요한 경우에는 납차폐막 보호대를 반드시 착용해야 한다.
5. 응급처치가 필요한 경우(치성 감염이 경부 또는 두개강 쪽으로 급속히 파급되는 경우 등)는 주저하지 말고 필요한 처치를 시행해야 한다. 그러나 환자측과 충분한 상담 및 동의가 있어야 할 것이다. 치료를 하지 않고 감염을 방치할 경우 태아 및 산모에게 더 위험하다는 점을 강조해야 한다.

Q25 발치 후 심한 통증이 지속됩니다. 진통제와 항생제를 투여하였고 감염의 징후가 관찰되지 않음에도 불구하고 환자는 극심한 통증을 호소합니다. 어떻게 설명하고 대처해야 할까요?

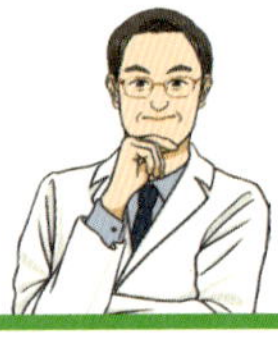

국소적 치조골염(local alveolitis, alveolar osteitis)이 발생하였을 가능성이 큽니다. 일명 건치와(dry socket)로 불리기도 하며 발치 1~3일 후 극심한 술후 통증이 발생하고 혈병이 부분 또는 완전히 소실되고 구취가 심한 양상을 보입니다. 발치창을 잘 살펴보면 뼈가 드러나 있는 것을 볼 수 있습니다. 모든 발치 후 약 1~3.4%의 발생 빈도를 보입니다. 그러나 하악 제3대구치 발치 후에는 30%까지의 높은 발생률이 보고되기도 하였습니다. 건치와 발생 위험성이 높은 소인들은 다음과 같습니다(김영균 등; 2015, Larsen PE, 1992).

❶ 구강위생 불량
❷ 40세 이상의 나이가 많은 환자들에서 호발한다. 그 이유는 골밀도가 증가하면서 골경화성 변화(sclerotic change)를 보이고 창상치유가 지연되는 경향을 보이기 때문이다.
❸ 경구 피임제 복용 중인 여자 환자
❹ 치관주위염의 병력이 있는 환자
❺ 스테로이드 치료를 받고 있는 환자
❻ 흡연 및 음주
❼ 발치 중 심한 국소적 외상 및 세균의 침투
❽ 발치창에 감염이 존재하던 경우
❾ 혈관수축제가 함유된 국소마취제를 많이 사용한 경우
❿ 과도한 발치창 세척과 흡인으로 인한 혈병 상실
⓫ 경화성 치밀골이 존재하던 부위

다수의 임상가는 발치 후 빨대를 사용하면 구강내 음압이 발생하면서 혈병을 소실시키고 건치와를 발생시킬 위험성이 있다고 추정하면서 빨대의 사용을 제한하기도 합니다. 그러나 학술적 근거는 없으며 막연한 추측으로 환자의 일상생활을 방해하는 것은 바람직하지 않다고 생각됩니다. Bloomer (2011)는 전향적 임상연구를 통해 사랑니 발치 후 빨대를 사용한 군과 사용하지 않은 군을 비교한 결과 건치와 발생에 차이가 없음을 보고하였습니다. 건치와를 예방하는 가장 중요한 방법은 골조직에 외상이 적게 가해지도록 조심스럽게 발치하는 것입니다.

참고

1. 건치와 증상

발치창의 극심한 통증과 귀, 목 등으로 통증이 확산되면서 일반적인 진통제로 통증이 잘 조절되지 않습니다. 그 외에도 두통, 불면증(insomnia), 현기증(dizziness), 구취, 작열감(burning sensation), 개구제한(trismus) 및 국소적인 임파선 병변(regional lymphadenopathy)이 동반될 수도 있습니다.

2. 건치와 치료(Falace DA, 1995. Cardoso CL, et al, 2010)

다음과 같은 치료법을 숙지하고 초기부터 적극적으로 시행하여 통증을 잘 조절하는 것이 중요합니다.

① Pastes combining metronidazole, 2% lidocaine, carboxymethyl cellulose, and mint with 5% ascorbosilane C

② 국소적인 항균제

③ 6% hydrogen peroxide

④ Iodine-containing compounds and combinations with hydrogen peroxide: 콘(cone) 또는 스트립(strip) 형태의 iodoform gauze with eugenol 또는 eugenol-soaked gauze를 발치창에 느슨하게 충전하고 24~48시간 간격으로 교체합니다. 충전 후 5~10분 내에 통증이 감소될 것입니다. 그러나 최근엔 치과계에서 eugenol을 거의 사용하지 않기 때문에 임상에 적용하기 힘든 상황입니다.

⑤ 필요할 경우 발치창 재소파술(recurettage)을 시행하여 출혈을 유도하기도 합니다. 그러나 이 치료법에 대한 과학적 근거는 밝혀지지 않았습니다. 혈소판농축섬유소(platelet rich fibrion: PRF)를 제조하여 발치창에 충전하면 통증 완화 및 발치창 치유에 도움을 줄 수 있습니다(Chakravarthi S; 2017, Njokanma AR, et al; 2022).

Q26 아티카인(articaine)으로 전달 마취가 가능한가요?

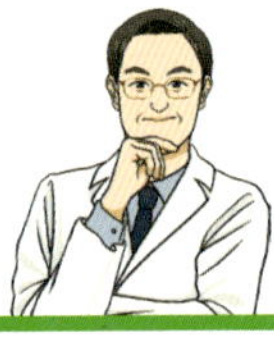

아티카인은 intermediate-potency, short-acting amide type의 국소마취제로서 신속한 마취효과 발현이 필요한 치료에 유용하게 사용될 수 있습니다. 따라서 치과치료 및 척추마취에서 종종 사용되고 있습니다(Snoeck M; 2012). 한편 4% 아티카인 마취제로 하치조신경 전달마취 시 2% 리도카인 마취제를 사용할 때보다 신경손상 가능성이 높다는 보고가 발표되기도 하였지만 다른 amide type 국소마취제와 비교할 때 별다른 차이가 없다는 의견들도 발표되었습니다(Aps J & Badr N; 2020, Hopman AJG, et al; 2017).

Q27 리도카인 알레르기가 있을 때 아티카인이 대안이 될 수 있나요?

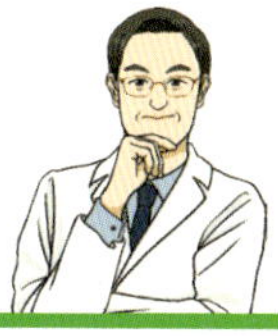

국소마취제는 크게 amide계와 ester계로 분류됩니다. 동일 분류 내에서 유사한 알레르기 반응을 나타낼 확률이 높아 amide계에 알레르기가 있을 때 ester계 약물을 사용하는 것이 대안이 될 수 있습니다. 한편, 리도카인에는 알레르기 반응이 있지만 아티카인에는 이상반응을 나타내지 않았으며 2가지 마취제 간에 cross reactivity가 전혀 없다는 증례도 보고된 바 있습니다(Dey M, et al; 2020).

'~caine'계 국소마취제에 알레르기가 있을 때에는 1% diphenylhydramine이 대안으로 사용될 수 있습니다(Pavlidakey PG, et al; 2009). 환자가 국소마취제에 알레르기 반응을 경험한 적이 있다면 간략한 피부 반응 검사를 통해 안전한 마취제를 찾는 것이 좋으며, 사용 가능한 국소마취제가 없을 경우엔 전신마취를 고려해 볼 수 있습니다(González-Delgado, et al; 2006, Kalkan IK, et al; 2021, Lee J, et al 2016).

Q28 치과에서 입안에 착용하는 장치를 이용하여 코골이 치료를 한다는 얘기를 들었습니다. 장치의 원리와 효과 및 부작용은 무엇인가요?

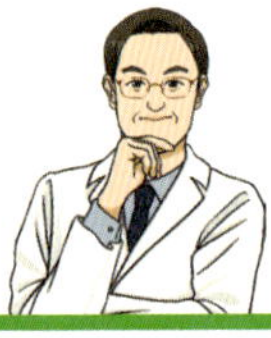

입안에 착용하는 코골이 장치는 코골이 및 수면무호흡증 환자에게 적용할 수 있는 구강내 장치의 일종입니다.

원리

코골이 혹은 폐쇄성수면무호흡증은 수면 중에 기도가 좁아져서 발생하는 증상 및 질환의 일종입니다. 따라서 수면 중에 좁아지고 막힌 기도를 넓혀 주면 증상이 많이 완화되는데 장치치료는 기도를 넓혀 주는 장치라고 생각하시면 됩니다.

기도를 확보하는 다양한 방법들 중의 하나는 혀를 전방으로 당겨서 물리적인 공간을 확보하는 방법입니다. 이때 혀의 일부 근육들이 하악골의 후면에 존재하는 이결절이라는 구조에 부착되어 있기 때문에 하악골을 전방으로 당겨주면 하악골에 부착된

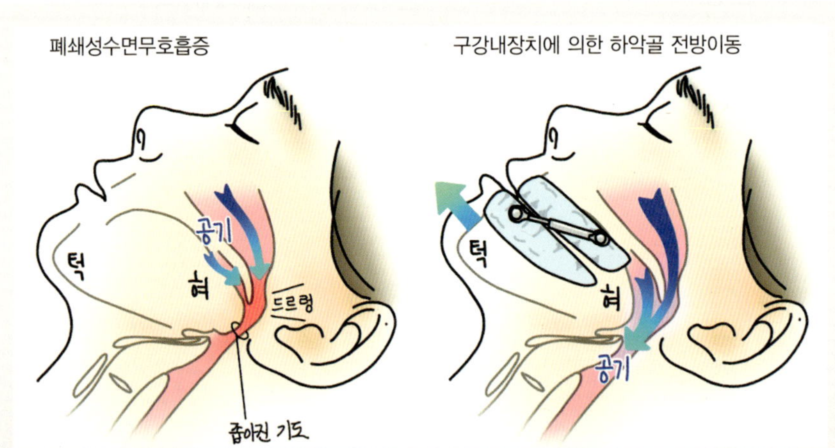

4-28. 구강내 장치를 이용한 코골이 치료.

혀를 당겨주는 효과를 발휘하게 됩니다. 따라서 혀가 전방으로 이동하여 기도를 넓혀 주게 되며 코골이와 수면무호흡증 증상을 완화시키게 됩니다.

효과/장점

대표적인 수면무호흡증 치료방법인 양압장치에 비해 간단하고 사용이 편리합니다. 양압장치를 사용할 수 없거나 양압장치 치료에 실패한 경우, 수술적 치료에 실패한 경우 등에서 구강내 장치 치료를 시도하기도 합니다. 많은 논문에서 적절한 치료 효과를 보인다는 보고들이 발표되고 있습니다.

부작용

가장 대표적인 부작용은 턱관절과 치아 관련 부작용들이 있습니다. 장치의 원리상 턱을 전방으로 이동시키면, 턱관절도 함께 정상 위치보다 전방으로 이동하게 됩니다. 즉 장치를 장착하면 턱관절이 빠진 상태에서 수면을 유지하게 되므로 턱관절에 약간 무리가 가게 됩니다. 그러나 턱관절에 이상이 없는 환자들은 대부분 잘 적응하며 턱관절에도 큰 문제가 발생하지 않습니다.

턱을 전방으로 당긴 상태에서 취침 중에 장치를 장착하기 때문에 원래 자리로 턱이 돌아오려는 근육의 힘이 지속적으로 작용하게 되며, 이러한 힘은 치아의 이동을 유발하는 힘으로 작용할 수 있습니다. 치아의 이동에 따른 불편감과 교합의 변화 등이 종종 발생하기 때문에 정기적으로 장치 점검과 치과의사의 진찰을 받으면서 장치를 착용해야 합니다.

최근에는 장치로 인한 불편감과 합병증들을 최소화하는 다양한 장치들이 개발되어 사용되고 있습니다.

이럴 때는?

코골이 장치 착용 중 갑자기 우측 턱이 아프고 이가 잘 안 맞는 것 같다고 내원하였다. 어떻게 설명할 것인가?

❶ 환자가 교합변화 혹은 턱관절 불편감을 호소하면서 방문할 경우

코골이 장치의 원리상 장치 장착 시 하악이 전방으로 이동하면서 턱관절도 부분적으로 정상 위치에서 벗어날 수 있지만, 일반적으로 턱관절에 문제가 없는 환자들에서는 큰 문제가 발생하지 않습니다. 다만, 원래 턱관절에 문제가 있거나 잠재적인 턱관절장애가 존재하는 환자들에서는 증상이 심화되거나 장치 적응에 어려움이 있을 수 있습니다. 이런 상황에서는 장치 착용을 잠시 중단하고 턱관절이 안정될 수 있도록 조치해 드리겠습니다.

❷ 치아가 잘 안 맞는 것 같아서 방문할 경우

코골이 장치의 장착으로 하악골이 전방으로 이동하면, 원래 자리로 돌아가려고 하는 근육들의 힘이 지속적으로 작용하게 됩니다. 따라서 일시적인 교합이상이 발생하여 치아가 잘 안 맞는 느낌이 존재할 수 있지만 시간이 경과하면서 정상으로 회복됩니다. 그러나 현 상황이 매우 불편하시다면 장치 착용을 잠시 중단하시고 경과를 잘 살펴보도록 하겠습니다.

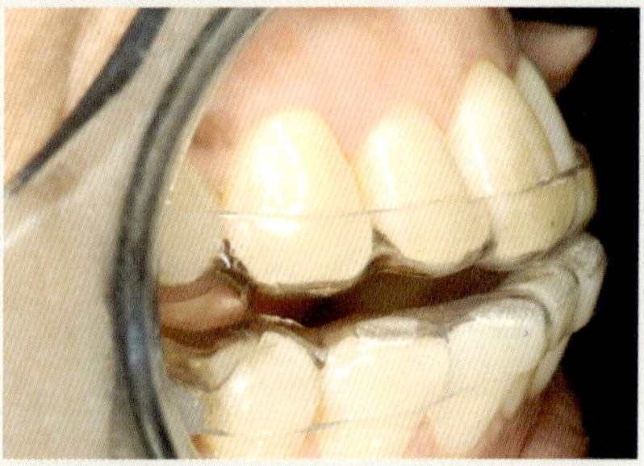

4-29. 모노블록 형태의 코골이 장치를 장착한 모습.

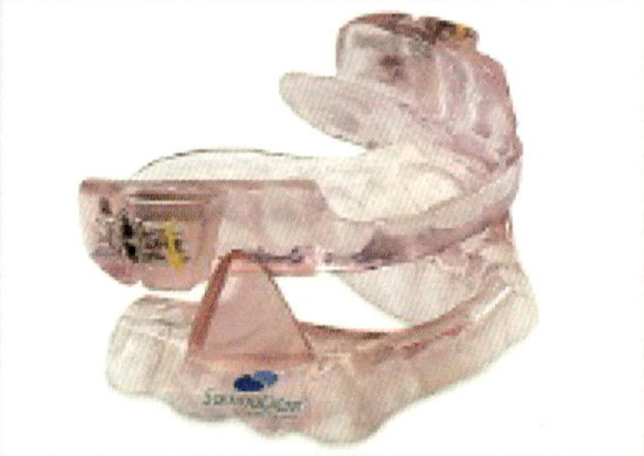

4-30. 솜노메드사의 구강내 장치.

참고

우선 코골이 장치 제작 전에 환자에게 일시적인 교합이상이나 턱관절 불편감이 발생할 수 있다고 설명해야 합니다. 즉 턱을 전방으로 내민 상태에서 취침 중 착용하기 때문에 아침에 일어나면 일시적으로 이가 잘 안 맞거나 턱관절 주변(귀 전방부)이 불편할 수 있지만 시간이 경과하면서 정상으로 회복됩니다. 또한 장치 착용 중에도 정기적인 검진과 장치 점검을 잘 받아야 함을 강조해야 합니다.

처음 착용한 후에는 최소 3–4주 정도의 장치 적응 기간을 부여하여, 턱관절 불편감이 있었지만 점차 줄어들고 있다면, 별다른 조치 없이 장치를 계속 착용하면 됩니다. 그러나 장치 착용 후 턱관절 불편감이 발생하지 않도록 잘 관리하고 정기적으로 내원시키면서 장치를 잘 점검하는 것이 중요합니다. 최근 제작되는 장치들은 대부분 하악의 전방이동량이 조절 가능한(adjustable) 장치이므로 적절하게 이동량을 조절하면서 턱관절과 치아의 증상 개선을 확인하는 것이 좋습니다. 참고로 과거에는 모노블록 형태의 장치를 많이 사용하였는데 이 장치는 하악의 이동량을 조절할 수 없기 때문에 턱관절 불편감이나 교합이상이 지속될 경우 장치를 재제작해야 하는 번거로움이 있었습니다. 만약 모노블록 형태의 장치를 사용할 경우에는 이러한 상황에 대해 추가 설명이 필요합니다.

CHAPTER 5
교정치료

Q1 교정치료를 꼭 받아야 하나요?

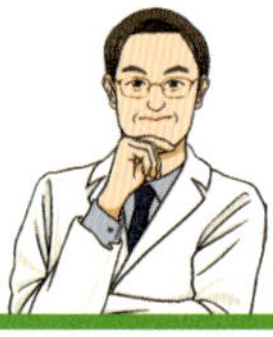

치과의사의 입장에서 치아 교정치료를 고민하는 분들을 만나면 '그래, 교정치료받으면 참 좋겠다'하는 생각이 먼저 드는 것은 사실입니다. 그렇지만 '반드시' 교정치료를 받아야 하느냐고 물어본다면 그것은 조금 다른 문제가 아닐까 합니다. 교정치료를 꼭 받아야 하는 분들도 있고, 그렇지 않은 분들도 있습니다. 이러한 판단을 위해 교정과 전문의의 진단이 필요합니다. 그러나 예전보다 현재, 그리고 미래에 계속해서 외모와 기능에 대한 관심과 요구사항은 높아질 것이기 때문에 원한다면 누구나 교정치료를 받을 수 있습니다. 교정치료는 심미적인 이유도 있지만 상황에 따라 상하악골 문제나 교합문제 등으로 치아 수명에 영향을 주거나 치주관리가 어려운 경우들도 있어 구강건강 및 기능 유지를 위해서 장기적으로 필요한 경우도 있습니다.

Q2 교정은 어릴 때 빨리 할수록 좋은가요?

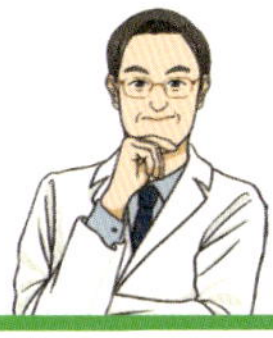

교정치료 시기는 아이의 부정교합 양상(치아, 골격, 악습관의 문제)과 심한 정도에 따라 다릅니다. 일반적으로 아이의 앞니가 영구치로 교환되는 시점인 대략 6–7세경에는 교정 검진을 하고, 이후 정기적인 체크를 통해 아이에게 맞는 적절한 교정치료의 시기를 결정하여야 합니다.

참고 교정치료가 조기에 필요한 경우

1) 치아 문제

❶ 구치 관계는 정상이고 영구 중절치 또는 측절치에서 일부 반대교합이 존재할 때 조기 치료는 반대교합의 요인을 해소하고, 치주조직(잇몸 및 치조골)에 좋은 영향을 줄 수 있습니다.

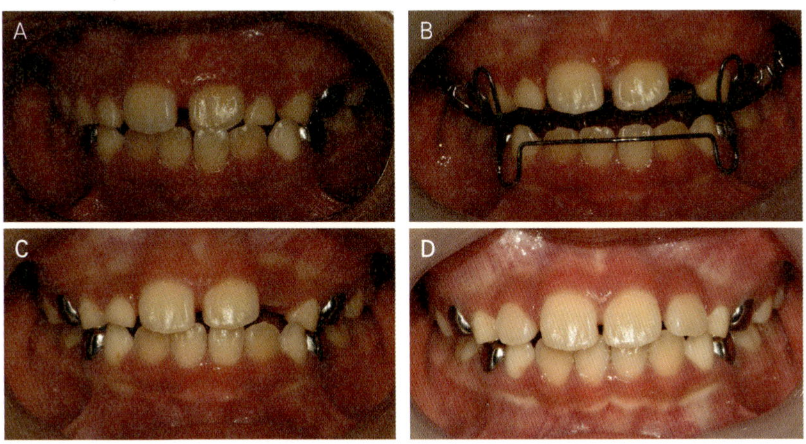

5-1. 앞니의 반대교합을 주소로 내원한 증례.
A: 치료 전 상악 좌측 중절치의 반대교합과 하악 중절치의 잇몸 퇴축이 관찰됨 B: 가철식 교정장치를 이용한 조기 치료 C: 치료 2주 후 반대교합과 잇몸이 개선됨 D: 교정치료 1년 후 모습으로 잘 유지되고 있음.

❷ 유구치가 치아우식증이나 인접하고 있는 제1대구치의 이상맹출로 인해 조기 상실되어 계승 영구치의 맹출공간이 부족하거나 소실된 경우에 조기 치료는 계승 영구치의 자연 맹출에 도움을 줍니다.

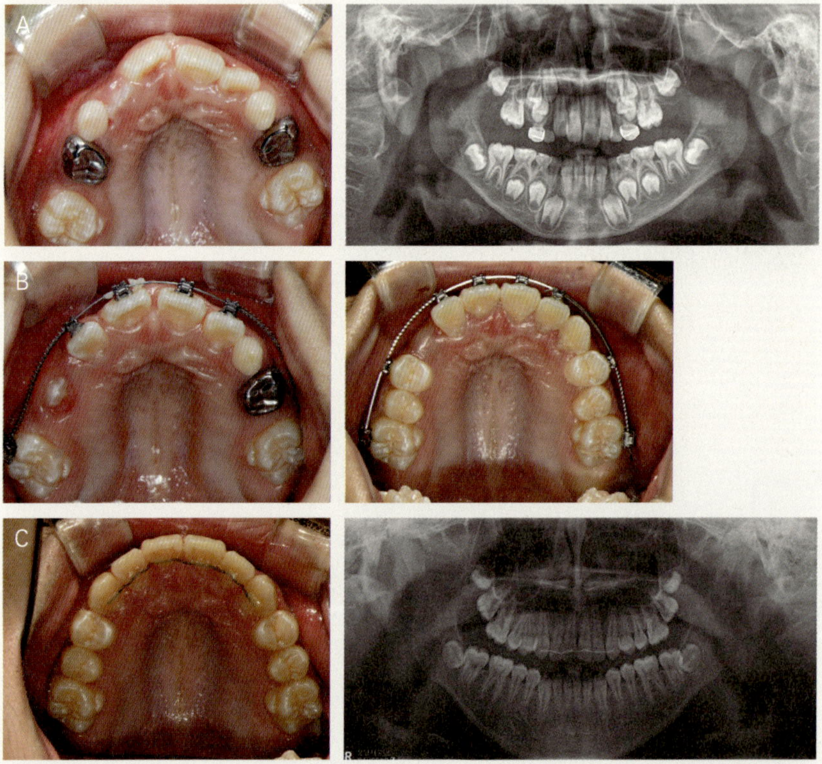

5-2. 영구치 맹출공간 부족과 총생(비뚤어짐, crowding)이 존재하여 내원한 증례.
A: 상악 제2유구치의 조기 상실로 제1대구치가 근심이동되어 제2소구치의 맹출공간이 부족함
B: 상악에 브라켓을 이용한 조기 치료를 통해 소구치의 맹출공간을 확보하고 자연 맹출을 기다림
C: 치료 후 상악 치열은 배열이 완료되고 하악 치열은 양호한 자연 맹출을 보임.

❸ 영구 전치의 맹출장애가 과잉치, 치아종, 낭종, 치아 자체의 맹출 방향 이상 등의 여러 원인에 의해 발생한 경우 맹출장애 정도, 맹출공간과 치근의 발육 정도 등에 따라 조기에 치료가 시작되어야 합니다.

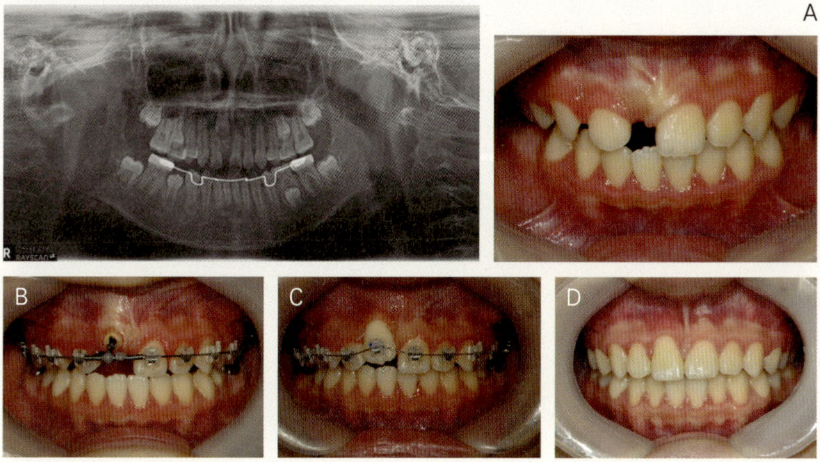

5-3. 상악 우측 중절치의 맹출장애를 주소로 내원한 증례.
A: 치료 전 치아종(odontoma)과 중절치의 미맹출 및 맹출공간 소실이 관찰됨 B: 치아종 제거, 중절치의 맹출공간 확보와 견인치료 중 C: 견인된 중절치의 배열을 지속적으로 진행 D: 교정치료 1년 6개월 후 견인된 중절치는 잘 유지되고 있음.

❹ 상악 견치(송곳니)가 매복되어 있거나 이러한 매복이 중절치, 측절치의 치근흡수를 유발하는 경우 조기 치료를 고려해야 합니다.

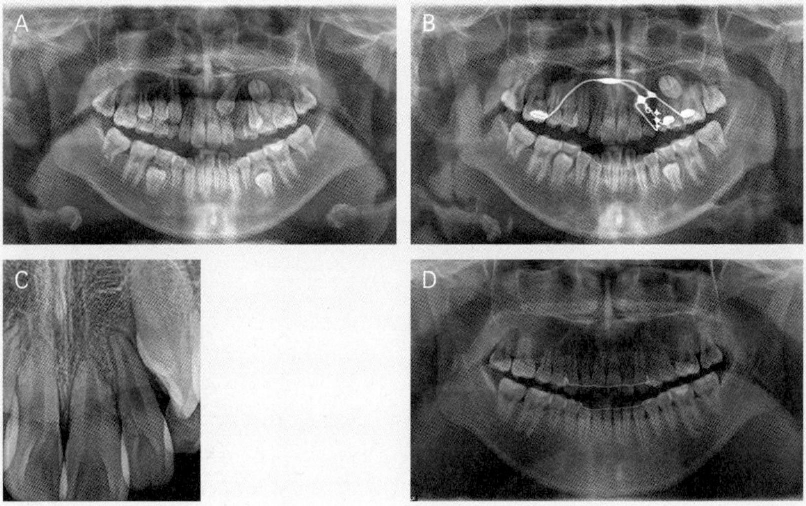

5-4. 견치 매복으로 인해 인접치 치근흡수가 발생한 증례.

A: 상악 좌측 견치의 매복으로 인해 중절치의 치근흡수가 관찰됨 B: 매복된 견치를 견인 중에 촬영한 파노라마 방사선사진 C: 견치의 견인 완료 후 흡수된 중절치 치근은 더 이상 변화가 없음 D: 이후 포괄적인 교정치료를 진행하였으며, 상악 좌측 중절치는 양호한 상태를 유지하고 있음.

❺ 영구치가 맹출이상(ectopic eruption)을 보이거나 전위(transposition)되어 맹출되는 경우 후속 영구치의 맹출장애를 해소하기 위한 조기 치료가 필요합니다.

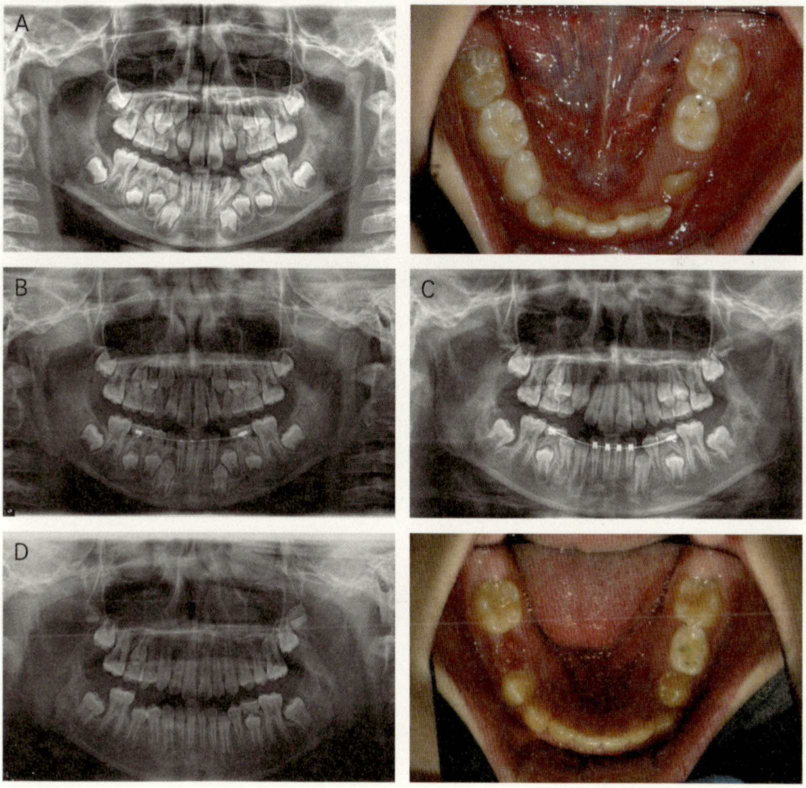

5-5. 하악 치아의 맹출이상을 주소로 내원한 증례.
A: 하악 좌측 측절치가 소구치 자리로 맹출이상을 보이고 있으며 좌측 유측절치의 만기 잔존, 유견치와 제1유구치의 조기 상실이 관찰됨 B: 유측절치의 발거와 함께 측절치를 원래 자리로 근심이동 시킴 C: 지속적으로 견치와 소구치 맹출공간을 확보하면서 자연 맹출을 유도함 D: 치료 후 파노라마 방사선 및 구강 사진.

2) 골격적 문제

❶ III급 부정교합의 턱교정 치료: 위턱(상악)의 열성장 또는 위턱의 열성장과 아래턱(하악골)의 과성장을 보이며, 전치부 또는 구치부의 반대교합, 아래턱의 전방 또는 측방으로 변위가 보일 때 조기 치료가 고려될 수 있습니다. 이때 페이스마스크(facemask)나 functional regulator III (FR III) 등의 여러 악정형 장치를 이용해 상악골의 전방 견인과 하악골의 시계 방향 회전에 의한 악골의 성장조절을 유도할 수 있습니다(5-6). 이러한 성장조절 치료의 적절한 시점은 대략 6–7세 전후, 영구 전치가 맹출하는 시점

이며, 다만 반대교합과 Ⅲ급 구치 관계, 상악골의 열성장, 안면 비대칭 등이 심하다면 보다 이른 유치열 시기에 치료를 고려할 수도 있습니다. 그러나 하악골의 성장에 따라 반대교합이나 비대칭이 재발할 수 있어서 지속적인 성장 관찰이 필요하며, 아래턱의 성장이 완료된 시점에 추가적인 교정치료 또는 수술이 동반된 교정치료가 필요할 수 있습니다.

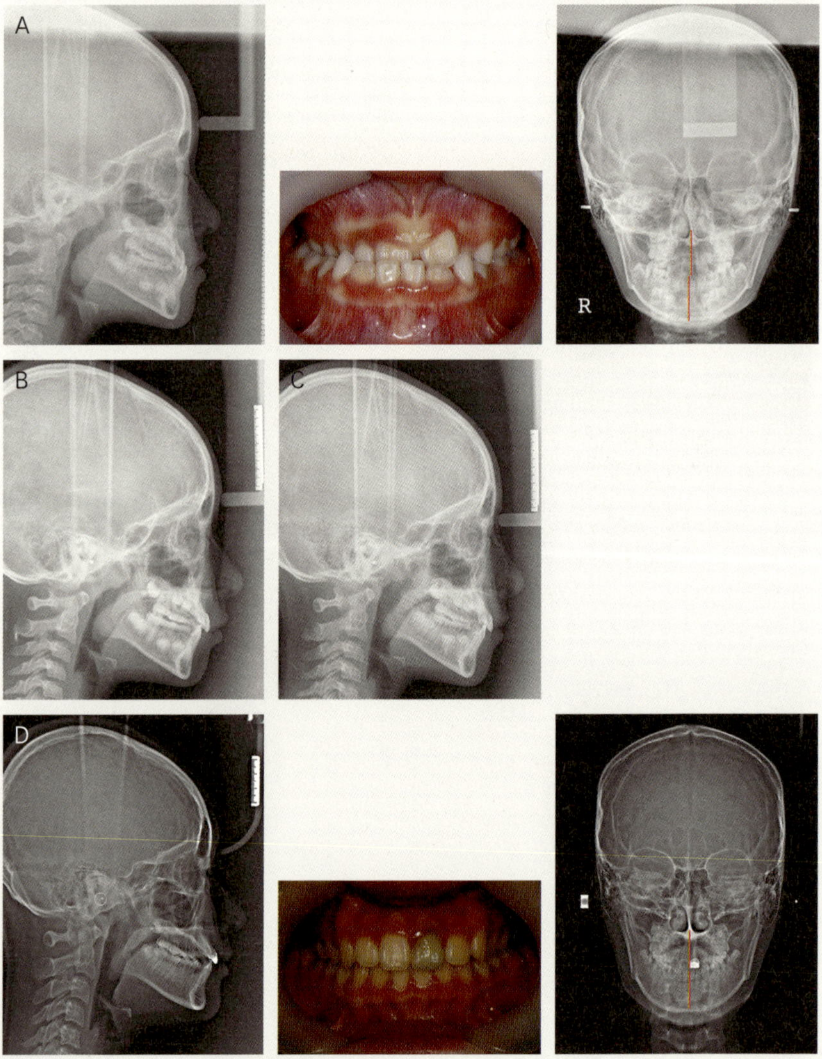

5-6. 이가 거꾸로 물림을 주소로 내원한 증례.

A: 영구 전치의 반대교합, 우측 구치부의 반대교합, 상악골의 열성장과 하악골의 우측 변위, 중심선 불일치를 보임 B: 상악 확장 장치(rapid palatal expander, RME)와 페이스마스크를 이용해 상악 전방견인(8개월) 치료 후 방사선사진 C: 치료 종료 1년 후 방사선사진 D: 치료 종료 5년 후, 다른 치료 없이 성장 관찰 중으로 양호한 악골 성장과 교합, 중심선 일치를 보임.

❷ II급 부정교합의 턱교정 치료: 하악골의 열성장(무턱)과 함께 수평/정상 안모 유형을 갖는 성장기 II급 부정교합의 경우 사춘기 전보다는 사춘기 최대 성장기에 악기능 장치(functional appliance)에 의한 성장조절 치료가 효과적이라고 보고되고 있습니다(📷 5-7). 이에 반해 악기능 장치에 의한 치료가 치료 기간을 단축하거나, 발치를 줄이거나, 골격 패턴을 개선하는 데 효과적이지 않다는 보고도 있습니다. 하지만 환자의 부정교합 정도, 특히 심한 수평피개(overjet)와 상악 전치의 순측 경사를 보이는 경우에는 전치의 외상을 줄이고 환자의 자존감 향상을 위해 조기 치료가 고려될 수 있습니다.

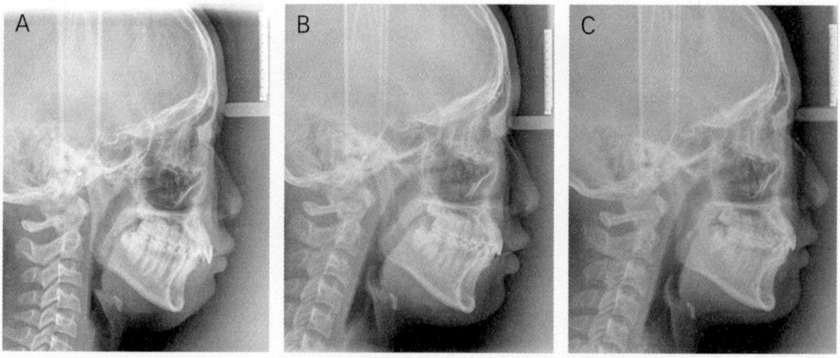

📷 5-7. 아래턱이 들어가 보이고 앞니가 나와 보임을 주소로 내원한 증례.
A: 치료 전 큰 수평피개, 과개교합과 하악골 후퇴의 II급 부정교합으로 진단됨 B: 사춘기 최대 성장 시점 전후에 상악에 고정식 교정장치와 twin block (15개월) 치료 후 수평피개가 감소되고 하악 후퇴가 개선됨 C: 치료 후 2년 후 모습으로, 전치/구치 관계 및 안모가 잘 유지됨.

3) 악습관 문제

악습관(혀내밀기, 손가락 빨기, 손톱 깨물기, 입술 빠는 습관 등)이 존재하여, 치아 맹출과 악골 성장에 악영향을 주는 경우, 조기 치료가 치아와 악골의 성장에 좋은 영향을 줄 수 있습니다(📷 5-8).

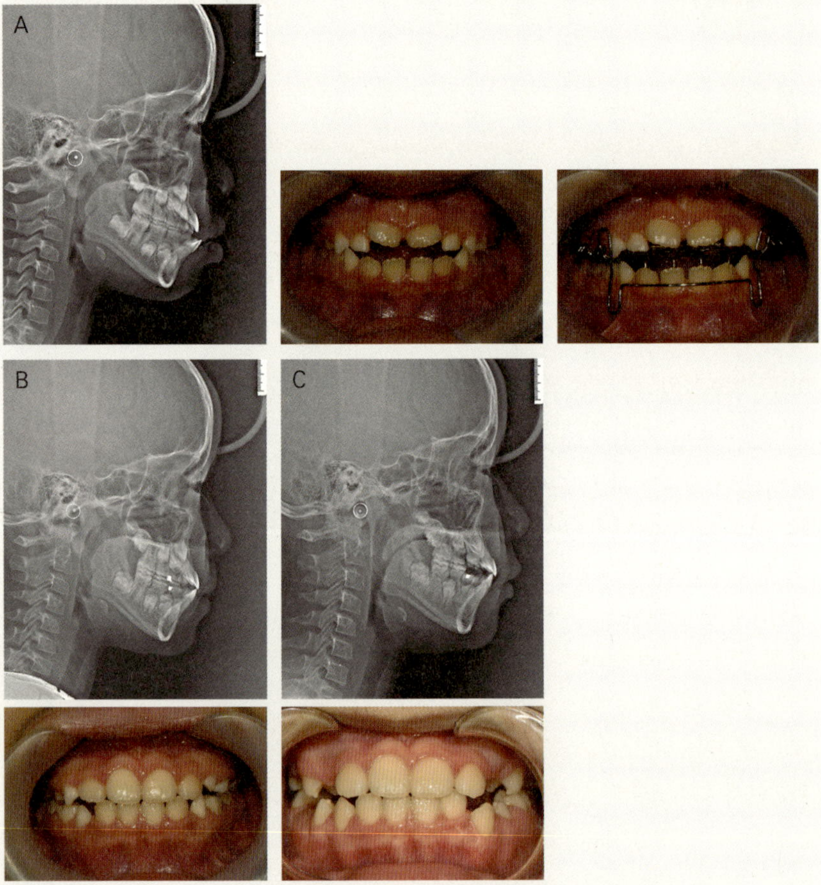

📷 5-8. 혀내밀기 습관과 반대교합을 주소로 내원한 증례.

A: 치료 전 전치부 반대교합, 개방교합과 하악 전돌을 보이고 있어 tongue crib이 있는 상악 가철식장치를 이용한 습관 조절 치료를 시행함 B: 치료 1년 후 반대교합의 개선과 하순의 돌출이 감소됨 C: 치료 2년 후 모습. 지속적으로 습관 조절을 진행하여 정상적인 상하악 전치 관계와 하악의 전돌이 양호하게 개선되었음.

Q3 잇몸이 안 좋은데 교정할 수 있나요?

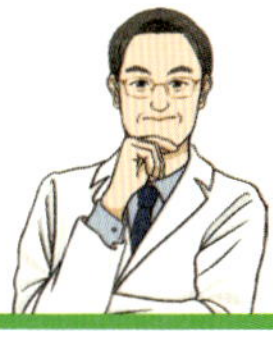

교정치료 Q&A

교정치료의 가능 여부는 잇몸치료 후, 유지관리를 잘 시행하면서 치아의 임상적인 동요도와 치아의 치근(뿌리)을 지지하는 치조골의 높이 등을 평가하여 결정됩니다.
잇몸을 안 좋게 만드는 가장 큰 원인은 치은 연상/연하의 치태와 치석으로, 이는 치조골의 흡수와 함께 잇몸의 퇴축을 유발하며, 치아의 부정교합 즉 치아 사이에 간격(치간이개), 삐드러짐, 정출, 총생 등을 발생시킬 수 있습니다(5-9). 따라서 교정치료는 이러한 치태와 치석에 대한 철저한 잇몸치료가 교정치료 전에 선행되어야 하며, 교정치료 전체 기간 동안 정기적인 잇몸 검사와 치료가 병행되어야 합니다. 교정치료는 잇몸과 치조골에 염증이 없는 건전한 상태에서 시작되어야 하며 염증이 계속 남아 있는 경우에 치주 상태를 더 악화시킬 수 있습니다.

교정치료를 위해서는 치아를 지지하는 치조골의 높이가 중요하며, 이를 평가하기 위해 치근단 또는 파노라마 방사선사진이나, CBCT 자료 등이 필요합니다. 치조골의 흡수가 심할 경우에, 치아는 경사 이동(tipping)이 쉽게 일어나므로 교정력은 정상보다 약하게, 모멘트(moments)는 보다 크게 적용되어야 합니다.

치과에서 일반적으로 진행되는 잇몸치료는 스케일링, 치주소파술, 치주판막술 등이 있습니다. 추가적으로 치은 퇴축이 심해서 치근이 많이 노출된 경우 상황에 따라서 교정치료 전후에 상피하결합조직이식술 또는 유리치은이식술을 진행하여 노출된 치근을 덮어줄 수 있습니다.

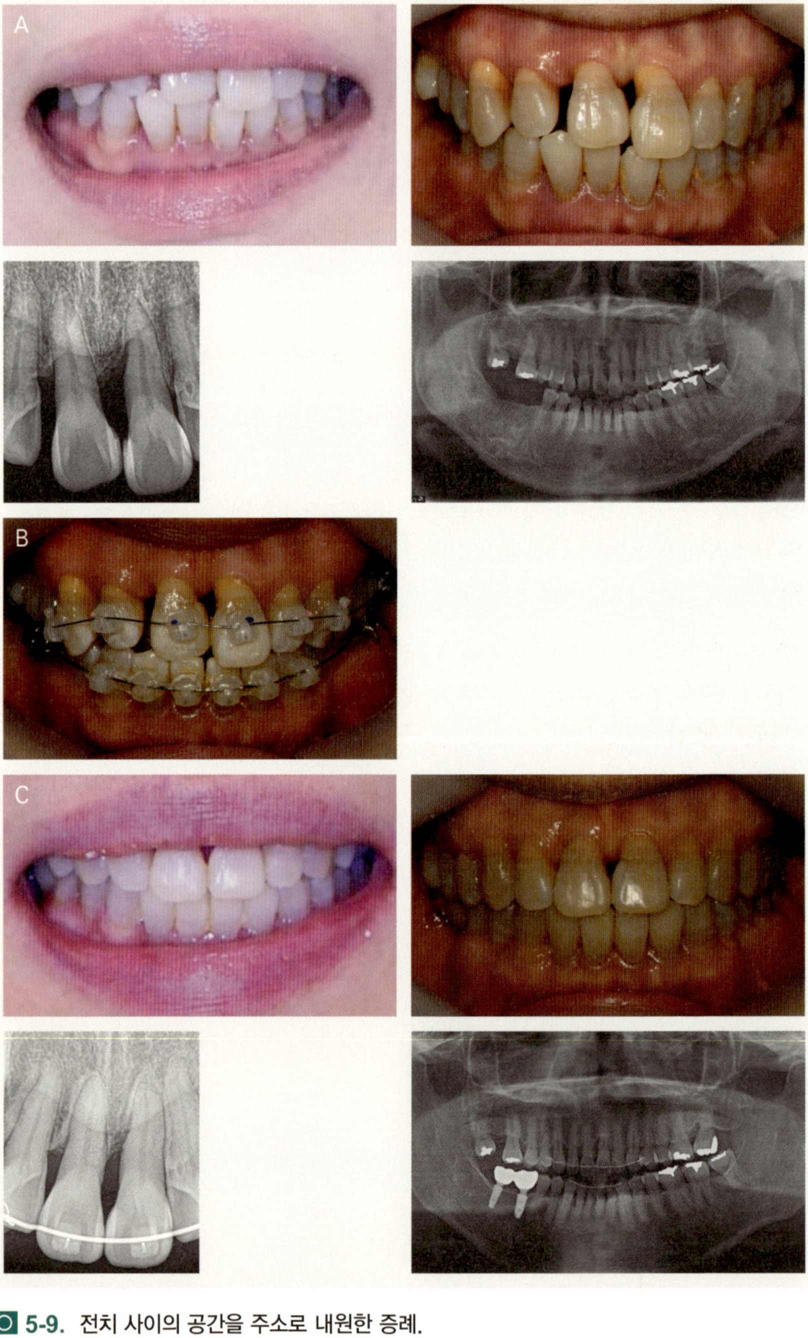

5-9. 전치 사이의 공간을 주소로 내원한 증례.

A: 치료 전 심한 잇몸질환에 의해 전반적인 골 소실과 함께 상악 전치부의 치간이개, 좌측 중절치의 정출, 전치의 총생이 보임 B: 잇몸치료가 완료되고 약 3개월 후 고정식 교정장치에 의한 치료를 개시함 C: 치료 후 양호한 치아 배열, 미소선의 개선과 잇몸의 black triangle이 감소되고, 추가적인 골 소실 없이 유지되고 있음.

Q4 잇몸치료와 교정치료 중 무엇을 먼저 해야 하나요?

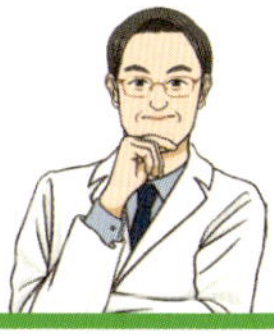

잇몸치료를 먼저 시행해야 합니다. 치아 주변의 치태와 치석은 교정치료 시 치아와 함께 이동되며, 이는 지속적으로 잇몸과 치조골에 영향을 주어 잇몸의 퇴축(gingival recession)과 치조골의 흡수(alveolar bone resorption)를 유발할 수 있습니다. 따라서 치은 연상/연하의 치태 및 치석을 제거하는 스케일링이 교정치료 전에 선행되어야 합니다. 필요시 치주소파술 및 치주판막술을 진행하여 1-2개월 정도 치주상태가 안정되어 출혈과 발적 등의 염증 상태가 줄어드는 것을 확인한 후 교정치료를 진행합니다. 교정치료 중에도 지속적으로 치은 연상/연하의 치태 조절을 위해 주기적인 잇몸 검사와 치료가 필요합니다.

잇몸질환에 의해 치조골이 소실되고 그로 인한 치아의 이동으로 인해 발생된 부정교합, 즉 치아 사이의 간격(치간이개, spacing)이나 치아의 총생, 돌출(사진 5-10), 치아

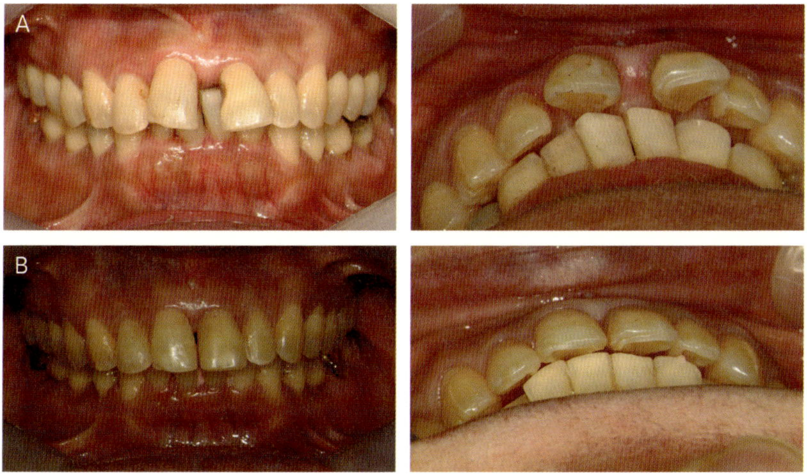

사진 5-10. 잇몸질환으로 인해 앞니가 벌어지고 삐드러짐을 주소로 내원한 증례.
A: 치료 전 상악 중절치의 치간이개, 총생과 돌출을 보임 B: 치료 후 전치부 사이가 폐쇄되고 돌출이 감소되며 가지런해짐.

의 정출과 쓰러짐 등은 교정치료에 의해 개선될 수 있습니다. 교정치료 후 안정된 교합에서 치주조직도 좀 더 건강한 상태로 유지될 수 있습니다.

Q5 잇몸 수술 후에 얼마 있다가 교정할 수 있나요?

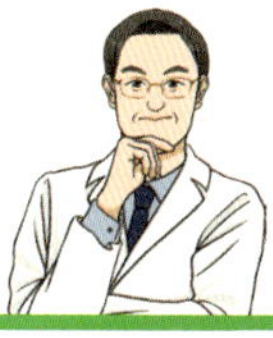

교정치료 Q&A

잇몸 수술 후에 잇몸이 치유되고, 일시적으로 증가되었던 치아의 임상적 동요도가 치료 전과 비교해 유사하거나 감소되는 시기에 교정치료를 시행합니다.

아직까지 잇몸 수술(periodontal surgery) 후 교정치료의 적절한 시점에 대해서는 의견이 다양합니다. 치은절제술이나 치주판막술 후, 잇몸조직이나 골조직이 대략 1–2개월 정도는 지나야 치유되는 점과 개개인의 치유 반응을 고려해 교정치료를 시작합니다. 치주판막술 후 치유 과정에서의 regional accelerated phenomenon (RAP)의 약 4개월 내 기간을 이용해 치아 이동을 가속화하기 위해 보다 일찍 교정치료가 추천되기도 합니다. 골이식재와 차폐막(membrane)이 사용된 재생형 치주수술의 경우, 조기에 교정치료를 시행하는 것은 차폐막을 손상시켜 골조직 및 연조직의 재생을 손상시킬 수 있기 때문에 차폐막의 흡수가 일어나는 시점까지 미뤄져야 합니다(Chackartchi T., et al; 2019). 따라서 잇몸 수술 후 최소한 2–6개월 후에 교정치료가 고려되며, 치아의 임상적 동요도나 치근의 민감성, 환자의 잇몸 및 구강위생관리 능력에 따라 치료 시기는 조절될 수 있습니다.

참고로, 교정치료 전이나 치료 중, 잇몸 퇴축을 예방하고 치근 피개를 위한 치은 이식 또는 결합조직 이식을 시행한 경우에는 이식 부위의 완전한 치유와 환자의 구강위생 능력을 관찰하면서 최소 3개월 후에 교정치료를 시작하거나 재개하게 됩니다.

Q6 외상을 받은 치아도 교정할 수 있나요?

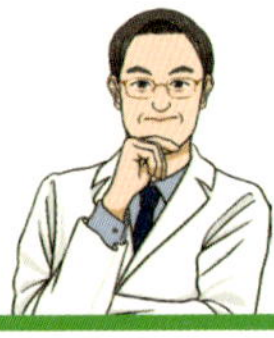

교정치료 Q&A

외상을 받은 치아가 치조골과 단단히 유착(ankylosis)되지 않고 치근과 치조골이 양호하다면 교정치료는 가능합니다(5-11). 외상을 받은 치아의 교정치료 가능 여부를 평가하기 위해서 먼저 임상적 검사를 통해 치아의 위치, 유착 및 잇몸 등 치주조직의 건전성을 평가하게 되며, 치근의 흡수와 치근단 병소의 유무를 판단하기 위해 치근단 방사선사진과 파노라마 방사선사진 등의 평가가 필요합니다. 외상을 받은 치아가 유착이 없고 치근흡수가 심하지 않고 치근/치관의 비율이 양호(정상 비율, 1.3–1.9)한 경우 교정치료는 가능하나, 외상으로 인해 치근흡수가 있는 치아는 교정치료로 인해 치근이 더 짧아질 수도 있습니다.

그러나 외상으로 치근흡수가 심하거나 동요도가 큰 경우 또는 유착이 있는 경우 해당 외상 치아의 발거를 동반한 교정치료를 고려할 수 있으며, 이때 발치 공간은 임플란트나 브릿지 등의 보철을 하거나 공간을 폐쇄할 수 있습니다(5-12). 또한 드물게 교정치료 중 외상 치아의 유착이 일어날 수도 있습니다. 때로는 발거하지 않는 유착치의 경우 심미성과 기능 개선을 위해 크라운 등의 보철을 고려할 수도 있습니다.

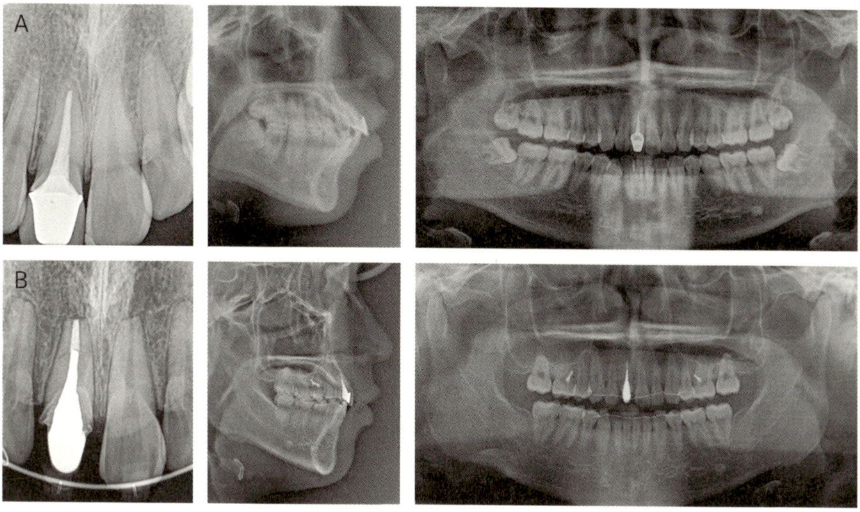

5-11. 입술 돌출감을 주소로 내원한 환자.

A: 상악 우측 중절치의 외상 병력으로 신경치료와 크라운이 되어 있었으나 유착 없이 치근은 양호하였으며 상하악 전치의 전돌이 관찰되었음 B: 소구치 발치치료 후 전치의 후방이동으로 입술의 돌출감이 감소되었으며, 약간의 치근단 흡수 외에는 문제가 없었음.

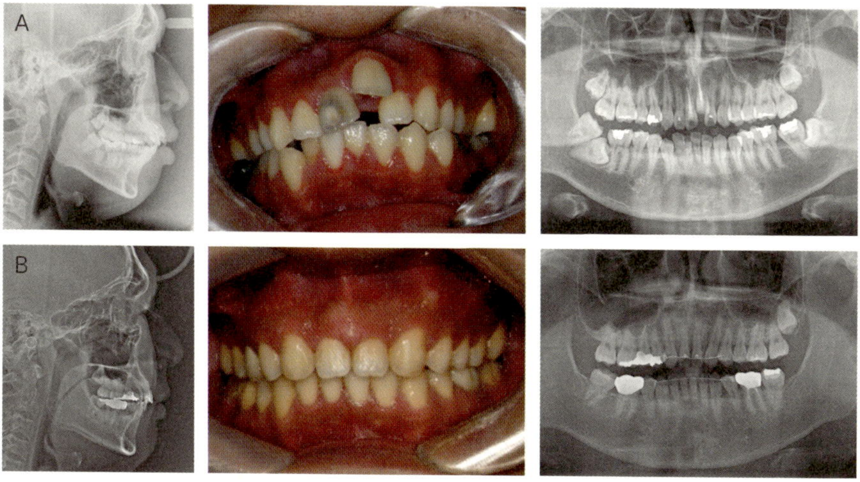

5-12. 초등학교 때 상악 중절치의 탈구를 동반한 외상 병력이 있던 증례.

A: 18세 내원 당시 신경치료되고 치아 우식이 있는 상악 우측 중절치, 유착된 상악 좌측 중절치, 총생, 하악 우측 제2대구치의 매복과 하악 후퇴증으로 인한 돌출이 보임 B: 유착과 치아 우식이 있는 상악 중절치, 하악 제2소구치와 매복된 제2대구치 발거를 동반한 교정치료 후 안모와 교합이 개선됨.

Q7 교정치료 중인데 외상으로 인해 치아가 흔들리게 됐어요. 교정치료를 계속 진행할 수 있는 건가요? (치아가 아탈구 또는 탈구된 경우)

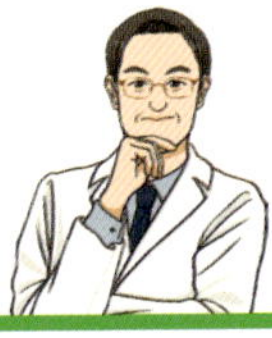

❶ 치아의 위치는 변하지 않고 약간의 동요도만 있는 아탈구(subluxation)의 경우, 치근단 방사선사진으로 치근과 치주인대강의 평가가 먼저 이루어져야 하며, 임상적인 동요도와 통증이 감소되는 시점에 교정치료를 다시 진행하면 됩니다.

❷ 고정식 교정치료 중 외상에 의해 치아의 탈구(luxation)가 발생한 경우, 방사선 및 임상 검사를 통해 치아의 변위 정도를 평가한 후, 기존에 고정식 교정장치와 유연한(non-rigid) 교정용 호선(예: Niti 등)을 이용하여 약한 힘으로 가급적 빠르게 치아가 외상 전 원래 위치로 이동되도록 유도하게 됩니다. 이 과정에서 대합치가 탈구된 치아에 가할 수 있는 교합 외상을 최소화하기 교합 거상이 필요할 수 있습니다. 한편 외상 치아는 주기적으로 치근단 방사선사진을 촬영하여 치근의 흡수를 관찰하고 치아의 변색 및 치수생활력을 평가하면서 치수생활력을 상실한 경우에는 3-4주 내에 신경치료를 고려하게 됩니다.

Q8 교정을 하면 이가 약해지나요?

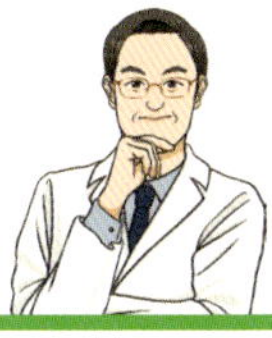

고정식 교정치료 시 구강위생관리가 잘 되지 않는 경우 치아의 탈회(decalcification)와 치아우식증이 발생해 치아 자체의 구조가 약해질 수 있으므로 치료 중이나 종료 후 이에 대한 보존치료나 보철치료가 필요할 수 있습니다(5-13).

교정치료 중 치아가 이동함에 따라 치근(뿌리)의 흡수가 발생하면서 치근이 짧아질 수 있습니다(5-14). 약간의 치근흡수가 발생하였다면 평생 치아를 사용하는 데 문제가 되지 않으나, 원래 짧은 치근(치근/치관의 비율, 1.1 이하)을 가지고 있는 치아의 경우, 치근흡수로 치근/치관 비율이 나빠지면 치아 동요도가 증가하여 치료 후 치아의 장기적인 안정성이 떨어질 수 있습니다. 흔치 않게 치근흡수가 심하고 빠르게 진행되는 경우 치근/치관 비율을 고려하여 교정치료를 조기에 종료할 수도 있으며, 이 경우 치근흡수 진행은 대부분 멈추지만 지속적으로 예후를 관찰해야 합니다.

특히 하악 전치의 총생을 교정하는 과정에서 치아가 순측으로 이동되면서 얇은 순측 치조골이 흡수되며 잇몸이 퇴축되는 현상이 발생할 수 있습니다. 이를 치료 전 예방하거나 치료 후 개선하기 위해 치은 이식 또는 결합조직 이식(또는 골이식과 함께)이 시행되기도 합니다(5-15).

잇몸질환이 지속적으로 진행되는 경우, 치아를 지지해 주는 치조골의 흡수와 함께 잇몸이 퇴축될 수도 있습니다. 이를 예방하기 위해 지속적인 잇몸 관리와 치료가 필요합니다.

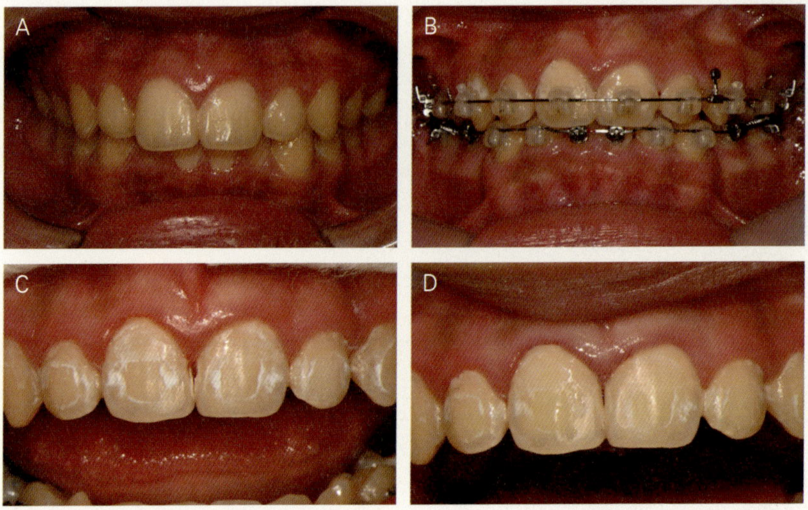

5-13. A: 교정치료 전 전치부의 탈회나 치아우식증이 없었으나 구강위생이 좋지는 않았음 B: 교정치료 후(16개월) 구강위생관리가 잘 이루어지지 않아서 교정장치 주변 치아 부위에 탈회가 보이고 있음 C: 교정장치를 일시 제거함 D: 레진치료와 불소바니쉬를 도포하면서 치아의 탈회 및 구강위생이 좋아질 때까지 기다리고 있음.

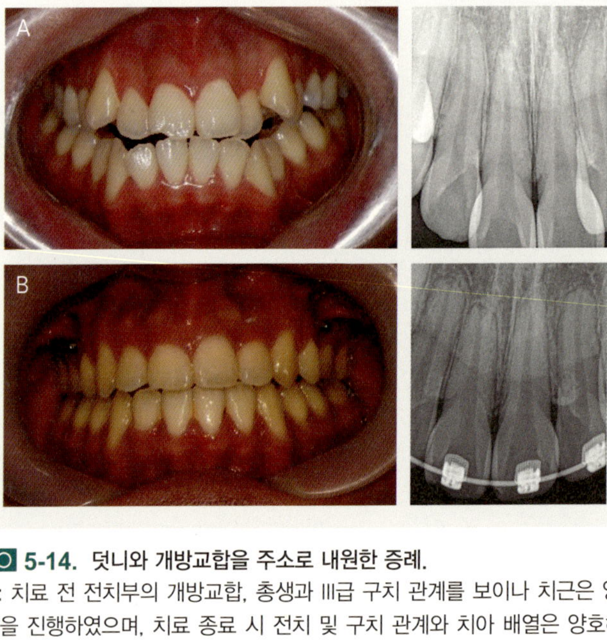

5-14. 덧니와 개방교합을 주소로 내원한 증례.

A: 치료 전 전치부의 개방교합, 총생과 III급 구치 관계를 보이나 치근은 양호함 B: 소구치 발치 교정을 진행하였으며, 치료 종료 시 전치 및 구치 관계와 치아 배열은 양호해졌으나, 약간의 전치 치근흡수가 관찰됨.

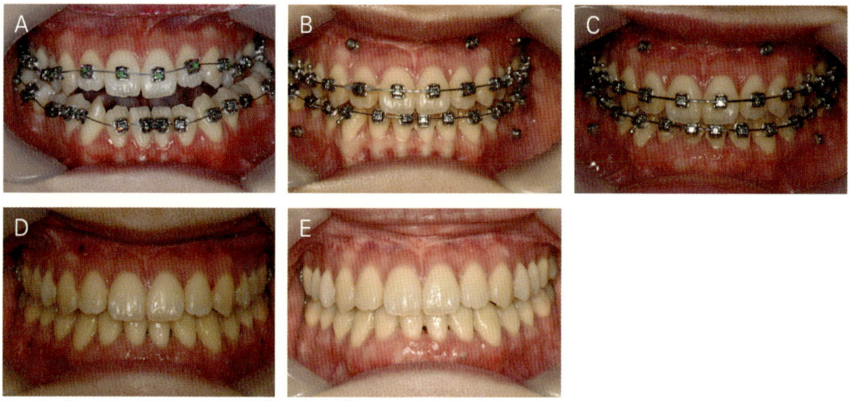

5-15. 반대교합과 주걱턱을 주소로 하여 교정치료와 함께 양악수술을 진행한 증례.
A: 수술교정치료 시작 당시 반대교합, 하악 전치의 총생과 함께 순측 치조골이 얇고 부착치은이 거의 없음 B: 양악수술 후 교정치료 중으로 반대교합은 개선되었으나 하악 전치 치근의 윤곽이 보임 C: 잇몸의 퇴축을 예방하고 치아 배열을 위한 골지지를 형성하기 위해 골이식과 함께 결합조직 이식을 시행함 D: 교정치료 종료 직후 모습으로 하악 전치의 잇몸이 양호함 E: 치료 종료 2년 후 치아와 잇몸이 잘 유지되고 있음.

Q9 유지장치는 평생 해야 하나요?

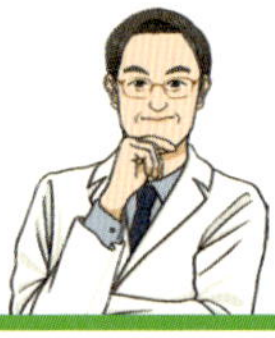

유지장치(보정장치, retainer)의 목적은 교정치료에 의해 올바른 위치로 이동된 치아 관계와 개선된 악골 관계를 치료 종료 후 잘 유지하기 위함입니다. 유지 기간 중, 재발(relapse) 현상으로 치아의 총생(불규칙해짐), 치아 사이의 공간, 치아의 돌출(뻐드러짐), 정출과 회전, 교합의 변화, 악골 관계의 변화 등이 발생할 수 있습니다. 이러한 재발에 영향을 주는 요인으로는 교정치료 후 치아 간 적절한 교합과 교합력, 잇몸조직의 개조(remodeling)까지 필요한 시간, 치아 주변의 혀, 입술, 뺨 간의 힘 균형, 악골의 잔여 성장량과 방향, 노화과정에 악골과 연조직의 미세한 변화, 제3대구치 등이 고려됩니다.

교정치료 종료 후에 유지장치가 장기간에 걸쳐 적절히 사용된다면 치료 후 결과가 잘 유지될 수 있으나, 실질적으로 유지장치를 평생 또는 반영구적으로 하기는 힘듭니다. 재발에 영향을 주는 요인들과 함께, 교정치료를 받지 않은 경우에도 나이가 들어감에 따라 자연스러운 치열의 변화가 일어나기 때문에 유지장치를 중단하는 경우 예측할 수 없는 재발 가능성이 항상 존재합니다.

총 유지 기간은 환자의 교정치료 전 부정교합 유형과 치료 후 교합 상태, 치열이 일정 기간 안정적으로 잘 유지되는지, 잇몸 및 치조골의 지지 상태 등에 대한 종합적인 판단하에 결정됩니다.

특히 부정교합 유형 중에서, 개방교합은 치료 후 재발 가능성이 다른 부정교합에 비해 비교적 높고, 치료 후 혀내밀기 습관 등이 계속 존재한다면 유지장치가 반영구적으로 필요할 수 있습니다(5-16). 잇몸질환으로 부정교합이 생겨 치조골의 지지가 부족한 치아는 치료 후 지속적인 잇몸관리와 함께 평생 유지가 필요할 수 있습니다(5-17). 악골에 비해 치아 크기가 작아 치료 전 전치부 사이의 공간이 여러 군데 있었던 경우에도 반영구적으로 치료 후 유지가 필요합니다(5-18).

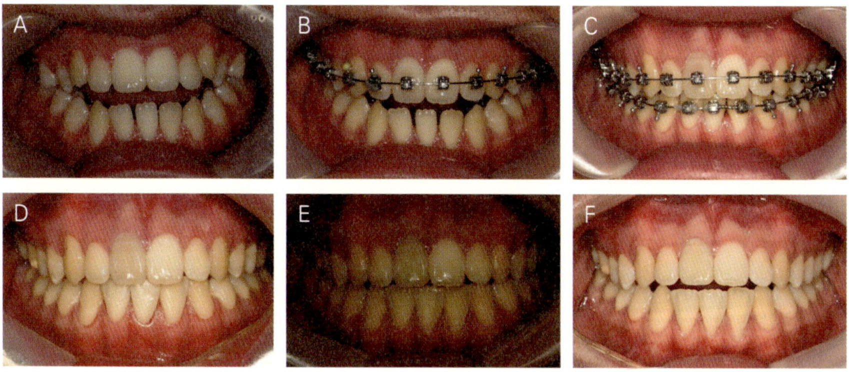

5-16. 앞니가 안 닿고 발음이 새는 것을 치료하고자 내원한 청소년 증례.

A: 전치부 개방교합, 혀내밀기 습관, 하악 전치 선천적 결손, II급 부정교합이 존재하고 있음 B: 상악 전치부의 배열과 함께 혀내밀기를 조절하기 위해 하악에 tongue crib이 있는 가철식 장치를 착용하여 수직피개가 약간 감소됨 C: 상악 구치부 함입과 하악의 반시계방향 회전 유도, 하악 치열의 배열로 수직피개 증가됨 D: 치료 종료 직후 E: 치료 후 6개월 후 모습. 교정치료 종료 직후에 비해 수직피개가 약간 감소됨 F: 치료 1년 6개월 후 모습. 악골의 잔여 성장과 지속적인 혀내밀기 습관으로 이전보다 수직피개가 더 감소되며 개방교합이 재발되는 경향을 보이고 있음.

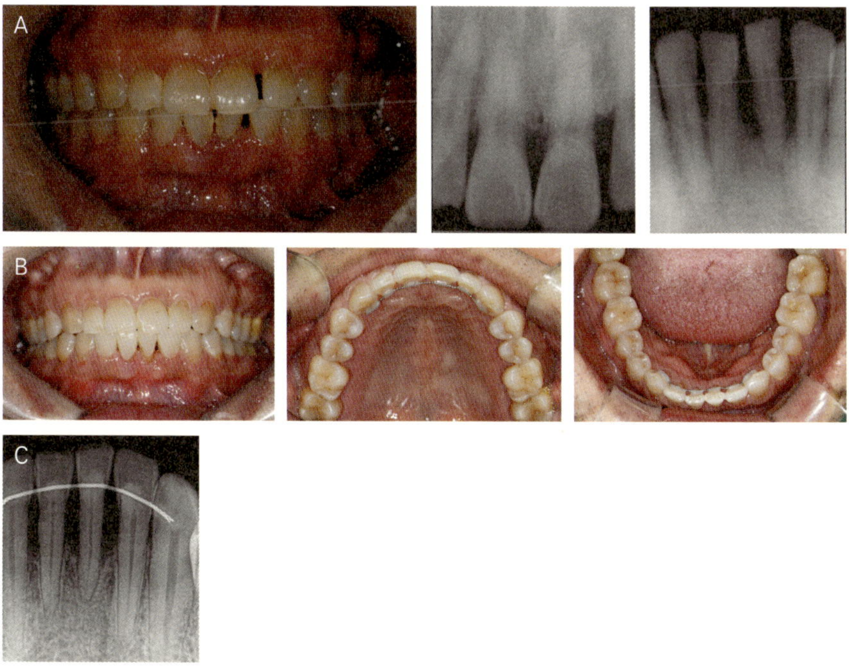

5-17. 전치부에 발생한 공간을 치료하기 위해 내원한 증례.

A: 치석 침착과 하악 전치의 심한 치조골 흡수, 전치부 사이의 공간과 하악 전치의 총생이 관찰됨 B: 잇몸치료 후 부분 교정치료로 공간을 폐쇄하고 치료 종료(10개월) 시 고정식 유지장치를 부착함 C: 치료 후 8년째 치근단 방사선사진에서 하악 전치와 치조골이 잘 유지되고 있음.

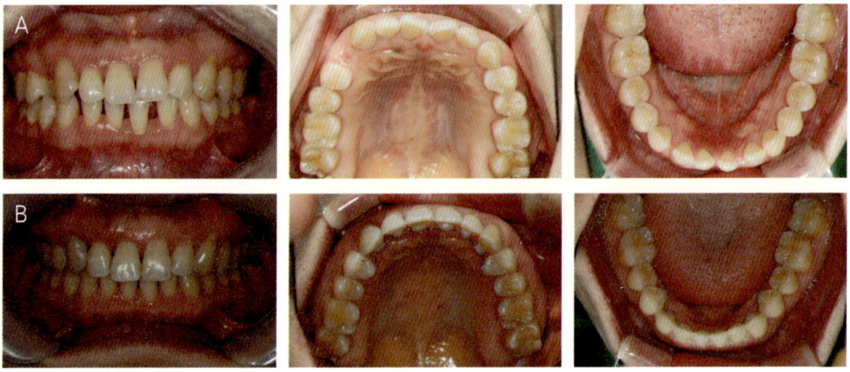

5-18. 전치부 사이에 존재하는 크고 많은 공간을 치료하고자 내원한 증례.

A: 악골에 비해 전반적으로 치아의 크기가 작고 여러 군데 공간이 보임 B: 공간을 전부 폐쇄하고 고정식 유지장치를 부착함.

Q10 앞니 사이가 벌어져서 때우고 싶은데 치과에 갔더니 교정치료를 권유받았습니다. 때우거나 씌우는 치료로는 안 될까요?

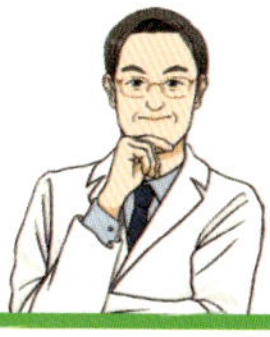

앞니 사이 공간을 메우는 방법으로는 교정치료, 수복재료를 이용해 메우는 치료, 이를 씌워서 보철물로 공간을 폐쇄하는 치료가 있습니다. 이러한 치료는 치료 결정 전 환자의 치료 후의 결과를 먼저 예측해 보고 결정하는 것이 좋습니다. 앞니 사이가 벌어져 있어도 비교적 치열이 가지런하고 공간의 크기가 작은 경우에는 레진으로 때우거나 라미네이트 크라운으로 씌우는 심미적 치료를 고려할 수 있습니다(5-19~21).

그러나 치아 사이 공간이 넓거나, 다수의 비대칭적인 치간 공간이 있는 경우, 교합이상, 치주질환 등이 같이 있는 경우에는 현재 치아 상태의 평가와 더불어 수복 이후에 예상되는 치아 형태를 예측하여 치료가 결정되어야 합니다. 그러지 않을 경우, 결과물이 비심미적이거나, 반복적인 잇몸 염증이 발생하는 등의 부정적인 결과를 초래할 수 있습니다.

그러나, 다음의 경우에는 보다 좋은 치료 결과를 얻기 위해 교정치료가 필요합니다.

❶ 앞니 사이에 공간이 여러 군데 있는 경우
❷ 앞니 사이의 여러 군데 공간뿐만 아니라 전반적으로 어금니의 교합 개선이 필요한 경우
❸ 상하악 치열 모두 앞니 사이에 공간이 있는 경우(5-18)
❹ 앞니 사이가 벌어져 있고 치아의 총생, 정출, 돌출 등이 있어서 때우거나 씌우는 심미적인 치료에 한계가 있을 경우(5-22)
❺ 과거에는 앞니 사이에 공간이 없다가 잇몸질환 등의 이유로 공간이 발생한 경우
❻ 앞니 사이의 교합이 긴밀하여 교정치료 없이는 때우거나 씌우기가 힘들 경우

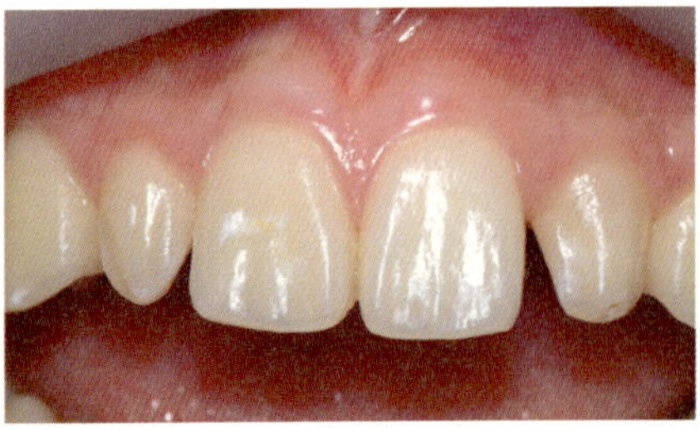

5-19. 왜소치인 상악 좌우 측절치. 비대칭적인 모양과 공간을 보인다.

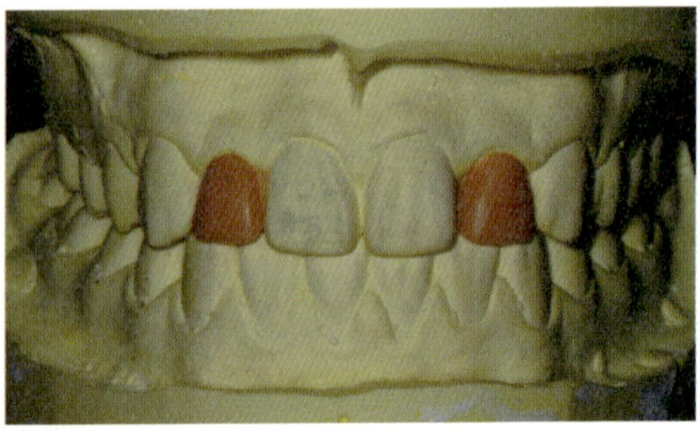

5-20. 모델에서 진단을 통해 치료결과와 과정 예측.

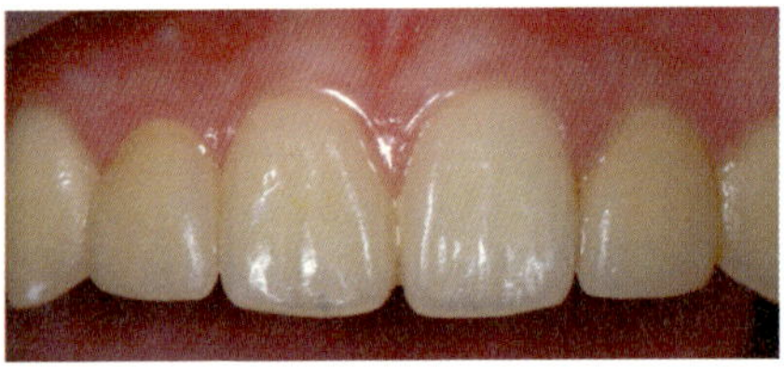

5-21. 진단을 바탕으로 상악 좌우측 측절치에 라미네이트 수복을 시행한 모습.

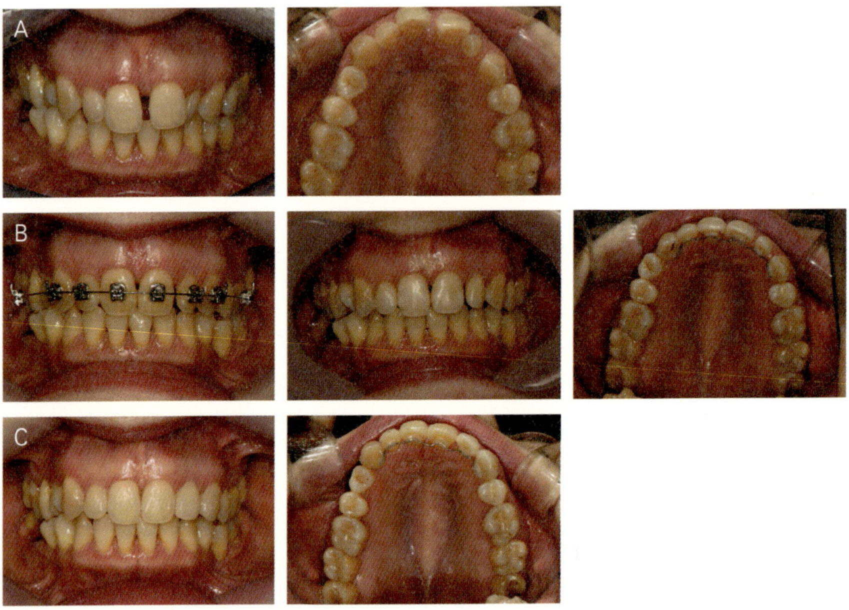

5-22. 잇몸질환으로 인해 치아 사이가 벌어져 내원한 증례.

A: 상악 전치부의 총생, 우측 중절치의 정출, 좌측 측절치의 왜소치가 보이며 교정치료 없이는 심미적인 치료에 한계가 있음 B: 부분 교정치료를 통해 상악 전치부 배열을 개선하고 치료 후 왜소한 측절치의 보철치료를 위해 공간을 조절함 C: 측절치의 라미네이트 치료가 심미적으로 완료됨.

Q11 웃을 때 잇몸이 많이 보여서 싫어요. 어떻게 해결할 수 있을까요?

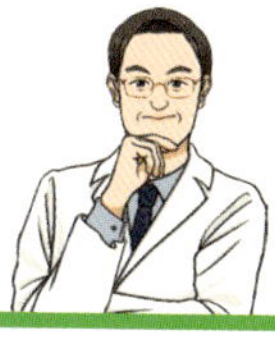

웃을 때 잇몸이 많이 보인다는 것은 어쩌면 시원시원하게 웃는다는 것일 수도 있습니다. 잇몸이 많이 보이는 미소는 타고난 안면골격, 치열과 연조직 요인이 원인이 될 수 있으며, 그로 인해 웃을 때 치아가 상대적으로 왜소해 보일 수도 있습니다. 이와 같은 문제로 인해 좀 더 아름다운 미소를 갖기 위해 치과를 찾는 환자들이 있습니다. 단순히 잇몸의 일부만 절제해서 치아의 노출량을 증가시켜 해결되는 경우도 있지만, 안면골격의 변화를 위한 수술과 교정치료, 잇몸수술이 필요한 증례들도 있습니다. 그러므로, 해당 문제에 대해서는 각 과의 전문의들과 의논이 필요하며, 특히 안면골격의 외형 및 치열과 관련된 평가가 필요하므로 교정과 전문의의 진단을 받고 의견을 들어보는 것이 중요합니다.

참고 Gummy smile, 아름다운 미소

1) 교정학적 관점

웃을 때 잇몸이 많이 보이는(gummy smile) 원인은 크게 골격적인 요인, 치아적인 요인과 연조직 요인으로 구분할 수 있으나 서로 연관되어 나타날 수 있습니다.

❶ 골격적 요인으로, 상악(위턱)이 하방으로 많이 성장한 경우에 잇몸이 많이 보이게 됩니다(5-23A). 이의 해결을 위해 특히, 상악의 수직적 과잉이 심한 성인의 경우 상악을 상방과 후방 또는 상방으로 이동하는 턱교정 수술이 필요합니다. 수술 없이 교정치료만으로 상악 치열의 전반적인 함입이동(intrusion)을 시도해 잇몸 노출을 감소시켜 볼 수 있으나 이를 개선하는 데는 근본적인 한계가 있습니다.

❷ 연조직 요인으로, 짧은 상순(short upper lip)을 보이는 경우 웃을 때 잇몸이 많이 보일 수 있습니다(5-23B). 그러나 성장기의 경우에 청소년기로 연령이 증가함에 따라 입술의 길이가 증가하고(상순, 대략 2–4 mm), 얼굴 연조직이 하방으로 이동함에 따라 잇몸의 과도한 노출이 감소될 수 있습니다. 또한 장기적으로는 청소년기에서 중년기로

가면서 상순의 두께(3.6 mm)가 얇아지고 길이(3.2 mm)가 증가함에 따라 잇몸의 노출이 감소될 수 있습니다.

짧은 상순과 함께 상악 또는 상악 전치의 돌출이 있는 경우에는 전치의 후방이동과 함입이동으로 입술의 상대적 후하방 이동을 유도하여 웃을 때 잇몸의 노출이 감소될 수 있습니다.

❸ 치아 요인으로, 상악 전치가 정출되어 잇몸이 많이 보일 수 있습니다(📷 5-23C). 이 경우에 치아의 함입이동으로 잇몸의 노출이 감소될 수 있습니다. 한편 치아의 함입에 따라, 치아의 폭경에 비해 길이가 짧아 보이고(정상적인 폭/길이의 비 = 0.8), 부착치은이 충분한 경우에는 치은절제술을 병행해 잇몸 노출을 감소시킬 수 있습니다.

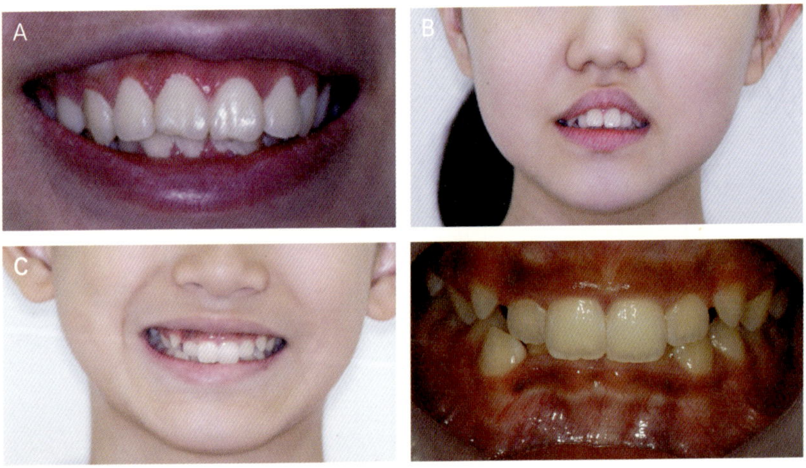

📷 5-23. 웃을 때 잇몸이 많이 보이는 증례.
A: 위턱의 수직성장에 의한 경우 B: 상순이 짧은 경우 C: 과개교합과 상악 전치부 정출이 보이는 경우.

2) 보철학적 관점

연구에 의하면, 한국인이 보는 한국인의 아름다운 미소는(고정성보철학교수협의회; 2017, Yoon MI, et al; 1992)

❶ 윗입술의 하단이 상악 전치 치경부를 0–25% 정도 피개하고(📷 5-24A),

❷ 윗입술의 중심부보다 입꼬리가 약간 치켜 올라가거나 거의 같은 높이를 이루며(📷 5-24B),

❸ 상악 전치의 절단연 만곡이 직선적이거나 아랫입술의 상단과 평행하게 주행하고(📷 5-24C), 절단연이 아랫입술에 살짝 닿거나 떨어질 때이며(📷 5-24D),

❹ 상악 제1대구치의 근심면이 보이도록 미소 지을 때입니다.

비심미적인 미소의 원인이 제거된 후에도 미소선의 개선이 필요하다면, Gibson 미소 훈련법을 통해 미소가 개선될 수 있습니다(5-25).

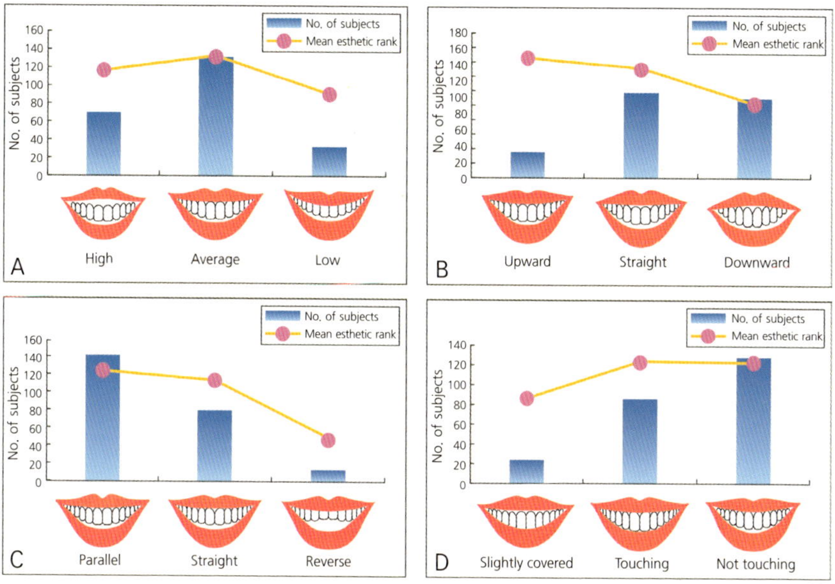

5-24. 미소 시 입술과 치아 간의 관계에 따른 분류 및 심미성(Yoon ME, et al; 1992).

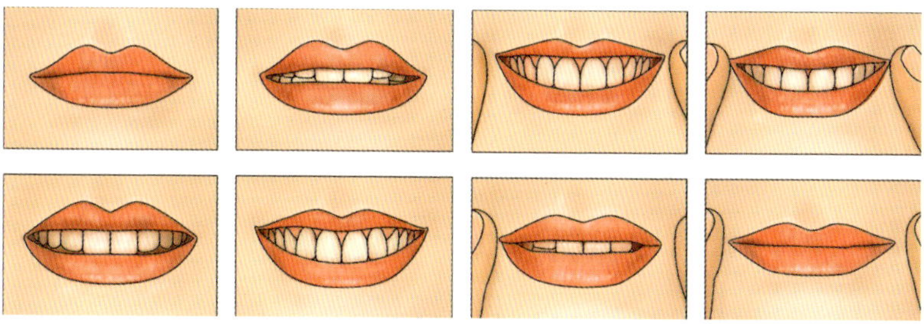

5-25. Gibson 미소 훈련법. 미소의 각 단계별로 10초간 유지하는 훈련을 통하여 미소의 심미성을 향상시킬 수 있다(고정성보철학 교수협의회; 2017).

Q12 교정하고 나서 앞니가 탁하게 희끗희끗한 부분도 생겼고 전체적으로 얼룩덜룩해졌어요. 어떻게 없앨 수 있을까요? 치아 배열만 좋아졌지 치아 색깔은 너무 안 예뻐졌어요.

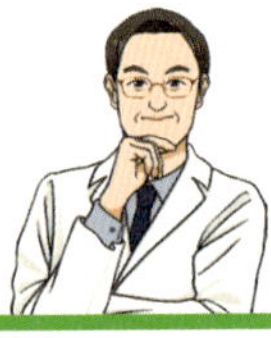

이러한 증상은 일반적으로 고정식 교정장치(브라켓)에 의한 치료 시에 불량한 구강위생으로 인해 치아에 발생하는 탈회(decalcification)나 치아우식증(dental caries) 때문입니다. 흔히 브라켓이 부착된 치아면 하방이나 주변, 치아의 치경부나 치아 사이 인접면에서 호발합니다.

희끗희끗한 부위나 얼룩덜룩해진 부위(노랑색, 갈색 등)는 치아의 탈회나 우식증의 정도에 따라 불소겔이나 불소바니쉬를 이용한 치아의 재광화(re-mineralization)를 시도하거나, 미백치료, 레진치료, 미세연마(microabrasion) 치료 등을 하게 됩니다(5-26). 심한 경우에는 라미네이트 비니어나 크라운 치료를 할 수 있습니다. 단순히 교정치료 전에 비해 치료 후 치아 색깔이 어둡게 착색 또는 노랗게 변색이 있는 경우에는 미백치료를 통해 개선될 수 있습니다.

이와 별개로, 브라켓을 제거하고 치아면에 잔존하는 레진 접착제를 제거하는 과정에서 치아의 바깥층인 에나멜층의 손상(스크래칭, scratching)이 발생해서 치아 표면이 불규칙해 보일 수 있습니다. 이를 최소화하고 평활한 면을 만들어주기 위해 카바이드 버(bur), 폴리싱 버나 디스크, 퍼미스 등을 일정한 속도와 힘으로 적절히 사용하여 해결할 수 있습니다.

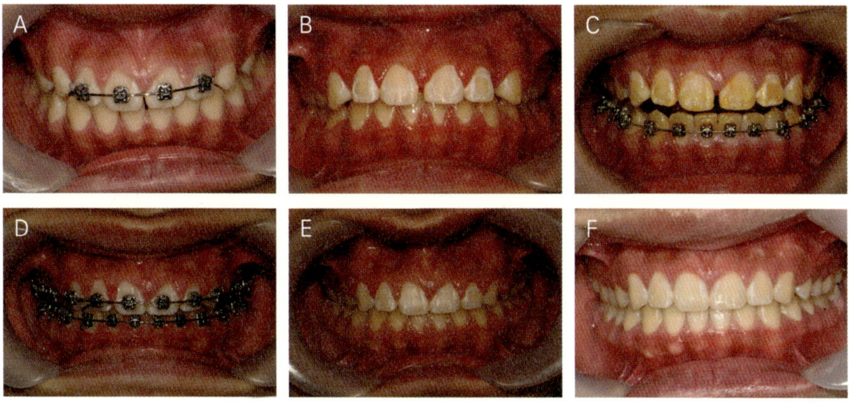

5-26. 고정식 교정장치로 치료 중 탈회가 관찰된 증례.

A: 상악 4전치의 고정식 교정장치 접착 B: 장기간의 좋지 않은 구강위생으로 탈회가 관찰되어 장치를 일시 제거함 C: 불소바니쉬를 이용해 치아의 재광화(re–mineralization)를 시도하며 하악 교정치료를 진행함 D: 상악 교정치료를 함께 진행함 E: 교정치료 종료 후 잇몸의 염증, 부종과 함께 상악 4전치가 희끗희끗하며 얼룩덜룩해 보임 F: 교정치료 종료 9개월째, 재광화와 레진치료로 치아의 심미성이 증진되고 잇몸도 정상화되었음.

Q13 교정하고 나서 뭘 씹을 때마다 어금니에서 찌그덕 소리가 나요. 이거 어떻게 못 없애나요?

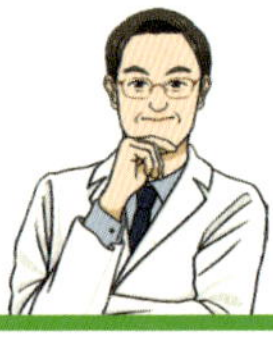

일반적으로 고정식 장치(브라켓)에 의한 교정치료를 종료하기 위해서, 교정의사는 환자가 씹을 때 불편한 점이 없는지 등의 주관적 증상을 체크하고, 환자의 정적 교합과 저작 시 기능교합 및 교합점에 대해 객관적 평가를 한 후에 치료 종료를 결정하게 됩니다.

교정치료 후 씹을 때마다 찌그덕 소리가 지속적으로 난다면, 최대 교합위와 측방 기능 운동 시 교합의 문제가 있을 수 있습니다. 교합지를 이용해 교합점을 체크한 후 문제가 되는 부위의 교합 조정을 여러 차례 시행함으로 이러한 소리가 개선될 수 있습니다. 그러나 수차례의 교합 조정 후에도 이러한 증상이 개선되지 않는다면 어금니 교합의 전반적 개선을 위해 재교정 치료가 필요할 수 있습니다.

Q14 저는 교정도 받고 성형 수술도 받고 싶습니다. 뭘 먼저 해야 해요? 교정은 시간이 많이 걸리니 이 기간 중에 눈이랑 코는 좀 손보고 싶은데 그래도 될까요? 광대뼈랑 턱도 조금 깎고 싶은데 언제쯤 해야 할까요?

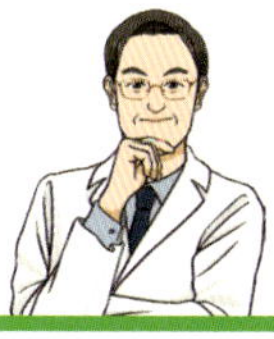

교정치료 Q&A

❶ 쌍꺼풀 등 눈 수술의 경우, 교정치료 중 언제나 해도 됩니다. 다만 턱교정 수술이 동반되는 교정치료 시에는 얼굴의 전체적인 인상이 바뀔 수 있으므로 턱교정 수술 후에 하는 것이 좋습니다.

❷ 코 수술의 경우, 교정치료에 의해 입술의 돌출이 감소되거나 상악의 돌출과 하악의 후퇴가 감소되면 코에 대한 주관적 생각이 변할 수 있으므로 교정치료 후반에 추천됩니다. 하지만 입술이나 골격의 변화가 미미한 경우에는 교정치료와 관계없이 코 수술을 진행하면 됩니다. 양악수술 시에는 상악의 위치 변화에 따라 코의 변화에 생길 수 있으므로 수술 후 3–6개월 정도 지난 시점에 시행하는 것을 추천합니다.

❸ 광대, 사각턱 및 턱끝 부위의 안면윤곽수술의 경우에도, 교정치료에 의해 입술의 돌출감이 감소됨에 따라 해당 부위에 대한 환자의 주관적 느낌이 달라질 수 있고 윤곽수술의 양이나 방법이 바뀔 수 있으므로 교정치료 후반 또는 종료 시점에 추천합니다. 안면윤곽수술은 턱교정 수술 시에 함께 진행할 수도 있지만 전체적인 수술 시간이 길어질 수 있습니다. 윤곽수술의 양이 적고 보다 정교한 이동이 필요할 경우 턱교정 수술 3–6개월 이후 환자의 안면 연조직과 인상의 변화가 확실해진 후에 진행하면 좋을 것입니다.

Q15 저는 아나운서 시험 준비를 할 거라 발음이 중요하거든요. 교정하는 거랑 발음이랑 관련이 많아요? 남들이 저 보고 자꾸 혀 짧은 소리를 낸다고 해서 고치고 싶은데 치아가 가지런해지면 조금 나아질까요?

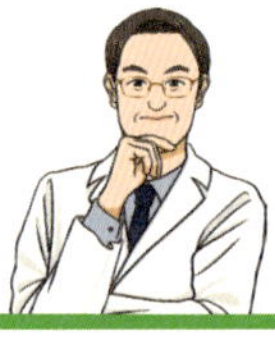

부정교합과 발음장애(speech problem)는 연관이 있습니다. 발음의 생성 장애 및 왜곡이 발생하는 경우로 /s/, /z/ (치찰음)은 전치부 개방교합이나 큰 수평피개와 /t/, /d/ (설치조폐쇄음)은 상악 전치의 설측 위치와 총생과, /f/, /v/ (순치마찰음)은 골격성 III급 부정교합과, /th/, /sh/, /ch/은 전치부 개방교합과 각각 관련된 것으로 알려져 있습니다. 그러나 심한 부정교합이 있는 경우에도 정상적인 발음은 가능할 수 있습니다(Proffit WR., et al; 2018).

따라서, 발음장애는 교정치료만으로는 해결될 수 없으며, 발음장애가 있고 특정 유형의 부정교합이 연관되어 있다면, 교정치료와 함께 발음 교정을 위한 언어치료를 병행하는 것이 도움이 됩니다.

또한 성인이 되어서까지 혀 밑에 설소대가 짧거나 혀끝 가까이 붙어 있어서 입 밖으로 혀를 내밀 때 혀끝이 입 밖으로 나오지 못하고 갈라지는 양상을 보이거나, 입을 벌린 채 혀가 입천장에 닿지 않는다면 설소대유착증으로 진단될 수 있습니다. 이 경우에 혀의 움직임이 자유롭지 못해서 혀 짧은 소리가 날 수 있으므로 설소대 수술이 조음장애의 개선에 도움을 줄 수도 있습니다(5-27).

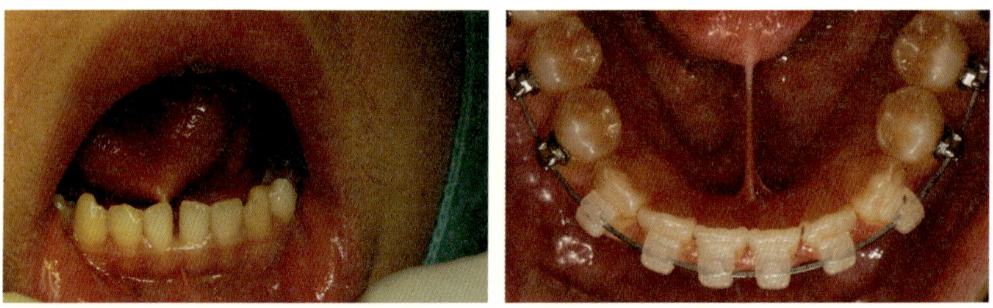

5-27. 설소대유착증으로 인해 혀 움직임이 자유롭지 못한 증례들.

Q16 연예인들 보면 치아가 매우 가지런하고 하얗더라고요. 교정하고 미백 몇 번 하면 저도 그렇게 될 수 있나요? 치아에 무리가지는 않을까요?

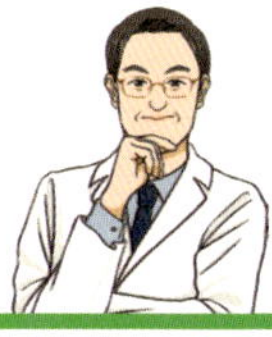

전문가에 의한 미백치료의 효과는 사용되는 고농도의 미백제(35% hydrogen peroxide gel, 과산화수소), 미백 온도, 미백제와의 접촉시간을 통해 얻을 수 있습니다. 치아 미백이 처음이거나 변색 및 착색이 심할 때 최소한 3회 이상(1회, 20–40분/회당 1주일 간격)의 미백이 필요할 수 있으며, 치아의 색상이 2주 이상 유지되고 미백효과가 있을 때 추가적인 미백을 고려하게 됩니다. 또한 환자가 직접 하는 자가 미백의 경우 10–15% carbamide peroxide를 개인용 치아트레이에 담아 사용하게 되며, 낮시간 혹은 취침시간에 2시간 정도씩 착용하고 1주 간격으로 시행합니다. 대체적으로 2–6주 내에 효과를 얻을 수 있습니다.

미백 후에는 담배나 색소가 강한 음료(커피, 콜라, 녹차, 홍차, 카레 등)의 섭취를 피하거나 줄이는 것이 좋으며, 식사 및 색소 음료 후에는 바로 양치질을 해야 합니다. 대부분의 미백치료는 최소 1년에서 3년 내에 재치료가 필요할 수 있으며, 거의 대부분은 치료 완료 후 몇 주 내에 미백 효과의 감소가 일어납니다.

미백에 따라 치아에 생길 수 있는 문제점으로는, 치아의 바깥층인 에나멜층이 손상되거나, 잇몸이 자극을 받거나, 치아가 시린 치아과민증이 증가될 수 있습니다. 이러한 증상은 1–4일 이후 점점 사라집니다.

한편, 교정치료 종료 시 치아에 부착된 고정식 교정장치를 제거하게 되면, 치아가 약간 시리거나 불편하고 약해진 느낌이 들 수 있습니다. 이 경우에 치아의 증상이 감소되고 치아의 강도가 회복되는데 필요한 시간이 지난 후, 치아 색조의 변화를 판단하여 치아 미백을 하는 것이 추천됩니다.

Q17 나이 들면서 자꾸 앞니가 벌어지는 것 같습니다. 어떻게 해야 하나요?

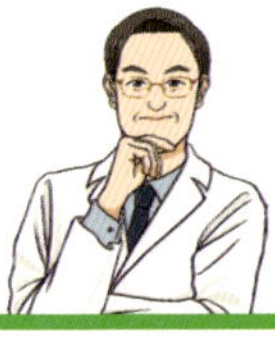

교정치료 Q&A

앞니 사이가 벌어진 것이 이전에는 없다가 점점 커진다면, 앞니 주변의 잇몸질환이 의심될 수 있으며 먼저 스케일링, 치근활택술 또는 잇몸수술 등이 선행되어야 합니다.

❶ 벌어진 앞니를 교정치료를 통해 폐쇄할 수 있으며(5-10, 5-28) 이후 다시 벌어지는 것을 예방하기 위해서 앞니의 설측면에 고정식 유지장치를 부착하게 됩니다. 또한 투명유지장치 등의 가철식 유지장치가 함께 사용될 수도 있습니다.

❷ 교정치료 없이 벌어진 앞니의 공간을 레진, 라미네이트 비니어, 크라운 또는 브릿지 등을 이용해 폐쇄할 수 있으나, 치아의 원래 크기가 커져서 심미성이 떨어질 수 있으며, 또한 이후 잇몸질환이 조절되지 않는 경우 다시 앞니가 벌어질 수 있습니다. 앞니 여러 곳에 또는 위아래 앞니에 공간이 동시에 존재할 때에는 교정치료가 동반되지 않으면 여러 치아에서의 비가역적인 치아 삭제가 필요할 수 있습니다. 따라서 이러한 경우에 교정치료를 병행하여 일부 앞니 공간을 줄여줌으로써 위의 보존 또는 보철치료를 위한 치아의 개수를 줄여 줄 수 있습니다(5-22). 그러나 시간이 지남에 따라 레진의 변색 또는 라미네이트, 크라운의 노후화로 재치료가 필요할 수 있습니다.

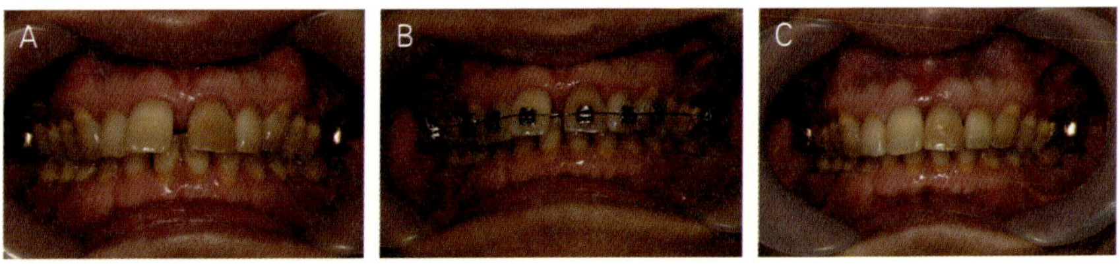

5-28. 잇몸질환으로 전치 사이에 공간이 발생하여 내원한 증례.
A: 치료 전 상악 중절치의 치간 이개와 돌출이 보임 B: 먼저 잇몸치료를 완료한 후 공간 폐쇄를 위한 부분 교정치료를 시작함 C: 치료 후 공간 폐쇄가 이루어짐.

Q18 교정치료 없이 악교정 수술만으로 안모 개선이 가능할까요?

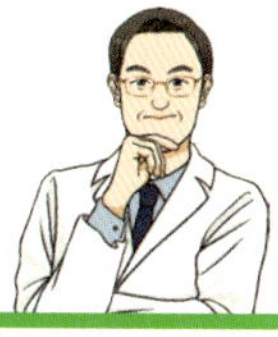

교정치료 없이 악교정 수술만으로 안모 개선이 가능합니다. 그러나 대부분의 경우 교합이 완전하지 않아서, 수술 후 적절히 위치된 악골의 위치가 변화될 수 있고, 장기적으로 보면 불완전한 교합으로 인해 저작 및 턱 기능에 문제가 발생할 수 있어서 교정치료 없이 악교정 수술만 하는 것은 추천되지 않습니다. 그러나 최근에 선수술(surgery-first approach) 술식은 술전 교정치료 없이 악교정 수술을 먼저 시행하여 조기에 안모를 개선할 수 있으며, 전체 치료 기간을 줄일 수 있습니다. 수술 이후 교정치료를 통해 치아의 레벨링, 배열과 탈보상을 시도하며 악골의 안정화와 동시에 치아의 적절한 교합을 형성하며 마무리합니다(5-29).

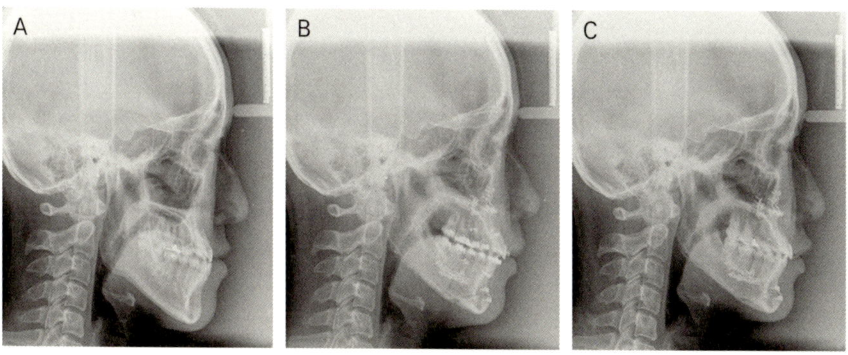

5-29. 주걱턱을 주소로 내원한 증례.

A: 치료 전 반대교합, 하악의 전돌과 상악 후퇴의 긴 안모를 보임 B: 선수술을 시행 후 1개월째 술후 교정치료를 진행하고 있음 C: 치료 종료 후 양호한 안모와 교합관계를 보이며, 총 치료 기간으로 1년이 소요됨.

이럴 때는?

제3대구치를 발거하는 10-20대 환자들 중에 제2대구치의 가위교합(scissor bite)이나 교합불량이 간혹 보입니다. 이 중에는 이미 교정치료를 마친 환자들도 있는데, 이에 대해 추가적인 교정치료를 권하는 것이 부담스럽습니다. 치료에 대한 가이드라인이나 이런 환자들에게 오해의 소지가 없도록 잘 설명하는 방법이 궁금합니다.

교정치료를 종료하는 시점에, 제2대구치가 미맹출된 경우에는 치료 후 유지 기간 중 제2대구치의 맹출공간이 부족하거나 맹출 전 치조골 내에 위치가 좋지 않고 인접한 제3대구치의 영향을 받아 제2대구치가 잘못된 위치로 맹출할 수 있습니다. 특히 하악 제2대구치는 설측으로, 상악 제2대구치는 협측으로 어긋나게 맹출하면서 가위교합이 발생하거나 교합이 좋지 않을 수 있습니다. 이러한 경우 치아의 장축 방향으로 교합력이 전달되지 않아서 장기적으로는 제2대구치의 잇몸과 치조골에 안 좋은 영향을 주게 됩니다. 따라서 제2대구치 맹출 완료된 후에 이러한 문제가 있는 경우에는 이를 개선하기 위한 부분적인 교정치료가 추가적으로 필요할 수 있습니다. 이때 제3대구치가 제2대구치의 치근에 근접하여 있다면 교정치료에 앞서 제3대구치의 발거가 필요할 수 있습니다.

참고 교정치료법

이의 치료를 위해 1) 고정식 교정장치(브라켓)를 제2대구치나 제2대구치를 포함한 일부 치아에 부착하고 교정용 호선과 교차/수직 고무줄을 이용하거나, 2) 교정용 미니임플란트를 일시적으로 병행하거나, 3) 투명교정장치, 제2대구치에 고정식 button 부착과 교차 고무줄을 이용할 수 있습니다.

Q19 송곳니가 덧니로 나서 교정치료를 받고 싶어요. 이러면 보통 발치 교정을 해야 한다고 하는데 그럼 덧니를 빼는 건가요?

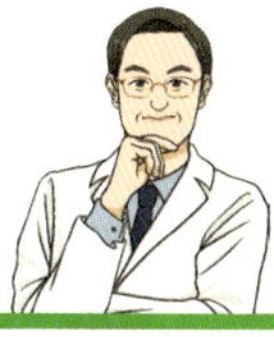

교정치료 Q&A

송곳니는 굉장히 중요한 치아여서 치과의사들은 송곳니를 가급적이면 빼지 않으려고 합니다. 우리 치아 중에 뿌리가 가장 길고 강한 치아이기 때문입니다. 그래서 송곳니가 덧니로 나더라도 송곳니를 빼는 것이 아니라 그 뒤에 있는 작은어금니 두 개 중에 하나를 뽑습니다. 다행히 두 개 중에 하나를 발치하더라도 구강 기능상에 문제를 일으키지는 않기 때문입니다. 좌우로 작은어금니를 하나씩 뺀 자리로 송곳니를 이동시키면서 전체적으로 좌우대칭과 교합을 맞추게 됩니다.

최근에는 다양한 골고정원 장치를 이용해 악궁 확장과 후방이동이 가능해져서 환자의 악골과 안모에 따라 발치 없이 치료가 가능할 수 있으므로 교정 전문의와 상담하여 결정하시길 바랍니다.

Q20 저도 투명교정치료가 가능한가요?

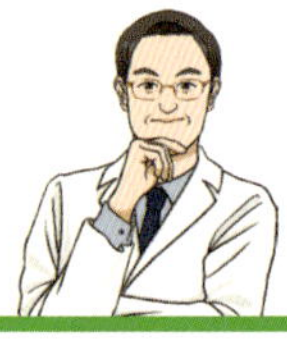

교정치료 Q&A

일반적으로 투명교정치료는 특정 치아에 접착되는 레진 어태치먼트(resin attachments)와 착용하는 여러 개의 투명교정장치(clear aligners)로 구성됩니다(5-30).

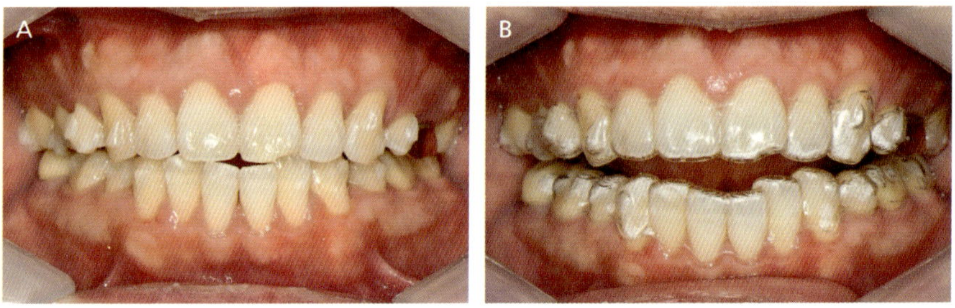

5-30. 치아에 접착된 레진 어태치먼트(A)와 착용하는 투명교정장치(B).

이러한 구성요소를 통해서, 경도 내지 중등도의 총생(crowding, 울퉁불퉁함)은 악궁 확장이나 인접면 치간 삭제를 동반하여 해결될 수 있습니다. 또한 치아 사이의 경도에서 중등도의 공간(spacing)을 폐쇄하거나 일부 전치부의 함입(intrusion), 전치부의 정출이나 회전 개선, 구치부의 이동 등이 필요한 경우 치료 가능합니다.

그러나 발치 교정이나, 개방교합, 과개교합, 치아의 심한 회전, II급 또는 III급 구치 관계의 개선을 요하는 복잡한 교정 치료는 투명교정장치만으로는 치료의 한계가 있으며, 추가적인 보조장치(auxiliaries)나 부분적 고정식 교정장치, 악간 고무줄(inter–maxillary elastics)이나 골성 고정원(temporary skeletal anchorage devices: mini–implants, miniplates) 병행이 필요합니다(5-31).

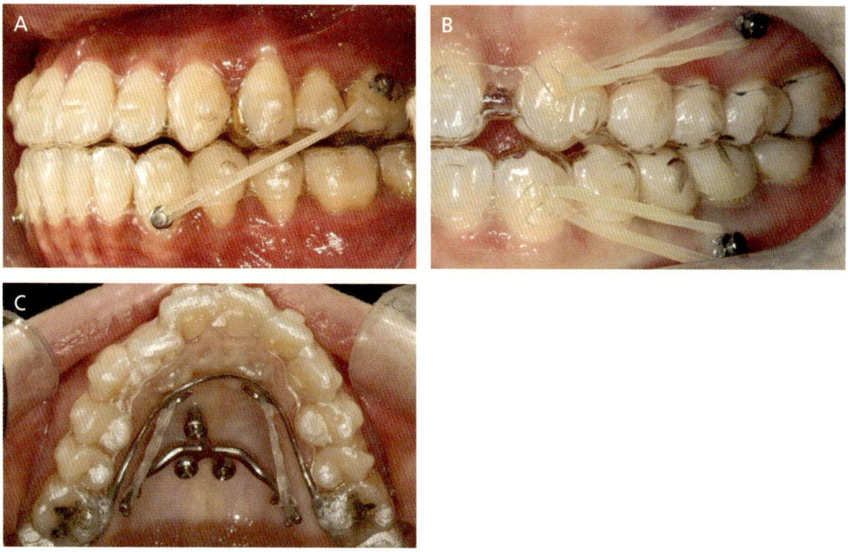

5-31. 투명교정장치와 함께 병행되는 고정식 장치와 III급 악간 고무줄(A), 골성 고정원인 mini-implants (B)와 miniplate (C).

Q21 교정치료 시 치아를 뽑고 해도 평생 문제가 없나요?

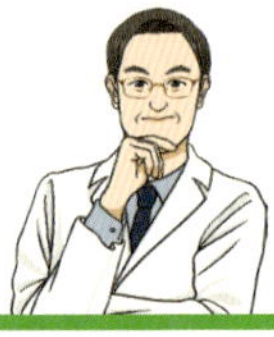

예, 문제없습니다. 일반적으로 발치는 부정교합의 양상에 따라 결정되며, 보통은 작은 어금니(소구치) 2-4개를 발거하게 되는데, 해당 치아 자체는 발거를 해도 기능상 문제없습니다(5-32). 오히려 골격성 또는 다양한 치성 부정교합의 정도에 따라 치아를 발거함으로 저작 기능이나 발음, 심미성 및 잇몸 관리 면에서 유리해질 수 있습니다. 다만, 발치 치료가 필요한지에 대해서는 교정과 전문의와의 상담이 필요합니다.

교정치료 전 치주 질환이 있던 환자에서는 교정 치료 전, 중과 후에도 지속적으로 잇몸 및 치주 조직의 평가, 치료 및 유지 관리가 필요합니다. 이러한 관리가 잘되지 않는 경우 교정 치료로 잇몸이 내려가거나 치조골(뼈)이 흡수되어 치아가 약해졌다고 느낄 수 있으나, 실제로는 계속 진행되어 온 치주질환 때문입니다. 한편 치주 조직이 건강한 환자에서도 교정 치료 후에 평생 동안 치아와 잇몸을 포함한 치주 관리를 일정 주기로 치과의사에게 받으셔야 합니다.

발치 치료 후 폐쇄되었던 이를 뽑은 공간(발치 공간)이 시간이 지남에 따라 일부 벌어져서 틈이 간혹 발생할 수 있으나 치아를 사용하는 데는 문제가 없습니다. 벌어진 공간으로 인해 음식물이 끼거나 심미성이 떨어지는 등 불편감이 있는 경우 재교정이 필요할 수 있습니다.

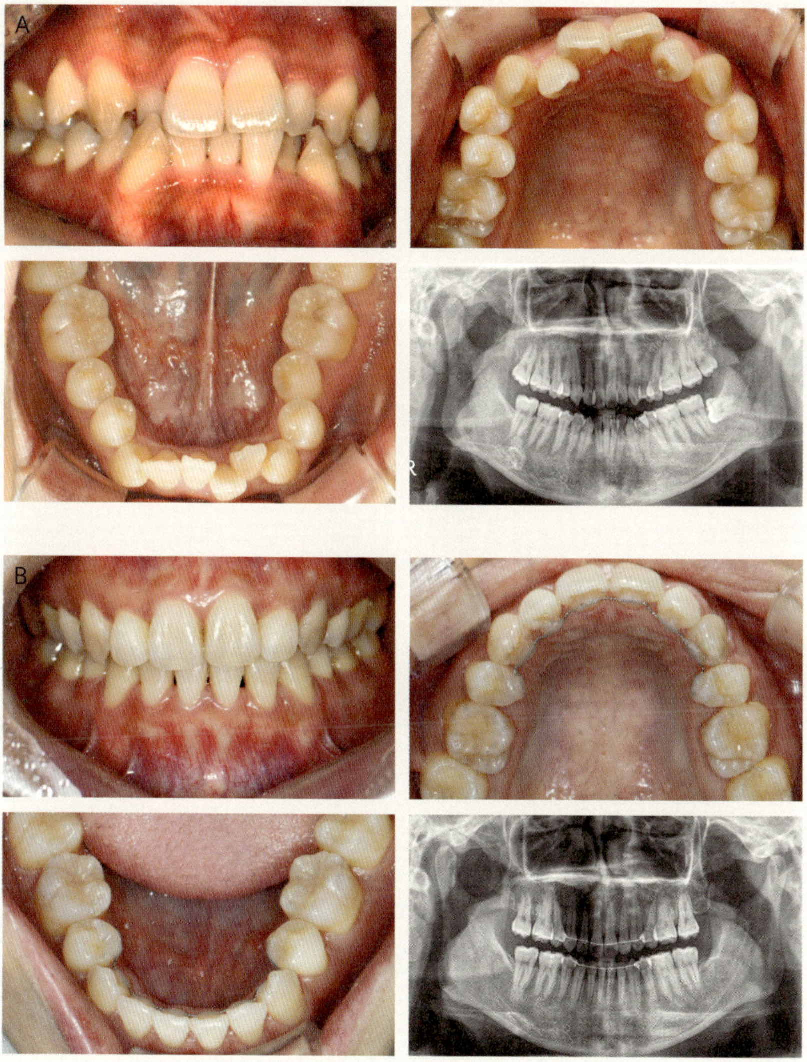

5-32. 상, 하악 소구치 발치 치료 전(A)과 치료 종료 후(B)의 구내 사진과 파노라마 사진.

Q22 교정치료 후 사랑니를 뽑아야 하나요? 사랑니 때문에 치아가 삐뚤어지지 않나요?

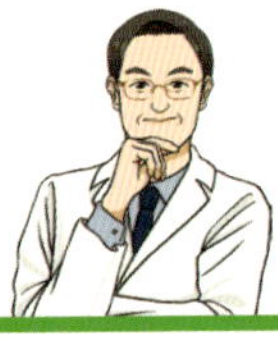

교정치료 Q&A

교정치료를 하고 난 후에도 대부분의 사랑니는 맹출하지 못하고 뼛속에 매복되어 있거나, 부분적으로 맹출하게 됩니다. 사랑니가 부분적으로 맹출된 경우 앞쪽 어금니(제2대구치)와 사이에 음식물이 계속 끼거나 구강 위생이 좋지 않아서 치아우식증(충치)이 발생하거나 잇몸에 염증이 종종 유발될 수 있어서 뽑는 게 추천됩니다. 다만, 뼛속에 완전 매복되어 있는 경우에는 하치조신경이나 앞쪽 어금니의 뿌리와 관계 등을 평가하여 발거를 미루고 관찰하거나 발거를 시행할 수 있습니다.

사랑니가 치아를 삐뚤어지게 하는지, 특히 하악 전치의 총생(crowding)에 영향을 주는지에 대해서는 아직 확실하지 않으나 그 가능성은 있습니다. 하지만 아래턱이 약 20세 전후까지 천천히 지속적으로 성장함에 따라 하악 전치가 설측으로 경사 이동되어 하악 견치간의 폭경의 감소와 함께 총생이 나타날 수 있습니다. 교정치료를 받지 않은 청소년기 약 2/3가량이 성인기에 하악 전치의 총생을 보였다는 보고도 있습니다.

Q23 임플란트를 하기로 했는데 교정치료는 언제 해야 하나요?

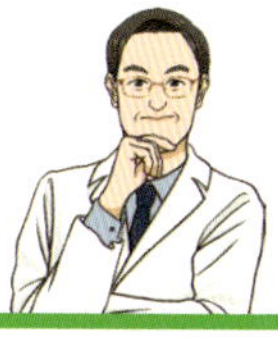

교정치료 Q&A

성인에서, 이가 선천적으로 없거나 상실된 경우로 적절한 크기의 임플란트 보철 치료를 하기 힘들 때 교정치료를 먼저 진행하여 적절한 보철 공간을 확보한 후 임플란트를 시행해야 합니다. 일반적으로 교정 치료를 종료하기 3–6개월 전에 임플란트를 식립하고, 교정 치료 종료 시 보철물을 제작 완료하면 됩니다.

한편, 성장기 아동/청소년에서는 부정교합의 정도에 따라 교정치료를 진행한 후 확보된 임플란트 보철 공간을 유지하면서 차후 성인이 되어 임플란트 식립을 고려할 수 있습니다. 그러나, 성인이 될 때까지 성장기의 교정치료 결과가 잘 유지되지 않거나, 때로는 확보된 임플란트 공간이 줄어들어 성인이 되어 재교정치료가 필요할 수 있습니다. 따라서, 선천적 치아 결손 외에 부정교합이 심하지 않다면 교정치료를 하지 않고 성장이 완료되는 시점 전후에 교정치료를 진행하고 이후 임플란트 보철을 시행하는 것이 추천됩니다. 선천적으로 영구치 결손이 되어 있는 경우에는 해당 부위의 유치가 동요도가 없고 치근이 양호하다면 발거하지 않고 상당 기간 동안 사용하실 수 있습니다. 다만, 유치가 발거된 경우에는 환자의 안모나 선천적 결손치의 개수나 공간 등을 평가하여 공간 유지 장치를 하고 성장 완료 후 교정치료를 한 다음 임플란트 보철을 고려할 수 있습니다.

CHAPTER 6

치주 및 예방치과

Q1 나이 들면서 찬물 마실 때나 이를 닦을 때 치아가 시려요. 반영구적인 치료법은 없나요? 치아가 시린 증상이 안 생기게 하는 예방법이 있나요?

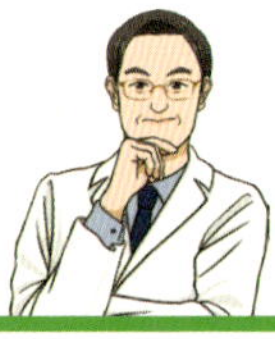

치주 및 예방치과 **Q&A**

나이가 들면서 치아가 시린 이유는 다양합니다.

첫 번째, 노화가 진행되면 치아를 감싸고 있는 잇몸(치은)과 잇몸뼈(치조골)에도 노화가 진행됩니다. 잇몸은 잇몸뼈에 붙어있기 때문에 잇몸뼈가 노화가 되어 점차 녹아 없어지면 자연스럽게 치아를 감싸고 있던 잇몸도 점차 내려가게 됩니다. 이러한 과정에서 치아의 뿌리(치근)가 드러나게 되는데 이 치아뿌리 부분은 치아머리 부분과는 달리 외부 자극에 훨씬 민감하게 반응합니다. 쉽게 말해서 찬 겨울에 입고 있던 외투를 벗으면 춥듯이 치아를 감싸고 있던 잇몸이 점차 없어지면 차가운 자극에 더 예민하게 반응할 수밖에 없습니다.

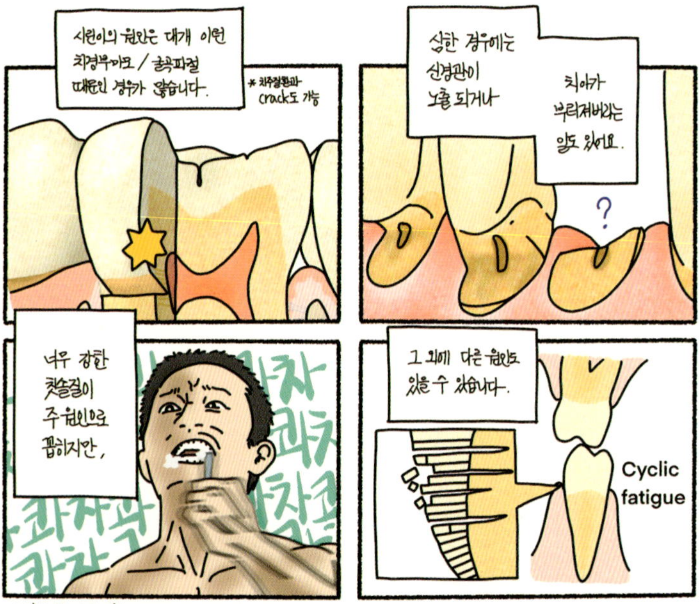

두 번째, 나이가 들수록 치아는 닳아집니다. 어떤 물건이든 오래 사용하면 닳아지듯이 치아는 매일 음식을 씹는 저작활동을 하기 때문에 오랜 기간 사용하면 자연스럽게 닳아지는 "교모"가 일어납니다. 이렇게 치아가 닳아져서 단단한 부분이 없어지고 치아의 내부가 노출되면 치아 속에 존재하는 신경과의 거리가 가까워집니다. 이런 경우에도 외부의 자극에 더 예민하게 반응할 수 있습니다.

세 번째, 치아와 잇몸 사이에 있는 치아 부분이 파여서 생기는 증상일 수 있습니다. 이렇게 치아가 파이는 부분을 굴곡파절(abfraction)이라 하고, 앞서 기술한 것처럼 치아가 전반적으로 닳게 되면 씹는 힘이 골고루 분산되지 않고 한쪽에 몰릴 위험성이 있습니다. 이런 경우 치아의 가장 얇은 부위인 치경부(치아와 잇몸 사이)가 힘을 못 견디고 떨어져 나갈 수 있습니다. 이렇게 되면 치아뿌리가 노출되어서 외부 자극에 민감하게 반응할 수 있습니다. 또한 좌우로 평행하게 움직이는 칫솔질 동작도 치아 패임을 유발할 수 있습니다.

나이와 무관하게 평상시 온도와 크게 차이가 나는 음식을 먹을 때, 칫솔이나 젓가락 같은 물체가 치아에 접촉만 했는데 치아가 예민한 반응을 보이고 통증을 일으킨다면 치아과민증, 정확히 표현하자면 상아질 지각과민증을 생각해 볼 수 있습니다.

치아는 표면부터 안쪽으로 법랑질–상아질–치수, 크게 세 부분으로 구성되어 있습니다. 법랑질 안쪽으로 상아질이 위치하고 그 안쪽에는 치아의 신경에 해당하는 부위인 치수가 있습니다. 잇몸과 치아 경계 부분인 치아 목 부위는 특히 이 법랑질이 가장 얇은 부분이며 외부 자극으로부터 손상을 받기 쉬운 부위입니다. 상아질은 법랑질에 비해 비교적 무른 조직이며, 치수와 미세한 관으로 연결되어 있습니다. 따라서 치아 목 부분이 파이거나 잇몸이 내려가면 상아질이 노출되고 노출된 상아질에 가해진 외부 자극이 상아질관을 통하여 치수까지 전달될 때 시린 통증을 느끼게 됩니다(6-1, 2).

잘못된 양치 습관은 상아질 지각과민증을 유발하는 대표적인 요인 중 하나입니다. 양치 시 연마제가 많이 들어간 치약을 사용하여 강한 칫솔모로 치아를 좌우로 강하게 닦아낸다면, 잇몸과 치아가 만나는 치아의 목 부위 가장 약한 법랑질이 닳아 상아질이 노출되기 쉽습니다. 이러한 잘못된 양치 이외에도 딱딱하거나 질긴 음식을 자주 섭취하거나 이를 악무는 습관도 치아가 시린 증상을 유발하는 요인이 됩니다.

시린 치아의 치료방법으로 노출된 상아질 부위를 다듬고 그 위를 적절한 치과재료로 덮어줄 수 있습니다. 만약 상아질 노출 정도가 심해서 신경이 노출되었다면 신경치료가 필요합니다.

예방법은 연마제가 적게 들어간 질산칼륨(KNO_3) 성분이 함유된 치약을 선택하고

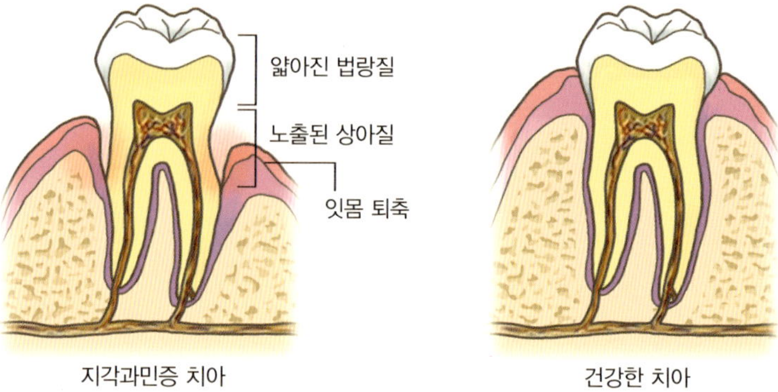

6-1. 잇몸이 내려가면서 상아질이 노출되면 지각과민증이 심해진다.

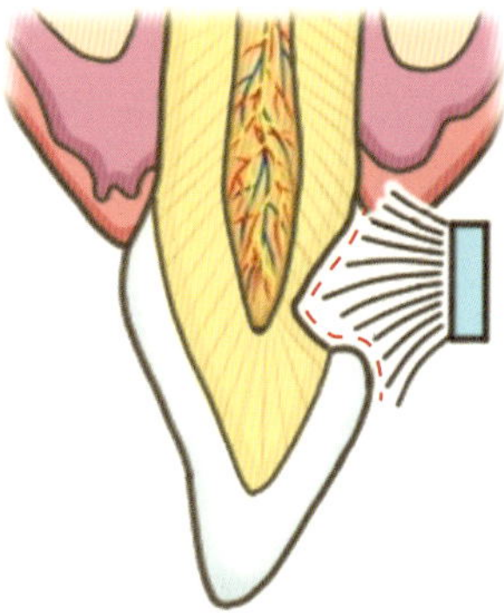

6-2. 과도한 칫솔질로 인해 치경부가 마모되면서 시린 증상이 발생할 수 있다.

부드러운 칫솔로 치아를 위, 아래 부드럽게 마사지하듯이 닦아줍니다. 산성도가 높은 음식은 피하되, 만약 섭취했다면 물로 입을 헹군 뒤 30분 뒤에 양치를 하시면 됩니다. 그리고 너무 딱딱한 음식은 치아에 금을 내거나 깨트릴 수 있으니 주의하셔야 합니다.

Q2 항암치료 중 치아가 솟는 느낌이 들어요. 그런 느낌이 드는 이유와 치료방법은 무엇인가요?

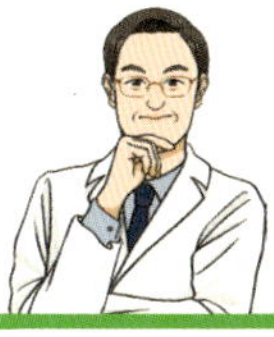

치주 및 예방치과 Q&A

항암 환자가 수술을 받는 경우, 특히 두경부가 그 대상일 때에는 면역에 관련이 많은 림프조직이 절제되고, 이렇게 조직이 손상되면 혈행의 장애가 발생하게 됩니다. 면역 기능의 약화로 인하여 구강 세균에 의한 감염 가능성이 증가함으로써 치아우식증이나 치주질환의 유병률이 높아집니다.

방사선 치료를 하는 경우, 구강점막과 타액선이 손상되어 구강건조증이 초래됩니다. 또한 약물치료의 경우 빨리 분열하는 세포들이 항암제에 의해 손상을 받기 때문에 종양 세포뿐만 아니라 정상 세포에도 악영향을 초래하게 되는데, 어떤 약제들은 골수강 기능을 억제하면서 구강 합병증을 초래하기도 합니다. 더욱이 방사선조사 치료와 항암제 투여를 병용하는 경우는 구강점막염, 구강건조증, 창상감염, 전신쇠약 등이 더욱 심해질 수 있습니다.

암 환자는 암의 치료 과정을 장기간 겪으며 이미 상당한 정서적 스트레스 상황에 있는 데다 치과진료 자체가 국소마취에서부터 구강 수술까지 상당한 외상과 통증을 유발하여 염증반응을 강화시킬 수 있기 때문에 전신질환자에서 적용하는 통상적인 스트레스 감소법에 근거하여 진료를 시행하여야 합니다. 또한 적극적인 구강위생관리와 예방치료, 보존적 치주치료를 최우선으로 시행하고 부득이 잇몸수술이 필요한 경우엔 최소침습적 방법으로 시행하는 것이 좋습니다.

Q3 의치에도 치석이 쌓이나요?

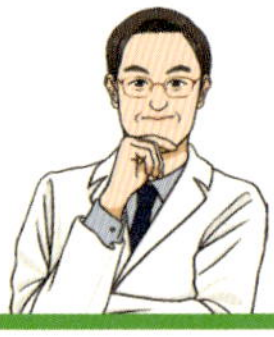

치주 및 예방치과 Q&A

의치(틀니)에도 치석이 쌓입니다. 틀니도 매일매일 양치를 하듯이 닦아주지 않으면 자연스럽게 치석이 쌓이게 됩니다. 식사 후에는 의치를 제거한 상태에서 먼저 치아와 잇몸을 비롯한 입안을 깨끗이 씻고, 의치도 부드러운 의치용 솔로 문지르고 물로 충분히 세척합니다. 의치 세척 시에는 치약 대신 비누나 의치용 세정제를 사용하시는 것이 좋습니다. 치약에는 마모제 성분이 들어있어 의치가 닳아지는 현상이 있을 수 있으니 되도록이면 사용하지 않도록 합니다. 하루에 한 번 수면 시간을 이용하여 의치를 의치 세정제 속에 담가 두어서 화학적 방법으로 세척하는 것도 좋은 방법입니다(총의치학 교수협의회; 2009).

Q4 아프지는 않고 충치도 없는데 치아가 심하게 흔들리고 피가 납니다. 꼭 치아를 뽑아야 하나요?

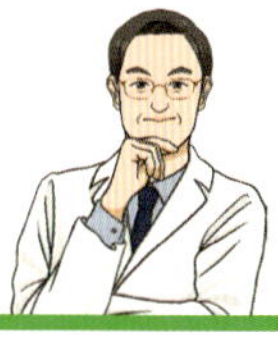

치아를 살릴 수 있는지에 대한 예후를 판단해 보아야 합니다. 예후란 질환에 대한 병리학적 지식과 위험인자에 근거하여 질환의 과정이나 기간, 결과를 예측하는 것을 말합니다. 쉽게 말해 치과의사가 구강내 검사 및 X–ray 검사를 통하여 치아를 살릴 수 있을지 없을지 판단하는 과정입니다.

표 6-1. 예후 결정 시 고려 요인

전반적인 임상적 요인	전신적/환경적 요인	국소적 요인	보철적·수복적 요인
환자 나이 질환의 정도 치태조절 환자의 순응도	흡연 전신질환/상태 유전적 요인 스트레스	치태/치석 치은연하 수복물 해부학적 요인 짧고, 좁아지는 치근 치경부 법랑돌기 법랑진주 치근 함몰 발육구 치근협착 치근이개부 병소 치아동요	지대치 설정 충치 무수치 치근흡수

여러 검사를 통해서 치아를 살릴 수 있다고 판단되면 신경치료 및 잇몸치료를 진행하면 되는데 치료가 잘되면 흔들림과 피나는 증상은 개선될 수 있습니다. 잇몸치료의 경우 치주질환의 정도가 심하지 않은 경우에는 비수술적인 방법으로 진행이 가능하지만 심한 치주질환의 경우는 수술적인 방법으로 진행해야 합니다. 잇몸치료를 모두 마친 후에도 정기적(3개월/6개월/1년)으로 치과에 내원하여 잇몸 건강이 잘 유지되고 있는지 검진을 받으셔야 합니다.

하지만 이러한 노력들을 기울여도 살리기 힘든 치아들이 존재합니다. 너무 염증이 깊게 진행되어 골소실이 심하고 많이 흔들리는 치아들은 빨리 발치하는 것이 좋습니다. 이런 경우에는 더 지체할 경우 치조골 손실이 많아지게 되어 추후 임플란트 진행 시 치조골 이식이 많이 필요하고 치료 기간이 상당히 길어질 수 있습니다. 그런 경우 빠른 시일에 발치하고 임플란트를 진행하여 씹을 수 있는 시간을 더 빨리 앞당기는 것이 환자에게 더 좋습니다.

Q5 앞니 잇몸이 내려가서 치아들 사이에 까만 공간이 생겼어요. 이 공간을 메울 수 있는 방법이 있나요?

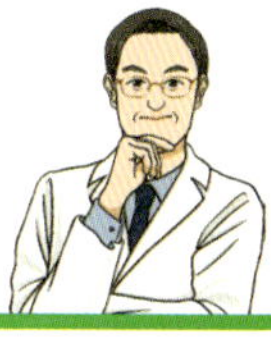

치아 사이의 까만 공간을 "black triangle"이라고 합니다. 이러한 공간이 생기는 이유는 치아 사이를 채워주고 있는 잇몸인 치간유두의 상실 때문입니다. 치간유두 상실의 가장 흔한 원인은 치태로 인한 치주조직(치아주변조직)의 상실입니다.

이러한 치주조직 상실은 그 상실된 부위의 정도에 따라 분류될 수 있는데, 상실된 양이 많지 않을 경우에는 자연히 그 공간으로 잇몸이 차올라서 공간을 메워줄 수 있습니다(치간부에서 연조직 높이. 만일 골능과 접촉점 사이의 거리가 5 mm 이하이고 유두 높이가 4 mm보다 작을 때; Tarnow). 하지만 상실의 정도가 클 경우, 잇몸 수술(잇몸 이식)을 통하여 공간을 메워줄 수 있습니다. 또는 레진이나 보철(크라운 or 라미네이트)적인 방법으로 치아 형태를 수정하여 치아끼리 맞닿는 부위인 접촉점을 낮춰주는 방식으로 공간을 채우는 것을 시도해 볼 수 있습니다.

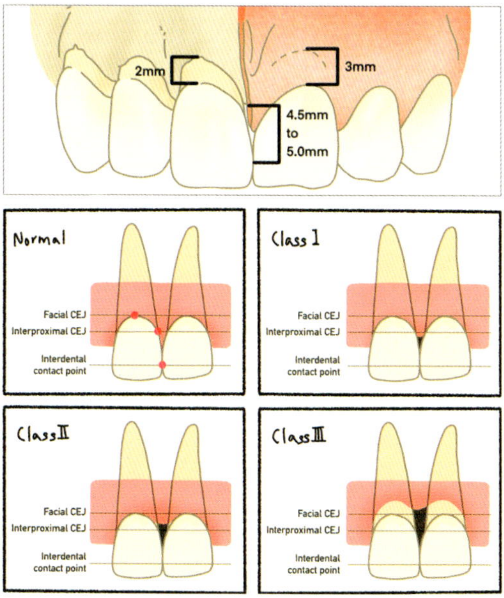

6-3. 치아들 사이 치주조직 상실의 분류.

Q6 많이 흔들리는 치아는 나중에 어차피 뽑게 되니 지금 발치하고 임플란트 하는 게 낫지 않나요? 잇몸치료를 받아서 좋아질 확률은 얼마나 되나요?

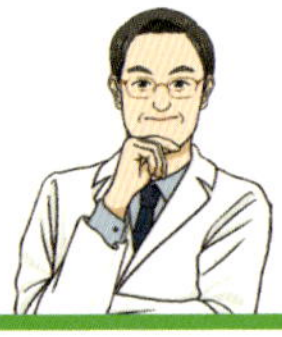

여러 가지 요인을 심도 있게 분석하여 excellent, good, fair, poor, questionable, hopeless와 같이 6가지 예후로 결정할 수 있습니다. 예후가 의심스러운 치아를 다룰 때 성공적인 치료를 위해서는 예후가 좋지 않은 치아를 발거함으로써 인접 치아에 생길 수 있는 이점을 고려하여야 합니다. 가능성이 없는 치아를 보존하려고 하는 무모한 시도보다는 오히려 적절한 시기에 발치함으로써 인접치를 보존하며 골지지를 더 얻을 수 있습니다.

여러 검사를 통해서 살릴 수 있다고 판단된다면, 신경치료 혹은 잇몸치료를 통해 치아 상태가 좋아질 수 있습니다. 하지만 반드시 환자 본인이 더 관리를 열심히 하고 정기적으로 치과를 방문하셔야 성공적인 치료결과를 얻을 수 있습니다.

Q7 입 냄새(구취)가 나는 이유가 뭔가요? 구취가 나는지 어떻게 알 수 있을까요?

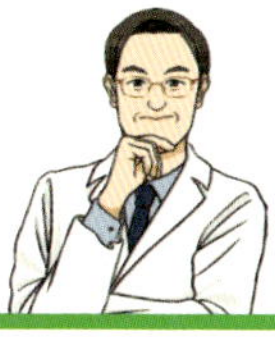

구취의 원인은 구강내 원인과 구강외 원인으로 나눌 수 있는데, 구강내 원인이 구취의 약 80–90%를 차지합니다. 구강내 존재하는 그람음성 혐기성 세균이 구취를 일으키는 주된 원인으로 알려져 있습니다. 치태나 제거되지 않은 음식물 등이 구강내에 존재할 경우 세균은 이것을 양분으로 사용해 대사를 하고 악취성 기체(휘발성 황화합물)를 지속적으로 배출함으로써 구취를 유발시킵니다. 이러한 악취성 기체의 생성은 특정 원인균 이외에도 치태의 양, 타액의 pH, 타액 분비율 등에 의해 영향을 받습니다. 또한 구취가 생기기 쉬운 구강환경으로는 과다한 치태(dental plaque), 설태(tongue coating) 및 치석(dental calculus), 치아우식증(dental caries), 치은 및 치주질환(gingivitis, periodontitis), 구강연조직 감염(oral soft tissue infection), 구강암(oral cancer), 구강칸디다증(oral candidiasis), 의치 장착(denture wearing), 혀질환 및 열구성 혀(tongue disease, fissured tongue), 불량 보존물 및 보철물(ill–fitting restarations & prosthesis), 구강건조증(xerostomia), 편도 및 인두의 염증, 편도결석 등이 있습니다.

구취는 구강내 원인 외에도 전신적인 문제와 관련된 구강외 원인에 의해서도 유발됩니다. 공복, 기아, 월경과 임신 등 생리적 현상뿐만 아니라 흡연, 음식물, 이물질, 상악동 염증, 호흡기나 위장관계를 포함한 전신적인 질환에 의해서도 유발됩니다.

구취 환자들은 자신에게서 구취가 나고 있는지를 잘 모르는 경우가 많으며, 대부분은 친구나 가족이 직접 알려주거나 그들이 얼굴을 돌리거나 인상을 찌푸리는 것 같은 간접적인 행동을 통해 알게 되는 경우가 많습니다. 구취가 나는지 환자 스스로 행할 수 있는 자가측정법은 다음과 같습니다.

환자 스스로 행할 수 있는 자가측정법

- 입과 코를 감싸서 덮은 손에 구강내 공기를 모은 후 냄새를 맡는 방법
- 자신의 손목을 혀로 핥은 후 약 5초 후 냄새를 맡는 방법
- 치아 사이를 치실로 flossing한 후 치실의 냄새를 맡는 방법
- 스푼으로 혀 안 부위를 긁어 약 5초 후 냄새를 맡는 방법

이 방법들은 주관적이어서 단지 구취의 존재 여부를 인지하는 정도에 국한되어 있으므로 구취의 종류나 강도를 판단하기 위해서는 치과에 내원하셔서 객관적인 검사를 받아야 합니다.

Q8 입 냄새가 심한 것 같습니다. 주변에서 입 냄새가 난다는 말을 들은 적은 없지만, 신경이 쓰이고 아침에 더 심한 듯합니다. 어디서 검사를 받아야 할까요? 개선이 가능한가요?

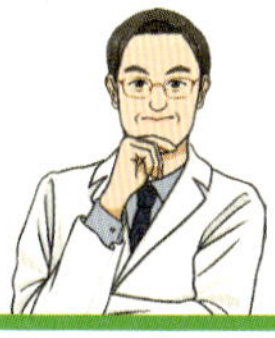

구취를 진단하고 검사하기 위해서는 치과에 내원하셔서 검사를 받아보시는 것이 가장 좋습니다. 구취가 생기는 원인의 90%는 구강내에 있으므로 구취 발생을 야기하는 구강내 요인을 찾아서 제거하는 것이 좋습니다.

헬리오미터(Haliometer) 검사를 통해서 구취의 주된 원인인 휘발성 황화합물의 양을 측정하여 객관적인 구취의 정도를 파악할 수 있습니다. 또한 구강건조증도 구취를 일으키는 요인 중의 하나이기 때문에 구강건조증의 유무를 확인하기 위한 침 분비량 측정검사를 진행하기도 합니다. 객관적으로 측정된 구취의 정도가 정상 범위이지만 본인 스스로 구취로 인해 심하게 고민하고 있다면, 망상이나 건강염려증에 의한 주관적 구취일 가능성이 있으므로 간이 정신 검사를 실시하기도 합니다. 또한 구강내 요인과 더불어 전신적인 상태도 구취에 영향을 줄 수 있기 때문에 내과적 이상 여부를 판단하기 위해 설문지를 작성하기도 합니다. 치과에서 정확한 진단하에 구취 유발요인을 제거한다면 구취는 충분히 개선될 수 있습니다.

Q9 구취를 줄이려면 어떻게 해야 하나요?

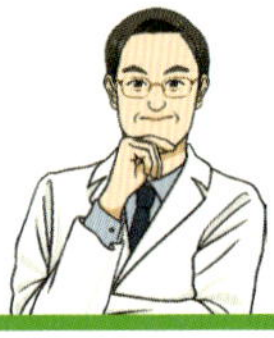

다음과 같은 방법을 실천하시면 구취를 현저히 감소시킬 수 있습니다(Wu J, et al; 2020).

- 식사가 끝난 후 반드시 양치
- 양치는 하루 3번, 3분 이상, 식후 3분 이내에 할 것
- 양치질할 때 혀에 낀 설태도 닦아 냄
- 치실이나 치간칫솔을 사용하여 남은 찌꺼기 제거
- 충분한 수분 섭취 / 목 가글은 구취 제거에 도움이 됨
- 음식을 꼭꼭 씹어 침 분비가 활발하게 함
- 스케일링을 6개월마다 받을 것
- 야채와 과일 섭취로 구강내 중성화를 유도하여 세균 증식 억제
- 커피 혹은 차를 마신 후 물을 마셔서 타액 보충

Q10 인사돌과 같은 구강보조약을 먹는 게 도움이 될까요? 인사돌을 먹으면 잇몸도 좋아지고 이가 흔들리는 것도 멈춘다고 하는데 맞나요? 잇몸이 좋아지는 약은 없나요?

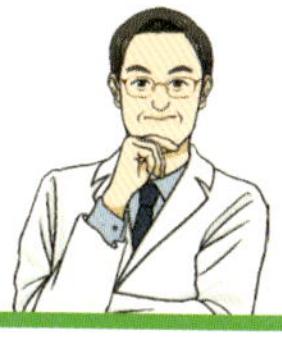

대표적인 잇몸보조제로는 인사돌과 이가탄이 있습니다. 인사돌의 성분은 옥수수불검화정량추출물로 항염증 작용을 도우면서 치조골과 치주인대가 약해지는 것을 막아줌으로써 치은염이나 경/중등도의 치주질환 환자에게 보조 치료의 목적으로 복용할 수 있도록 만들어진 약입니다.

이가탄의 주된 구성성분은 비타민C 계열의 수용성 비타민과 지혈제 및 항산화작용을 가진 성분, 그리고 소염효소 성분입니다. 이러한 구성성분들은 부종과 출혈을 가라앉혀주며 주로 잇몸의 염증을 가라앉게 해주는 기능을 합니다.

하지만, 보조제를 복용한다고 질환이 치료되거나 개선된다고 말하기는 어렵고, 치주질환에 대한 치과적인 치료가 선행된 후에 보조 치료 요법으로 사용되어야 효과가 큽니다. 즉, 이러한 약은 치주질환 치료를 위한 보조 약제이며, 잇몸치료제가 아닙니다.

치은염, 경/중등도 치주염 환자의 경우에는 복용이 염증 완화의 효능을 가지지만 심한 치주질환 환자의 경우 이 약을 복용한다고 해서 흔들리는 이가 멈추지는 않습니다.

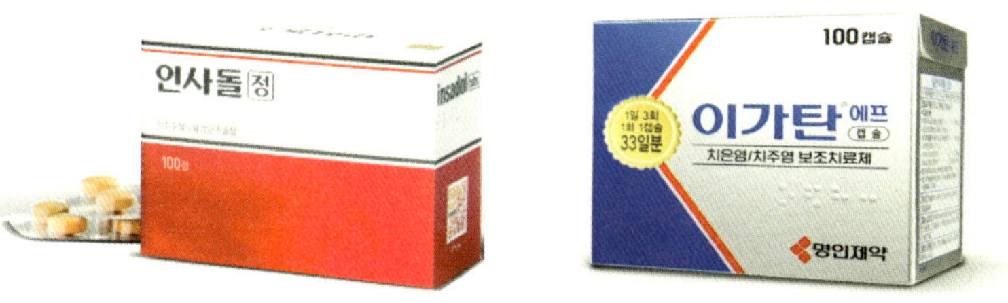

6-4. 일반인들에게 많이 알려져 있는 잇몸보조제 인사돌과 이가탄.

Q11 프로폴리스, 죽염 등이 구강위생관리에 도움이 되나요? 소금으로 치아와 잇몸을 닦으면 더 좋나요?

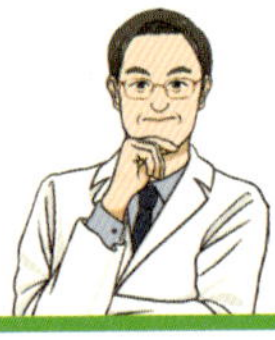

시중에 프로폴리스, 죽염 성분을 함유한 치약들이 많이 판매되고 있습니다. 프로폴리스 추출물이 항균 및 항산화 작용에 큰 도움이 되기 때문에 치약뿐만 아니라 다양한 제형으로 많은 사람들이 접하고 있는 건강보조 성분입니다.

사실 이러한 치약에 함유된 성분들보다 더 중요한 것은 칫솔질입니다. 치약은 보조적인 역할로 칫솔질의 효과를 돕고 있다고 생각하시면 되고, 가장 중요한 것은 하루 3번 꼼꼼하게 칫솔질로 구강에 음식물 잔사 및 플라그가 남아있지 않게 하는 것입니다.

소금이 가지고 있는 항염, 살균 효능 때문에 많은 분들이 소금으로 양치하는 것이 더 개운하고 잇몸에 좋다고 생각합니다. 하지만, 소금 양치는 잇몸과 치아를 손상시킬 수 있습니다. 대부분 소금으로 양치를 할 때 굵은소금을 이용하게 됩니다. 이 굵은소금의 입자가 곱지 않기 때문에 장기간 사용하게 되면 잇몸에 상처를 나게 하고 치아 표면을 미세하게 갈아 마모시킬 가능성이 있습니다. 아마도 굵은소금의 이러한 탁월한 연마제 역할이 더 개운하고 깨끗하다고 느끼게 하는 요인일 수 있습니다.

구운 소금, 입자가 작은 소금은 괜찮지 않을까라는 생각을 할 수 있는데, 소금은 연마제 역할 이외에도 구강내에서 삼투압을 유발하여 치아와 잇몸 사이의 조직액을 끌어내는 작용을 합니다. 이때 일시적으로 잇몸의 부기가 빠진 느낌이 들 수 있습니다. 하지만 이러한 작용은 일시적인 것이고 결국 스케일링이나 잇몸치료를 통해 치주염의 원인이 되는 치석이나 염증 조직을 제거해야만 근본적인 치료가 될 수 있습니다.

구강을 위한 올바른 소금 사용법은 치약으로 양치를 먼저 하고 우리 몸의 체액과 비슷한 농도의 싱거운 소금물로 입안을 가볍게 헹구는 정도를 추천합니다(전진모; 2022).

Q12 치주염 관리를 위한 구강건강보조식품 등의 사용에 대한 지침이 있나요? 공식적인 지침이 없다면 선생님께서 추천하시는 지침은 무엇인가요?

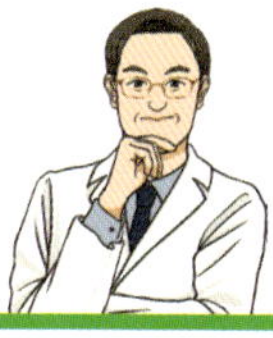

철저한 구강위생관리(올바른 양치질, 정기적인 스케일링)가 전제된다면 구강건강보조식품을 추가로 복용하는 것은 보조적으로 도움을 줄 수 있습니다. 하지만 꼭 치과에 내원하셔서 치과치료와 병행하면서 복용하셔야 합니다.

구강건강보조식품은 치료제가 아닌 보조식품이기 때문에 정확한 의학적 가이드라인이 있지는 않습니다. 추가적으로 복용하시는 것은 환자분의 선택입니다. 단, 장기간의 복용은 피해주시는 것이 좋습니다. 잇몸질환에 도움을 주는 이가탄, 인사돌 등이 있고 구강유산균 및 비타민 B, C, E 군도 구강건강에 도움을 주는 것으로 알려져 있으며, 치과의사가 추천하는 제품을 사용하시는 것이 좋습니다.

Q13 유산균 치료가 치주염 치료에 매우 유용하다는 얘기를 많이 듣고 있습니다. 현재까지의 연구 개발이나 추천할 만한 제품 등에 대해 알려주실 수 있나요?

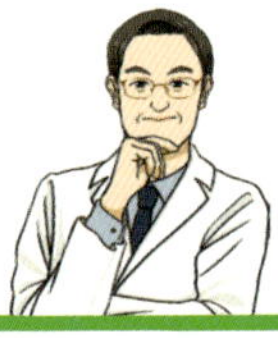

구강유산균은 입속 좋은 균을 증식시켜 유익균의 비중을 높이고, 유해균은 줄이는 방식으로 구강내 미생물의 환경에 균형을 맞추는 역할을 합니다. 꾸준히 섭취하면 증상을 개선하고 예방하는 데 유익한 도움을 얻을 수 있습니다.

세계적으로 구강유산균에 대한 연구는 2000년대 초반부터 시작됐으며 최근 몇 년 사이 급속히 상품화되고 있습니다. 현재 미국, 유럽, 일본 등 30여 개국에서 100여 개 제품이 판매되며 대중화되는 추세입니다. 프로덴티스, 트루락 등의 다양한 업체들이 구강유산균을 판매하고 있습니다(https://www.mk.co.kr/news/business/view/2022/04/357680/, https://health.chosun.com/site/data/html_dir/2021/02/26/2021022601674.html).

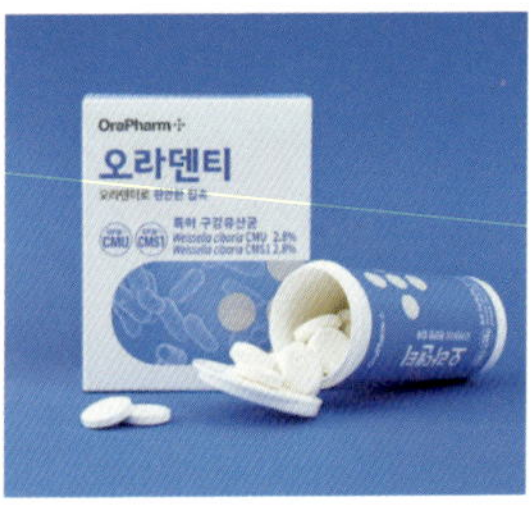

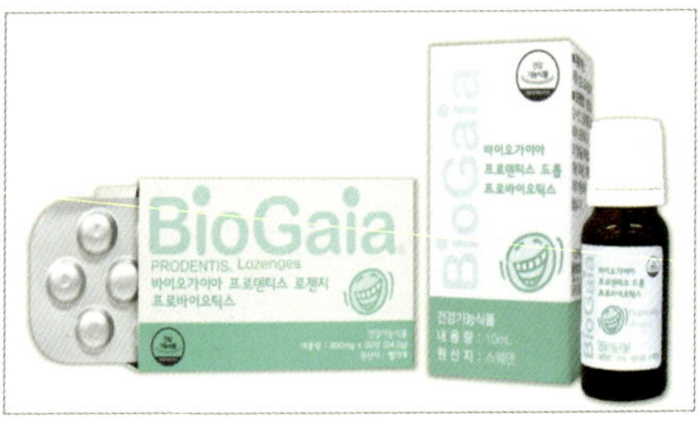

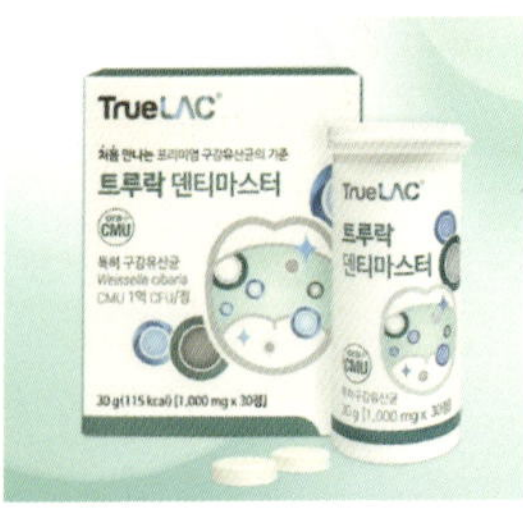

6-5. 다양한 구강유산균 제품들이 시판되고 있다.

이럴 때는?

클로르헥시딘 장기 사용 후 치아가 변색되어 내원한 환자가 이유가 무엇이고 착색을 없앨 수 있는지 질문한다. 착색이 없는 대체 가글링 약물에 대해서도 질문할 경우 어떻게 답할 것인가?

클로르헥시딘은 그람 양성균과 음성균, 효모, 곰팡이 및 혐기성 균주 등에 광범위한 항균작용을 가지며 치아우식증의 원인균을 선택적으로 억제하며 이와 함께 치태조절에도 효과적인 것으로 알려져 있습니다. 치과에서 가장 많이 사용되는 약제 중 하나이며, 안정성 또한 높은 것으로 알려져 있습니다. 치과 이외에도 화상 및 피부 감염의 치료, 수술 전 술자의 손소독 등 다양한 목적으로 널리 사용되기도 합니다.

하지만, 클로르헥시딘의 장기간 사용(10일 이상)이 치아에 암갈색 변색을 일으킨다는 것은 널리 알려진 사실입니다. 구강내의 경조직 및 연조직(특히 혀) 모두에 착색될 수 있으나 흔히 치아 표면에 생기며, 그 정도나 강도는 개인적인 식습관 그리고 칫솔질 등에 따라 다양하게 차이가 납니다.

클로르헥시딘 양치액에 의한 착색 기전은 아직 명확히 밝혀져 있지는 않으나 몇 가지 가설이 제시된 바가 있습니다. 첫 번째로, 클로르헥시딘을 구성하는 성분이 치면에 있는 세균막 및 치태 내의 단백질을 변성시키고 여기에 철이온과 황이온이 침착되어 흑갈색의 착색이 발생한다는 가설이 있고, 둘째로, 클로르헥시딘 내에 있는 유기질 색소가 치면에 흡착되어 착색이 발생된다는 가설이 있습니다. 그리고 클로르헥시딘이 구강내 유기물질과 반응하여 색을 띠는 산물을 형성하고 흡연이나 음주는 착색을 심화시킨다는 연구도 있습니다. 클로르헥시딘에 의한 착색은 영원히 남는 것이 아니라 치아 외부 요인에 의한 일시적인 착색으로, 스케일링과 치면세마 등으로 쉽게 제거가 가능하고 다시 깨끗하고 밝은 치아 표면을 얻을 수 있습니다.

탄툼액(벤지다민염산염)이라는 또 다른 가글액이 존재하는데, 착색의 부작용은 없지만 클로르헥시딘과 구성성분이 달라 효능이 조금은 다릅니다. 탄툼은 진통소염 효과가 있고 클로르헥시딘은 입안을 소독해 균을 제거해 주는 효과가 있습니다. 클로르헥시딘은 다른 가글액과 비교하여 효과적인 항균작용을 가지고 있어 환자의 구강 상태와 치료 상태에 따라서 치과치료 후 꼭 사용이 필요한 경우가 있기 때문에 치과의사의 지시에 따라 사용하시는 것을 추천드립니다. 또한 최근에는 클로르헥시딘 내의 성분을 변화시켜 착색 부작용을 최소화시켜주는 가글액(오스템 헥사메딘)도 개발이 되어 판매되고 있습니다.

Q14 구강소독제 사용 시 주의할 점은 무엇인가요?

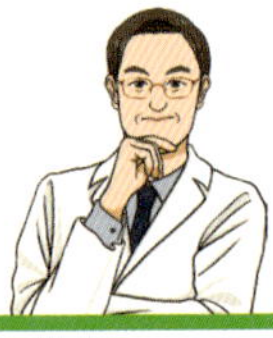

독할 것 같다는 생각으로 물로 희석해서 사용하는 분들이 많은데 희석하는 것은 추천하지 않습니다. 원액 그대로 사용해야 효과가 있습니다. 만약 소독액 사용 시 구강내 심한 자극이나 통증을 유발한다면 다른 제품을 선택하거나 차라리 사용하지 말고 소금물과 같은 것으로 헹구는 것이 좋습니다. 참고로 약국에서 판매하는 생리식염수로 가글링 및 세척하는 것도 효과가 좋다고 하니 참고하시기 바랍니다.

가글액은 알코올 등 화학 성분을 함유하는데, 화학물질 부작용이 있는 사람이나, 구강건조증 환자 등은 주의해서 사용해야 합니다. 또한 가글 후 즉시 물로 입을 헹구는 분들이 많습니다. 그러면 가글의 효과가 현저히 감소되니 최소 30초 이상 경과 후 물로 헹구셔야 합니다.

Q15 구강소독제를 매일 사용해야 하나요?

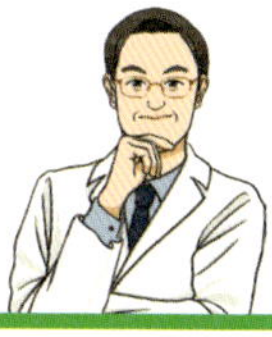

치주 및 예방치과 Q&A

구취, 구강내 세균 등을 감소시키기 위해 매일 자주 사용하는 것을 좋다고 생각하는 사람들이 많지만 절대로 그렇지 않습니다. 습관적으로 장기간 사용하면 구강내의 유익한 세균들에도 영향을 미침으로써 오히려 좋지 않은 결과를 초래할 수도 있습니다. 구강내에는 유해세균뿐만 아니라 유익한 세균들도 많으며 이들이 공존하면서 균형을 이루고 있어야 합니다. 그러나 항생제나 소독제가 함유된 구강소독제를 남용할 경우 구강내의 유익한 세균과 유해세균들 모두에 영향을 미침으로써 오히려 부작용(구강궤양 빈발, 구강내 곰팡이 혹은 바이러스 감염 증가 등)이 더 많이 발생할 수 있습니다. 반드시 치과의사와 상의하여 꼭 필요한 기간에만 사용하고 차라리 구강내 유익한 세균들을 많이 공급해 주는 프로바이오틱스 개념의 치료를 도입하는 것이 훨씬 좋습니다.

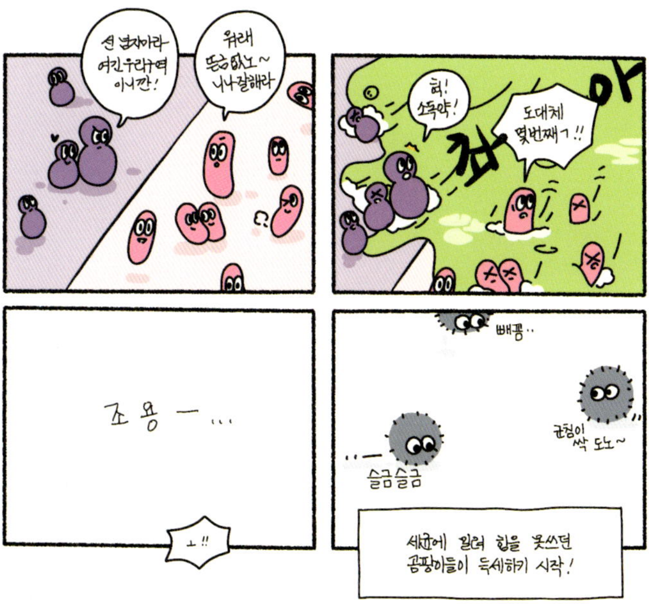
선 넘지마라 여긴 우리구역이니깐!
헉! 소독약!
도대체 몇번째ㄱ!!
조용—...
빼꼼..
슬금슬금
세균에 밀려 힘을 못쓰던 곰팡이들이 득세하기 시작!

물론 치주염이 심한 환자, 구강내 수술을 받은 환자들에서 치과적 치료와 함께 일정 기간 동안 구강소독제로 가글링하는 것은 적극 추천됩니다. 사용 시 주의할 점은 치약을 사용하여 구강내 양치질을 한 후 구강소독제를 바로 사용하면 안 된다는 것입니다. 가글에 포함되어 있는 염화 물질과 치약에 포함되어 있는 계면활성제가 상호작용을 하면서 치아를 변색시키는 등 부작용이 발생할 수 있습니다. 양치질 후 최소 30분 이상 경과한 다음 구강소독제로 입안을 가글링하는 것이 좋습니다. 그러나 이런 문제를 최소화한 제품들도 있으며 담당 치과의사의 자문을 받아 선택하시면 유용하게 사용하실 수 있습니다.

Q16 가글액이 충치 예방과 잇몸에 좋은 효과가 있나요? 매일 가글을 사용하는 것이 좋을까요?

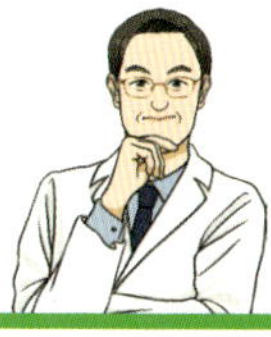

미국치과의사협회(ADA)에서는 클로르헥시딘과 에센셜오일(essential oil)을 항균 효과를 통해 치은염 예방이 가능한 가글액으로 인정하고 있습니다. 치태세균막을 줄이거나 치은염을 줄여주는 효과가 있으며 치주수술, 발치, 임플란트 등 수술 후 사용하면 도움을 줍니다. 다만, 가글을 장기간 사용하는 경우 항균 효과 때문에 구강내의 나쁜 세균뿐만 아니라 좋은 세균에까지 영향을 주어 구강내 세균의 불균형을 일으킬 가능성이 있습니다. 또한 가글액에 사용되는 알코올 성분이 구강건조증을 유발할 수 있습니다. 클로르헥시딘액은 하루에 두 번 10일 정도 사용하시는 것을 권장합니다.

Q17 구강위생관리는 어떻게 하는 것이 좋을까요?

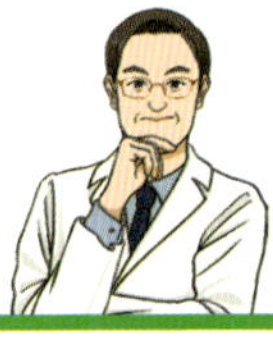

대한치주과학회에서 권장하는 3.2.4 수칙을 숙지하시고 실천하시면 좋습니다. 매회 3분 이상 칫솔질, 1년에 2회 스케일링, 치아들의 사이사이(4)를 치간칫솔을 사용하여 잘 닦아야 합니다.

가장 중요한 것은 모든 치아들과 주변의 잇몸, 그리고 구강내 사각지대를 빠트리지 않고 닦는 것입니다. 특히 잘 안 닦이는 사각지대는 세균이 많이 서식하기 때문에 치실, 치간칫솔, 혀클리너, 구강청결제 등과 같은 보조기구를 사용하여 잘 닦아야 합니다. 타이머를 사용하여 최소 3분 이상 구강위생관리를 하는 방법이 매우 유용할 수 있습니다.

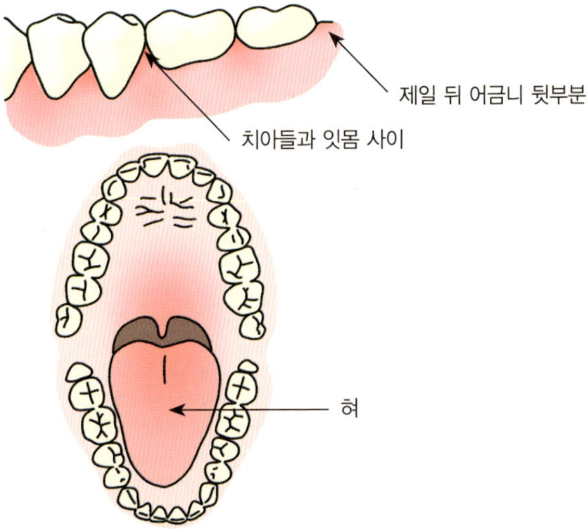

6-6. 잘 닦이지 않는 구강내 사각지대는 세균이 많이 서식하기 때문에 칫솔, 치간칫솔, 치실, 혀클리너 등을 적절히 사용하여 잘 세척해야 한다.

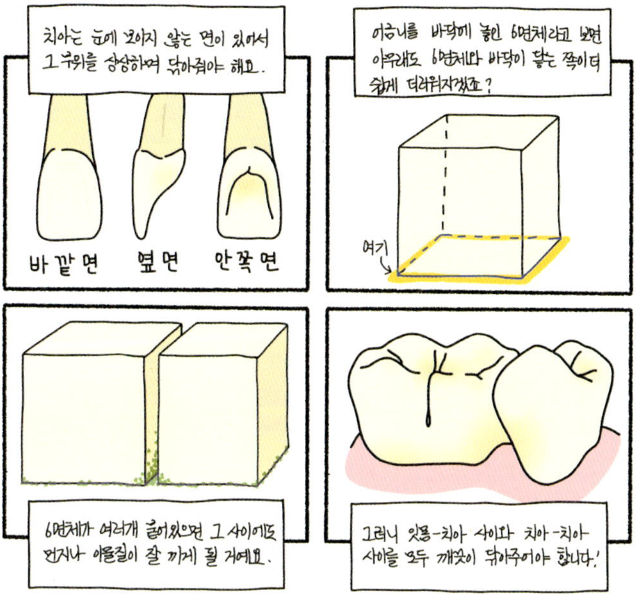

치간칫솔은 다양한 사이즈를 구비하고 치아 사이 공간의 크기에 맞는 것을 사용해야 합니다. 가령 공간이 큰 곳에서 작은 사이즈의 치간칫솔을 사용하면 잘 닦이지 않으며, 작은 공간에 무리하게 큰 치간칫솔을 사용하면 잇몸에 상처가 생길 것입니다. 각각의 제품들마다 크기별로 번호가 있지만 "소, 중, 대" 3가지 정도를 갖추고 사용할 것을 추천합니다.

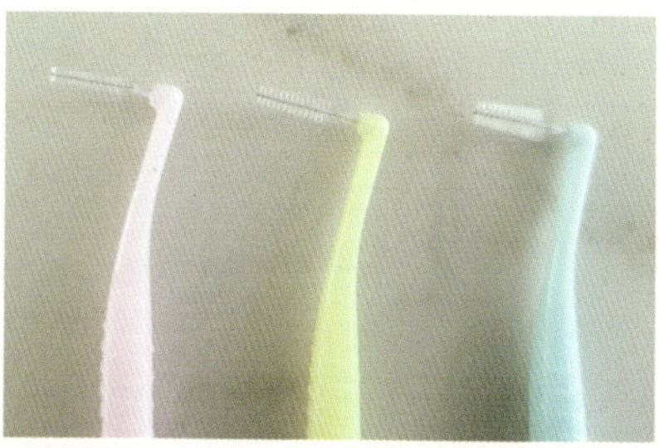

6-7. 다양한 크기의 치간칫솔을 구비해서 사용하는 것이 좋다.

Q18 치과의사에게 양치질하는 시기와 시간을 물으면 많은 분이 식후 3분 이내, 최소 3분 동안 하라고 합니다. 그러나 음식의 종류에 따라 달리해야 한다고 주장하시는 분들도 많습니다. 정확히 어떻게 해야 하는 건가요?

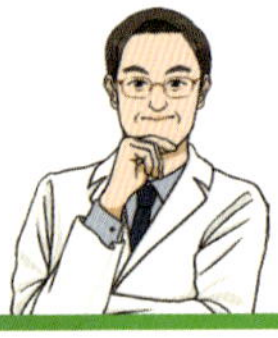

당분이 높은 음식, 치아를 잘 변색시키는 커피, 홍차와 같은 음식은 섭취 직후에 하는 것이 좋습니다. 산도가 높은 탄산음료, 와인 등을 섭취한 경우엔 치질이 약해져 있기 때문에 양치질을 바로 하면 오히려 치아에 더 손상을 유발할 수 있습니다. 이런 음식을 섭취한 경우엔 약 30분 이후에 하는 것이 좋습니다(전진모; 2022).

Q19 치실, 치간칫솔, 구강세정기 중 어떤 것을 사용하는 게 가장 좋나요? 치간칫솔, 치실, 워터픽, 슈퍼플로스(super floss)를 사용하는 게 좋을까요?

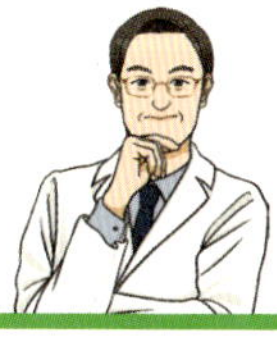

치주 및 예방치과 Q&A

위생관리의 핵심은 치아에 붙어있는 치면세균막을 제거하는 것입니다. 쉽게 말해서 최대한 잘 닦아주는 것이 중요한데 치실, 치간칫솔, 구강세정기는 양치질로 완벽히 제거되지 않은 치아 사이면을 잘 닦아주는 역할을 하는 보조용품들입니다.

가장 우선적으로 권유 드리는 것은 칫솔질과 치간칫솔입니다. 젊은 시절부터 치간칫솔을 사용하는 것이 가장 효과적입니다. 특히 치주질환이 진행되어 치아 간격이 벌어지고 임플란트나 보철물 등이 많을 경우 치간칫솔이 더 효과적인 역할을 합니다.

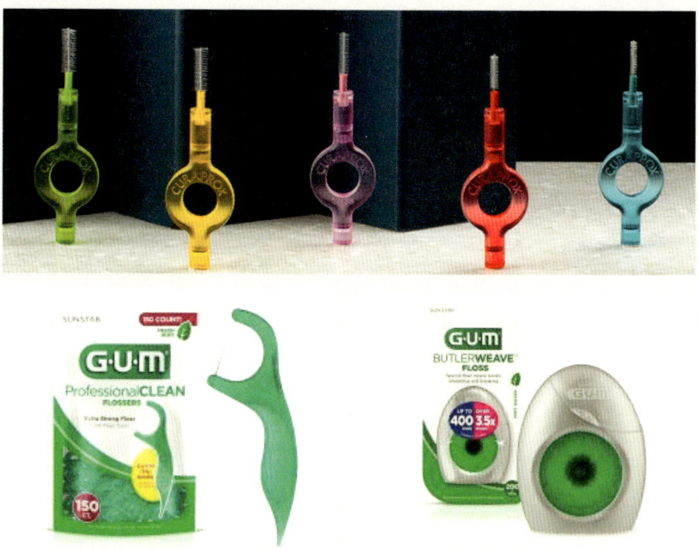

6-8. 치간칫솔(Curaprox, 스위스)과 치실(Sunstar G·U·M, 일본).

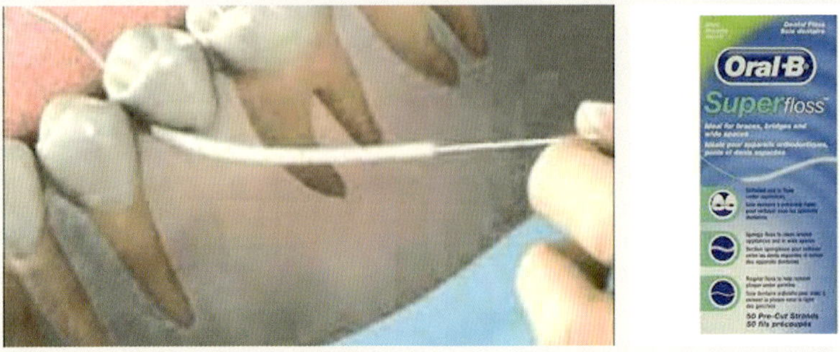

6-9. 슈퍼플로스(Oral-B, 미국).

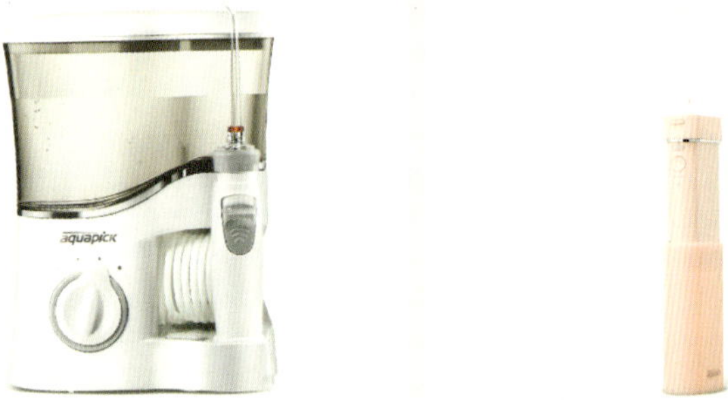

6-10. 구강세정기(아쿠아픽, 한국).

그 외에 구강세정기를 사용하는 것도 도움을 줄 수 있습니다.

슈퍼플로스는 일반 치실과는 다르게 기능을 위해 변형된 특수한 치실로, 일반 치실과 같은 부분이 있고 가운데 부분은 폭신한 스펀지가 있으며 치실의 한쪽 끝부분이 탄력이 있습니다. 탄력이 있는 부위를 치아 사이나 브릿지 하방, 임플란트 보철물 등에 넣어 사용하면 됩니다. 스펀지 부분이 존재하여 치태 및 음식물 제거에 매우 효과적입니다.

Q20 전동칫솔 사용 시 주의사항과 워터픽의 정확한 사용법 등에 대한 지침이 궁금합니다.

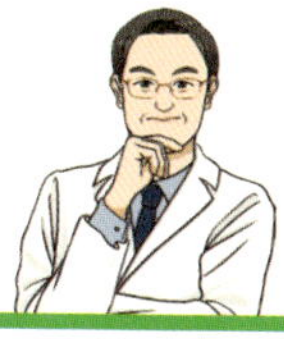

치주 및 예방치과 Q&A

시중에 다양한 종류의 전동칫솔이 판매되고 있습니다. 각각의 기능과 작동 방식이 조금씩은 다르기 때문에 제조사의 권장 사용법을 따르시는 것이 가장 좋습니다.
전동칫솔은 칫솔이 자동으로 회전 및 진동을 주기 때문에 과도한 압력을 주지 말아야 합니다. 전동칫솔의 경우 일반 칫솔보다는 치약의 양을 줄이는 것이 좋습니다. 치약에는 강한 마모제 성분이 있기 때문에 전동칫솔과 함께 많은 치약을 사용하면 치아 마모의 위험성이 커지기 때문입니다.

워터픽의 경우 물의 세기를 본인에 맞게 조정하여야 합니다. 수압이 너무 강하면 치아가 시리고 잇몸에 상처가 날 수 있습니다. 하지만 반대로 너무 약하면 세정 효과가 떨어질 수 있습니다. 처음 사용하실 때 가장 약한 수압으로 시작하여 차츰 수압을 높여 사용하시길 바랍니다. 그리고 치아와 치아 사이, 잇몸 경계부를 따라 물을 분사하

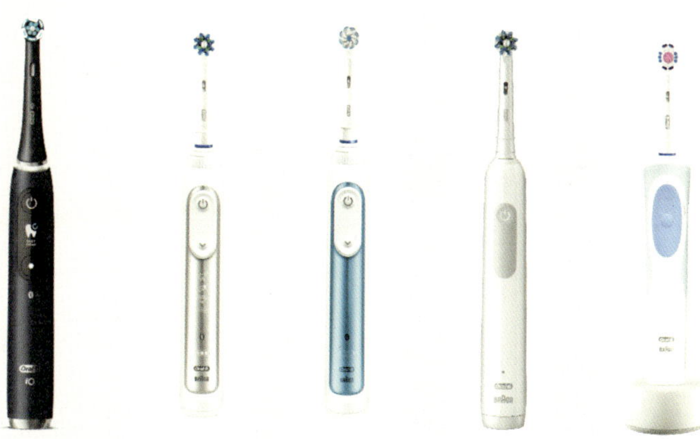

6-11. 다양한 형태의 전동칫솔(Oral-B, 미국).

고, 되도록이면 팁의 조준 방향이 잇몸을 향하지 않도록 합니다. 치은 연상에 사용할 경우 보통 정도로, 치은 연하로 사용할 경우에는 약한 정도의 수압으로 사용해야 합니다. 보통은 치은 연상의 치아 표면에 90도 방향으로 사용하며 치은 경계를 따라가다가 치아 사이에서 5–6초 정도 머물러 줍니다. 이러한 과정은 협, 설측에서 모두 진행해 줘야 합니다.

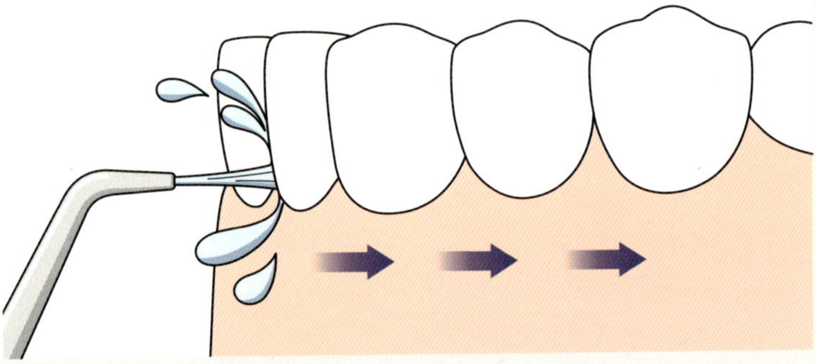

6-12. 워터픽 사용법.
치아 쪽을 겨냥한 다음, 원하는 세기로 수압을 맞춘 후 세정한다. 물줄기가 잇몸선 바로 위와 직각이 되게 하고 잇몸선을 따라 옆으로 이동하면서 치아 사이마다 잠시 멈춘다. 이때 치아와 분사되는 팁의 간격을 약 1 cm 정도 떼 주는 것이 좋다.

이럴 때는?

거동 불편 등으로 구강위생관리가 잘되지 않아 다발성 치아우식 및 치주질환으로 방문하는 고령의 환자분을 종종 보게 됩니다. 발치 등의 치료는 근본적인 문제를 해결하기 어렵다고 생각합니다. 혹시 치아 및 치주 관리를 위해 가이드라인이나 추가적으로 도움이 될 만한 조치가 있는지 궁금합니다. 거동이 불편하신 환자 혹은 구강관리가 어려운 환자 등의 경우 가족 및 간병인 교육을 위한 적절한 자료가 있나요?

간병인을 위한 지침서는 존재합니다. 환자 본인이 직접 관리가 어렵다면 간병인이나 보호자께서 대신 양치를 도와드려야 합니다. 이때는 주로 손잡이가 달린 기구 등으로 관리를 해야 환자의 치아에 접근이 편합니다. 그리고 전동칫솔이나 워터픽을 이용하는 것이 더 좋습니다(강부월 등; 2008).

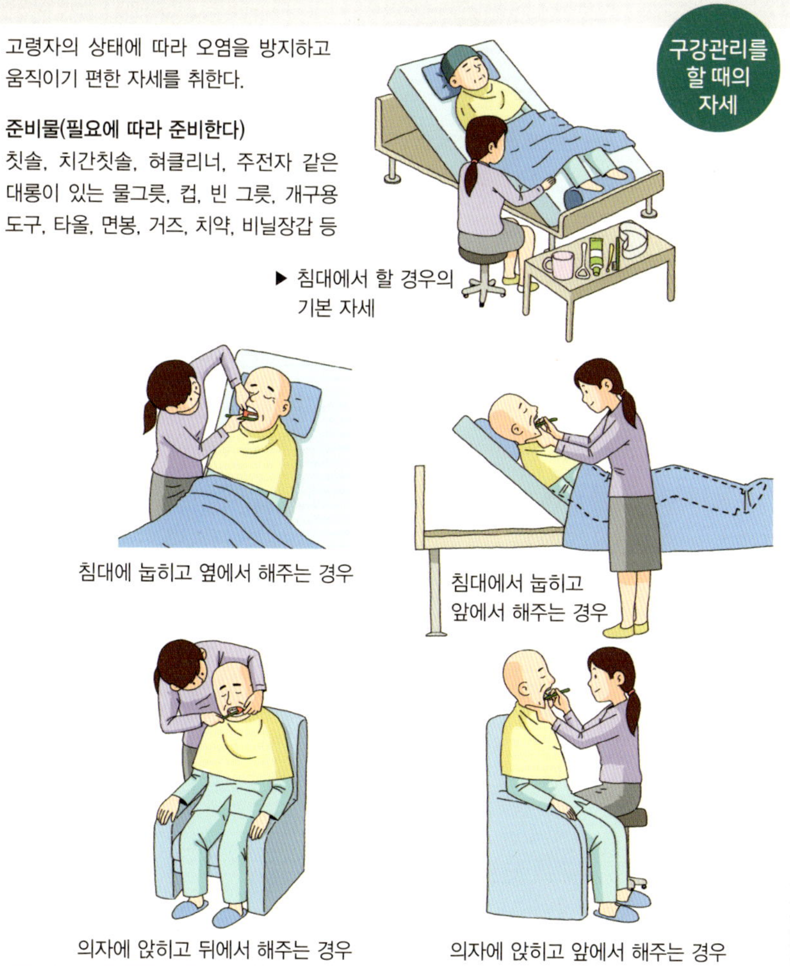

6-13. 간병인을 위한 구강관리 지침.

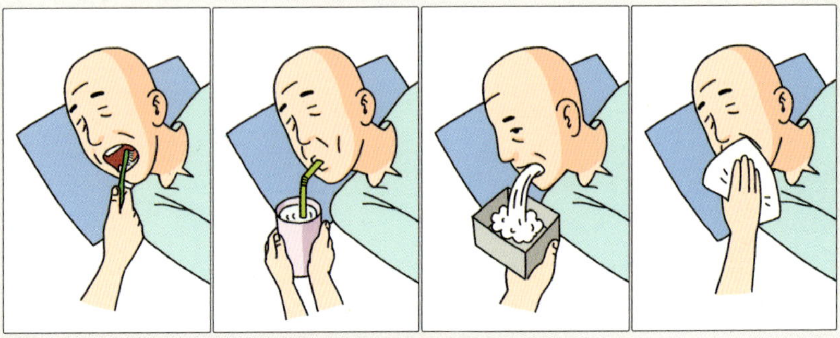

6-14. 침대에 눕히고 옆에서 구강위생관리를 해 주는 모식도.

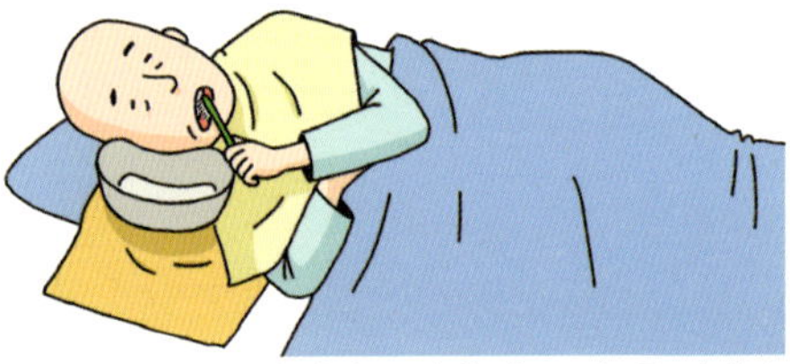

앉을 수 없는 경우

스스로 닦을 수 있는 사람은 마비된 쪽이 아래로 가게 옆으로 누워 마비되지 않은 손으로 칫솔을 잡고 닦는다. 스스로 닦지 못하는 사람은 마비되지 않은 쪽이 아래로 가게 하여 옆으로 눕는다.

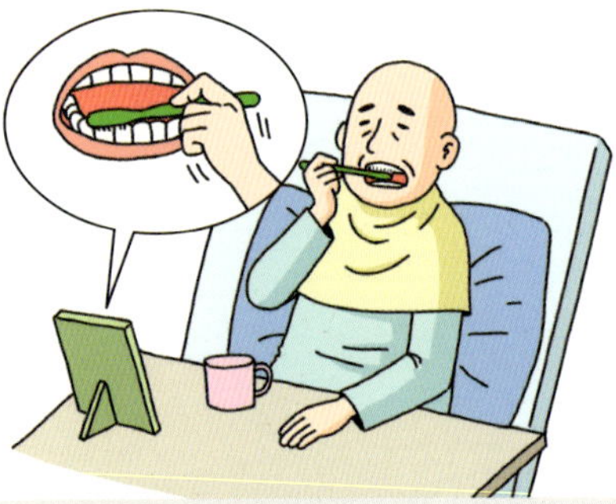

앉을 수 있는 경우

마비된 쪽에 쿠션 등을 대어 몸의 균형을 유지한다. 마비된 쪽을 의식하기 위해 거울을 보면서 칫솔질을 하면 도움이 된다.

6-15. 편마비 환자의 구강관리.

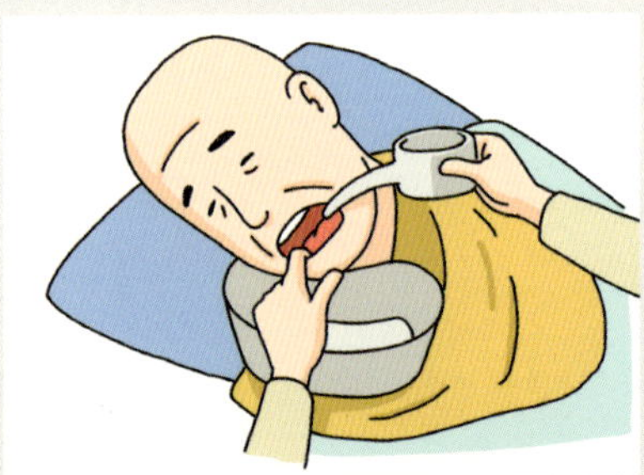

6-16. 입안을 헹구는 방법.

얼굴을 옆으로 향하게 하고 젖어도 상관없는 수건을 깐 후 턱에 그릇을 받치고 입을 벌린 다음 물을 부으면서 씻어낸다(추운 계절에는 미지근한 온수로 할 것).

Q21 마트에 가면 시판되는 치약이 많은데 선생님은 어떤 치약을 추천하시나요? 고가의 치약도 있던데 값이 비싼 만큼 좋지 않을까요?

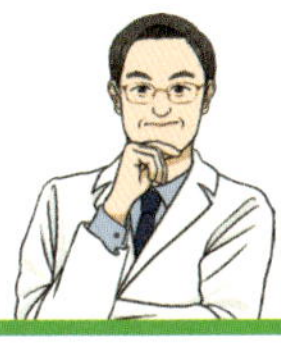

치약의 역할은 보조적이고 더 중요한 것은 올바른 칫솔질입니다.

치약의 성분은 크게 불소, 계면활성제, 연마제, 보존제, 감미료와 향료 등으로 구성되어 있습니다. 불소는 치아 표면에 방어막을 형성해 주며, 연마제는 치아에 붙은 프라그와 이물질을 떼어내주는 역할을 합니다. 계면활성제는 거품을 만들어서 치아 표면에 부착된 이물질들의 표면장력을 낮춰서 쉽게 떨어져 나가게 하는 역할을 하고, 보존제는 치약을 장기간 보존시켜 줍니다. 이가 많이 마모되거나 시린 경우 연마제가 들어가 있는 치약은 이를 더 시리게 할 수 있습니다. 불소가 함유된 치약을 사용하는 것이 우식 예방에 도움이 되며, 특히 소아들에서 더 효과를 볼 수 있습니다(전국치주과학교수협의회; 2020).

Q22 칫솔에 묻히는 치약의 양은 어느 정도가 적절한가요?

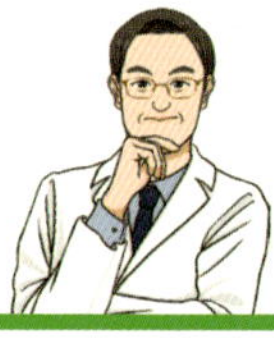

치약을 많이 쓴다고 더 잘 닦이는 것이 아닙니다. 치약을 많이 사용하면 연마제가 많아짐으로 인해 치아 손상을 유발할 가능성이 더 큽니다. 칫솔의 1/4–1/3 정도 묻혀 사용하면 적절합니다. 어린아이에 경우에는 매우 적은 양(완두콩 크기 정도)만 사용하고 양치 후 삼키지 않도록 해야 합니다(전진모; 2022).

Q23 치약을 칫솔에 묻힌 후 물로 적셔서 거품을 내서 사용하는 경우가 많습니다. 거품이 많이 나면서 구강내 양치질이 더욱 잘된다고 하는데 맞나요?

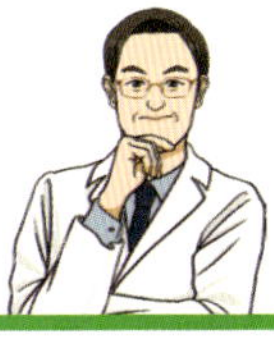

치주 및 예방치과 Q&A

거품이 많이 생기면 오히려 치아 구석구석 칫솔질하는 것이 더 어려워집니다. 물을 묻히지 않은 상태에서 양치질하는 것이 옳은 방법입니다(전진모; 2022).

Q24 시린 이 방지 치약은 정말 효과가 있나요? 1개월 동안 사용했는데 계속 이가 시립니다.

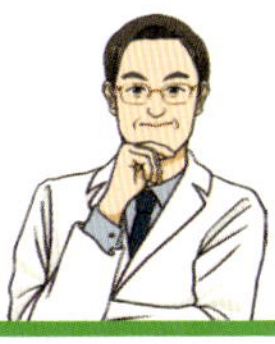

치주 및 예방치과 Q&A

1개월 동안 사용하셨는데도 시린 증상의 개선이 없다면 치약만으로는 해결할 수 없다는 것을 의미합니다. 치과에 내원하셔서 원인을 먼저 파악하고 더 근본적인 치료를 진행하셔야 합니다.

Q25 시린 이 치약이 일반 치약과 다른 점이 무엇인가요?

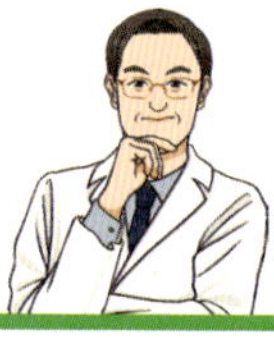

치약의 성분이 좀 다릅니다. 시중에서 가장 많이 사용되는 시린 이 치약은 시린메드F와 센소다인입니다.

시린메드는 수산화인회석(치아 구성성분)과 콜로이드성 이산화규소가 주성분으로, 국내 시판 중인 다른 치약에 비해 매우 낮은 치아마모도를 보이며 양치 시 시린 증상을 개선한 치약입니다. 센소다인은 염화스트론튬과 탄산칼슘이 주성분으로 염화스트론튬이 노출된 상아세관에서 결정화 작용을 하여 통증신호가 치아 안쪽 신경까지 전달되는 것을 차단하는 역할을 합니다.

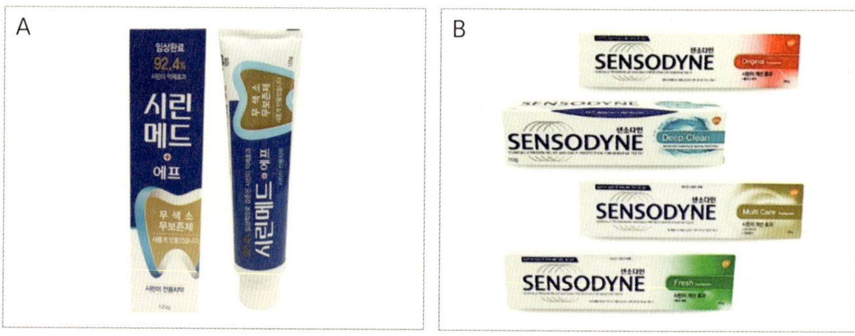

6-17. 다양한 시린 이 치약. A: 시린메드(부광약품, 한국) B: 센소다인(GSK헬스케어, 미국).

Q26 누구에게나 불소 함유 치약이 좋은가요?

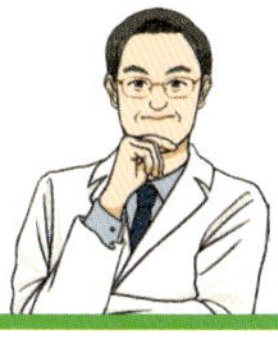

불소가 함유된 치약은 충치의 발생률을 감소시키는 데 가장 유용한 도구 중의 하나로 입증되어 있습니다. 전 세계 133개국 치과의사들의 공식 단체인 FDI (World Dental Federation)와 세계보건기구 WHO (World Health Organization)는 적절한 농도의 불소가 함유된 치약 사용을 적극 권장하고 있으며, 불소 함유 치약은 충치를 예방하고 초기 충치의 진행을 억제하는 효과가 있음을 언급하고 있습니다.

불소 함유 치약은 충치의 위험도가 높은 아동뿐 아니라 충치치료를 받아 수복물이 존재하는 성인, 그리고 치아의 뿌리 부분이 노출된 고령층에도 동일한 효과를 보인다고 합니다. 치약에 포함된 불소의 충치예방효과는 양이 아니라 접촉시간에 영향을 받으므로 충분한 시간 동안 칫솔질을 하여 치아에 불소가 접촉되도록 하는 것이 중요하고, 불소치약의 효과를 충분히 얻기 위해서 물로 과도하게 헹구지 말 것을 추천합니다. 문헌에서 추천하는 불소의 농도는 1000–1100 ppm으로, 하루 3회 양치하는 것을 권장합니다(예방치과연구회; 2021, Adair SM; 2006).

Q27 요즘 불소 무첨가 치약, 계면활성제 무첨가 치약 등이 인기인데 치과의사들도 이런 치약을 사용하시나요?

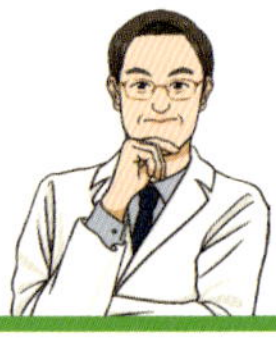

불소는 치아의 재광화를 도와 충치 발생을 예방하는 효과가 있습니다. 9세 이하의 어린아이가 불소를 장기간 과량 섭취했을 경우 치아에 반점이 생길 수 있다는 점과 비교해 보더라도, 치아의 광화가 완전히 이루어지지 않은 성장기에 불소의 도움을 받아 치아를 튼튼하게 하는 이익이 더욱 크다고 생각합니다. 그래서 치과의사들은 불소가 함유된 치약을 사용하도록 권장하고 있어요.

그러나 계면활성제(Sodium Lauryl Sulfate, SLS)와 관련해서는 논란의 여지가 있는데요, 물론 계면활성제 무첨가 치약을 사용하는 치과의사도 있을 수 있다고 생각은 합니다만, 대부분의 치과의사는 치약에 포함된 첨가물에 대해 크게 신경 쓰지 않는 것 같습니다. 그리고 이것은 대부분의 건강한 성인에서는 큰 문제가 없습니다. 다만 피부가 민감한 분들 또는 구강건조증, 구강작열감증후군 등 구강에 특정 질병을 갖고 계신 분들은 계면활성제가 함유되지 않은 제품을 사용해야 한다고 생각합니다. 계면활성제가 해당 질병의 증상을 악화시킬 수 있다는 연구결과가 있으며, 이론적으로 우리 구강 내 점막 표면에 일시적인 수분 손실을 초래할 수 있기 때문입니다. 비누로 세안을 하면 얼굴 표면 수분이 손실되어 얼굴이 땅기는 것과 같은 원리입니다. 이 때문에 치과의사들은 양치 후에 남은 양치액이 없도록 입안을 여러 번 깨끗이 헹궈내는 것을 강조하고 있기도 합니다. 물론 그 악영향이 건강한 성인의 회복력에 비하면 미미한 정도이지만 이미 질환을 가진 분들께는 좋지 않을 수 있습니다.

한편 계면활성제 때문에 입안을 지나치게 많이 헹구게 되면 불소의 효과가 떨어질 수도 있다는 점을 간과해선 안 됩니다.

Q28 칫솔 고르는 기준을 모르겠어요. 칫솔은 어떤 것을 쓰는 게 좋나요? 전동칫솔이 좋나요, 일반 칫솔이 좋은가요?

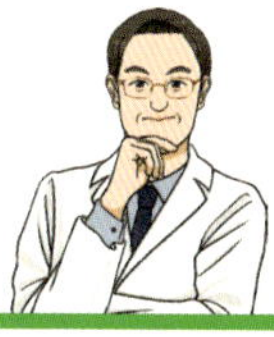

시중에는 다양한 형태 및 디자인의 여러 가지 칫솔이 있지만 치태 제거 능력을 비교할 때 특정한 칫솔이 우월하다고 할 수는 없습니다. 칫솔 선택 시 가장 중요한 요소는 사용자가 조작이 편리하고, 칫솔질이 잘된다는 것이 느껴지는 것입니다.

일반 칫솔을 사용해서 이를 닦기가 어려운 사람들(예를 들어, 팔이나 손동작이 자유롭지 못한 사람, 복잡한 치열 교정장치를 부착하고 있는 사람, 전신건강상태로 거동이 불편하여 스스로 양치질이 힘든 사람)의 경우 전동칫솔을 사용하면 치태 관리가 더 효과적으로 이루어질 수 있습니다. 특별한 구강질환이 없는 환자의 경우 일반적인 칫솔을 사용하면 되고 치주질환이 있어서 잇몸이 부어있거나 치아의 뿌리가 드러난 환자들은 부드러운 칫솔을 사용하는 것이 좋습니다. 하지만 부드러운 모로 충분히 치태 제거가 이뤄지지 않는다면 좀 더 강한 모를 사용할 필요는 있습니다.

칫솔의 종류(일반칫솔 vs 전동칫솔 / 부드러운 모 vs 강직한 모)보다는 얼마나 정확한 방법으로 칫솔질을 하는지가 더 중요합니다(전국치주과학교수협의회; 2020, Pitchika V, et al; 2019).

Q29 저는 양치를 너무 세게 하는 것 같아요. 칫솔이 빨리 닳는데 좀 탄력이 센 칫솔을 쓰면 괜찮을까요? 어느 정도로 힘을 주고 칫솔질을 해야 하나요? 칫솔질을 할 때 살살 닦는 것이 좋은가요, 세게 힘을 주어서 닦는 것이 좋은가요?

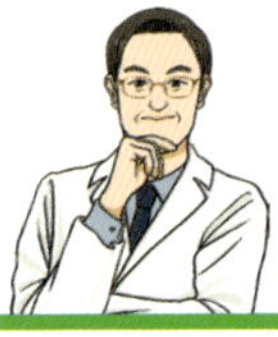

치주 및 예방치과 Q&A

대부분 칫솔질을 강하게 하는 환자들의 특징은 칫솔질을 해도 개운하지 않아서 그러는 경우가 많습니다. 이런 경우 칫솔이 너무 오래되어서 칫솔모가 퍼져 있어 제대로 기능을 못하는 경우와 올바른 칫솔질을 하지 못해서 개운하게 느껴지지 않는 경우가 대부분입니다. 칫솔모가 너무 퍼지거나 처음의 형태에서 많은 변형이 있다면 새것으로 교체하시고, 올바른 칫솔질을 해도 개운하지 않으면 치간칫솔이나 치실과 같은 구강보조용품을 추가로 사용하실 것을 권유드립니다.

굳이 세게 하는 것과 살살 닦는 것 중 하나를 추천한다고 하면 살살 닦는 것을 추천드립니다. 치약에는 강한 마모제 성분이 있어서 세게 하는 경우 치아가 닳을 가능성이 있고, 특히 치경부(치아와 잇몸 사이) 부위를 강하게 양치하면 마모가 발생하여 시릴 수 있습니다. 또한 강한 양치질이 종종 잇몸에 상처를 내기도 하기 때문에 되도록이면 약한 힘으로 구석구석 하시는 것을 추천드립니다. 그리고 양치질에 더해 치간칫솔이나 치실을 추가적으로 사용하시면 더욱 좋습니다.

Q30 칫솔 교체 시기는 언제가 적절한가요?

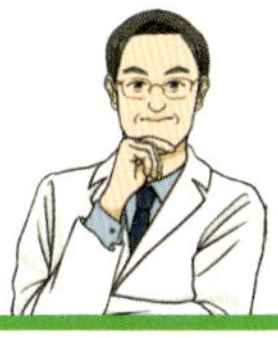

❶ 각 칫솔들의 형태, 칫솔모의 강도, 사람들의 칫솔질 습관, 제조사 지침 등에 따라 다릅니다. 일부 칫솔들은 교체 시기를 잘 알 수 있도록 칫솔모에 특정 표기를 한 제품들도 있습니다. 일반적으로는 약 2–3개월마다 칫솔을 교체해 주는 것을 권유합니다. 칫솔모가 휘어진 것을 보고 교체하라고 권유하는 치과의사들도 있습니다. 어떤 치과의사는 칫솔에 매우 많은 세균들이 존재하고 있고, 한 달 이상 사용하면 칫솔모가 변형되어 정상적인 양치질이 안되기 때문에 한 달 주기로 교체를 권유하기도 합니다. 칫솔모 상부에 표시한 색깔이 사라지는 시점을 칫솔 교체 시기로 권고하는 제품들도 있습니다(전진모; 2022).

❷ 칫솔 사용 시 모양이 변형될 수 있는데 사용한 지 1–2주 내에 변형되는 것은 너무 격렬하게 사용하거나 방법상의 문제가 있는 것이고, 6개월 이상 사용해도 변형이 적으면 칫솔질을 덜 하는 것으로 생각해야 합니다. 보통 2–3개월마다 교환하는 정도가 적당하다고 할 수 있습니다(전국치주과학교수협의회; 2020, Daly CC, et al; 1996, Ean E & Daly C; 2002).

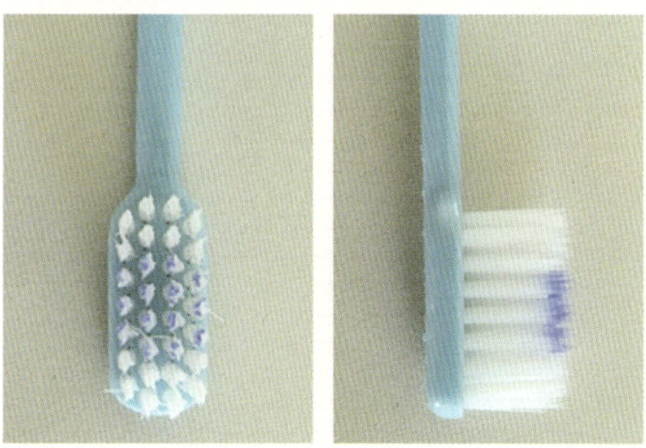

6-18. 칫솔모 상단의 파란색 부분이 없어지는 시점을 교체 시기로 권고하는 제품들이 많이 있다.

Q31 밤에 과일이나 야채를 먹은 후에는 칫솔질할 필요가 없지 않나요?

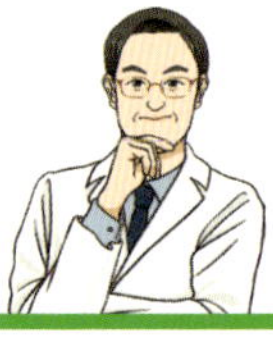

그렇지 않습니다. 과일이나 야채를 씹은 후에도 음식물 잔사가 치아들 사이에 끼게 되고 시간이 경과하면서 충치나 치주질환을 유발할 수 있습니다. 또한 과일과 야채에도 당분이 포함되어 있기 때문에 구강내에 밤새 남아 있으면 충치나 치주질환을 유발하는 세균을 증식시키고 치아를 부식시키는 산을 발생하기도 합니다.

Q32 치실이나 치간칫솔을 자주 쓰면 이 사이가 벌어지나요?

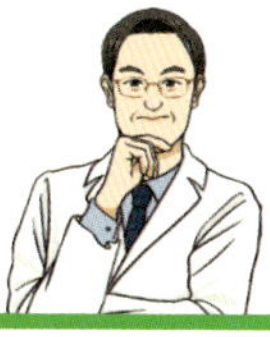

치간칫솔은 칫솔로 잘 닦이지 않는 큰 치간 공간을 가지는 인접 치면이나 노출된 치근 이개부를 청결하게 하기 위해 사용하는 기구입니다. 치은의 퇴축과 치간공극의 노출 정도에 따라 다양한 치간 청결 기구를 적절하게 선택하여 사용해야 합니다. 세정효과를 높이기 위해서는 치간공극보다는 약간 더 큰 직경을 갖는 솔을 사용하면 유리합니다. 치실의 목적은 치아 사이의 이물질을 제거하고 접촉 부위와 치은열구 부위를 포함하는 치아의 인접면을 깨끗이 하는 데 있습니다. 치아 사이의 접촉점 통과 시 무리한 힘으로 인해 치간치은에 상처를 주지 말아야 합니다. 치실을 잘못 사용하면 치은열상, 치경부 마모, 치간부의 접촉점 상실 등이 초래됩니다. 치간칫솔과 치실을 사용한다고 해서 치아 사이가 벌어지지는 않습니다. 다만, 치실이나 치간칫솔을 사용하면 치아 사이에 있는 염증이 가라앉으면서 치아 사이 공간이 커졌다고 느낄 수 있습니다. 이것은 잇몸 상태가 건강해진 것을 의미하며 치실이나 치간칫솔을 잘못하여 생긴 문제가 아니므로 안심하셔도 됩니다(전국치주과학교수협의회; 2020, Bergenholtz A & Olsson A; 1984).

Q33 치간칫솔을 쓸 때 치약을 묻혀서 해야 하나요? 아니면 그냥 해야 하나요?

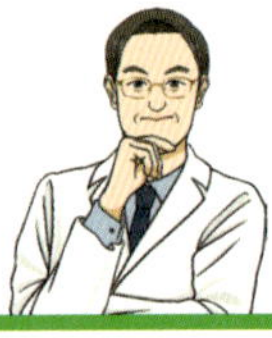

치주 및 예방치과 Q&A

치간칫솔을 잘못 사용하면 상아질 과민증을 유발할 수 있습니다. 경조직 마모를 최소화하기 위해서는 특별한 경우가 아니면 치약을 바르지 않고 사용하고 가능한 짧은 시간 사용하는 것이 좋습니다. 간혹 불소나 클로르헥시딘 겔 같은 살균제를 묻혀서 치아 사이에 적용하는 것은 가능합니다.

Q34 이를 꼭 하루에 세 번 다 닦아야 하나요?

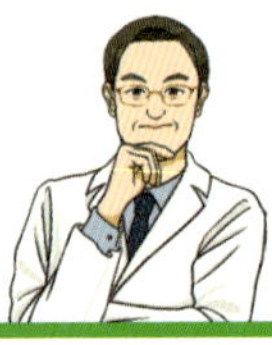

치주 및 예방치과 Q&A

환자가 올바른 방법으로 완벽하게 칫솔질할 수 있다면 칫솔질의 횟수는 적어도 되지만 현실적으로 최소 하루 3회 이상의 칫솔질을 추천드리며, 자기 전 한 번은 포함하는 것이 좋습니다. 가능하면 식후 빠른 시간 내에 닦는 것이 바람직합니다. 그리고 횟수보다는 올바른 칫솔질 방법을 습득하는 것이 더욱 중요합니다. 전통적으로 추천되는 방식은 하루 세 번 양치질에, 한 번 치실 사용입니다(전국치주과학교수협의회; 2020, Wilkins EM; 2010).

Q35 아침에 일어나면 바로 양치를 해야 하나요?

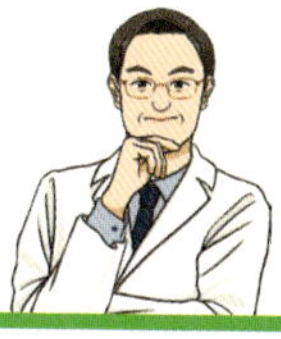

치주 및 예방치과 Q&A

양치는 식사 후에 하는 것이 가장 좋습니다. 하지만 기상 직후 입이 텁텁하다면 식사 전이라도 양치질을 해도 괜찮습니다. 이때는 아침식사를 한 뒤에 반드시 양치질을 한 번 더 해야 합니다.

Q36 칫솔질을 먼저 해야 하나요 치실을 먼저 해야 하나요?

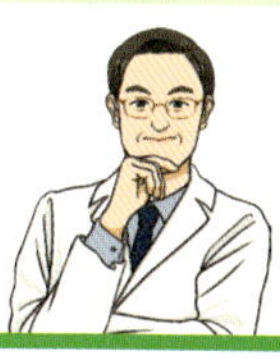

치주 및 예방치과 Q&A

치실과 칫솔질의 순서는 사실 크게 중요하지 않습니다. 불소가 함유된 치약을 사용할 경우 양치질 후에 치실을 사용하는 것이 좋습니다. 하지만 언제라도 올바르게 사용하는 것이 치은염 및 치주염의 예방에 도움이 됩니다.

Q37 양치질 정말 열심히 하는데 치과에 만 가면 왜 자꾸 양치질이 잘 안됐다고 하는지 모르겠어요. 양치질을 잘하려면 어떻게 해야 하나요?

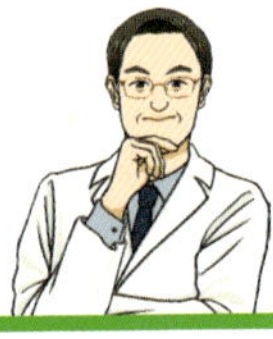

치아는 평면이 아니라 하나하나의 조약돌 같아서 치아끼리 맞닿는 면, 그리고 치아와 잇몸이 맞닿는 면까지 구석구석 잘 닦아야 합니다. 치아 사이뿐만 아니라 치아와 잇몸 사이에도 약간의 틈이 있어서 그 사이에 음식물이 끼거나 잘게 다져진 치태가 남아있게 되는데요, 그 부분까지 양치질을 하기 위해서는 칫솔질을 잘하는 것도 중요하지만 치실 혹은 치간칫솔, 그것도 아니면 구강세정기와 같은 구강관리 보조용품을 사용하시는 것이 좋습니다. 예를 들어 화장실 바닥 청소를 한다고 생각하면, 넓은 타일 면을 닦는 것도 중요하지만 타일 사이사이의 줄눈도 집중적으로 청소해야 하겠죠? 비슷한 맥락이라고 생각하시면 좋습니다.

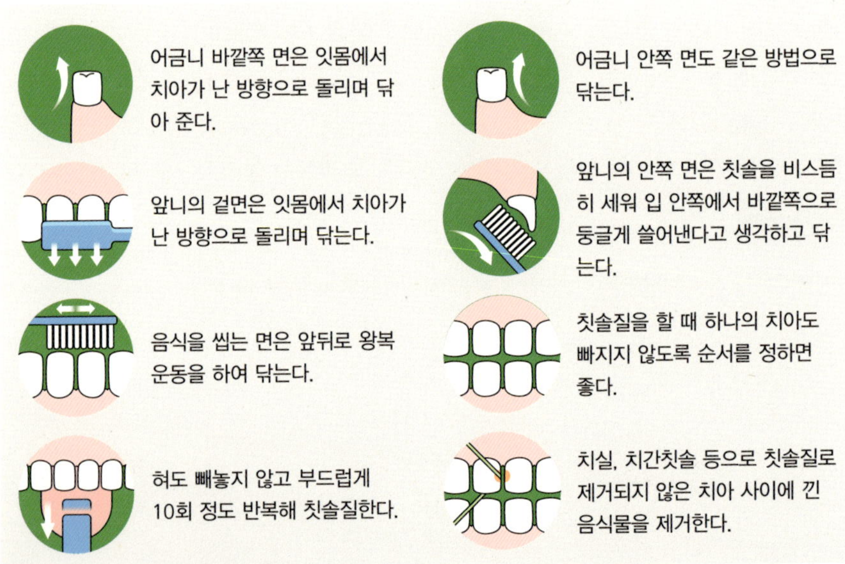

6-19. 올바른 칫솔질 방법.

Q38 양치질 없이 가글만 해도 되나요?

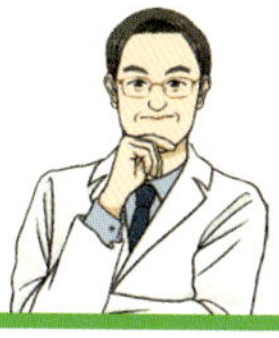

안 됩니다! 저는 이런 질문을 받으면 꼭 설거지를 예로 들어 설명하는데요, 만약 음식을 먹은 접시와 식기류를 세제물로만 대충 헹군 뒤에 방치하면 어떻게 될까요? 남은 음식 찌꺼기와 타액이 섞여 굳은 것이 시간이 지나면서 부패하게 될 겁니다. 특히 더운 여름 장마철이라면? 그 속도가 굉장히 더 빨라지겠죠. 장마철과 마찬가지로 우리 입안은 사계절 24시간 언제나 따뜻하고 습한 환경인데요, 그 안에서 음식물 찌꺼기와 타액이 섞인 치태('치면세균막'이라고도 합니다)가 썩지 않고 깨끗하게 남아 있을 수는 없습니다.

첫 번째로, 시간이 지날수록 세균 활동이 활발해지며 음식물을 분해해 에너지원으로 삼고 산성 배설물을 내놓아요. 그게 충치의 원인이 됩니다. 두 번째, 그리고 동시에 세균들은 자신을 보호하기 위한 성벽을 쌓아요. 그게 바로 치석입니다. 치석은 잇몸에 염증을 일으키고 결국 치아 주변의 뼈를 녹여 치아가 흔들리게 만드는데, 치석 자체의 거친 표면에 또 다른 치태가 쌓이도록 도와 그 현상을 가속화하기도 합니다. 그래서 우리는 항상 설거지할 때 수세미로 그릇을 꼼꼼히 닦듯이 치아와 잇몸에도 칫솔질을 해주어야 합니다. 세균이 집을 짓기 전에 찌꺼기를 반드시 물리적으로 제거해 주어야 하거든요.

Q39 스케일링을 자주 받으면 치아 마모 등의 손상 위험성은 없나요? 스케일링은 얼마 주기로 받나요?

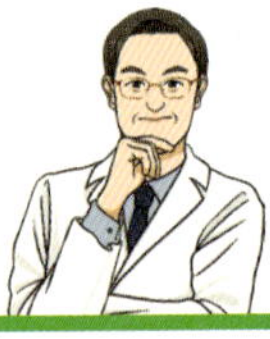

치주 및 예방치과 Q&A

스케일링을 받는다고 치아가 손상되지는 않습니다. 스케일러가 치아를 손상시킬 정도의 세기로 작동하지 않기 때문에 걱정하지 않으셔도 됩니다. 3-4개월 간격으로 스케일링을 할 경우 세균에 의한 치주염의 진행을 가장 효과적으로 막을 수 있다는 연구결과가 있습니다. 현실적으로 연 2회 정도의 스케일링을 유지하시는 것으로 권유드리고 있습니다(Trombelli L, et al; 2015).

Q40 스케일링 후에 이가 더 흔들리는 것 같아요. 괜찮은 건가요?

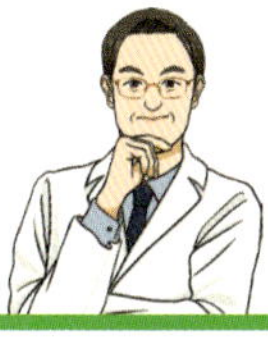

치주 및 예방치과 Q&A

스케일링을 받은 후에 이가 일시적으로 더 흔들리는 느낌이 들 수 있습니다. 하지만 이는 염증으로 부풀어 있던 잇몸이 가라앉기 때문에 그렇게 느껴지는 것일 뿐 실제로 스케일링을 한다고 치아가 더 흔들리지는 않습니다.

Q41 스케일링한 지 한 달도 안 됐는데 치석이 또 생겼대요. 왜 그런 건가요? 담배를 안 피워도 그런가요?

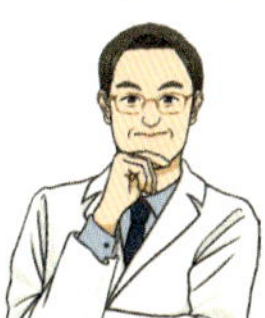

치주 및 예방치과 Q&A

환자마다 개인차가 있지만 치석이 잘 생기는 사람이 있을 수 있습니다. 특히 침의 점도와 성분에 따라 치석이 생기는 정도가 다릅니다. 점도가 높은 경우 치석이 생길 가능성이 더 높아집니다. 그리고 특히 아래 앞니 혀 부분에 고정식 교정유지장치를 하시고 있는 환자들의 경우 치석 침착이 더 잘 일어나는 경향이 있습니다. 부위에 따라서는 아래 앞니 안쪽 부위가 치석이 가장 잘 발생합니다. 그 이유는 아랫니 뒤쪽인 혀 아래에 침샘이 존재하기 때문입니다. 혀밑 침샘에서 점도가 높은 침이 분비되면 해당 부위에 치석이 생기기 쉽습니다.

Q42 잇몸치료는 스케일링처럼 주기적으로 해야 할까요?

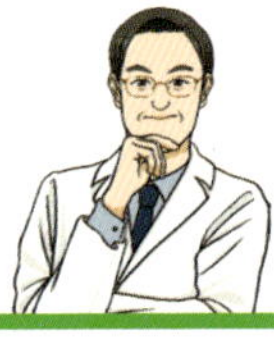

치주 및 예방치과 Q&A

잇몸치료를 하신 후 구강위생관리가 잘 이루어진다면 주기적으로 할 필요는 없고 정기적인 스케일링과 매일 올바른 칫솔질과 구강위생관리 보조용품을 사용하여 치주 건강을 유지할 수 있습니다.

Q43 저는 치석이 잘 안 생기는 타입이래요. 그래도 매년 보험 스케일링은 꼭 해야 하나요?

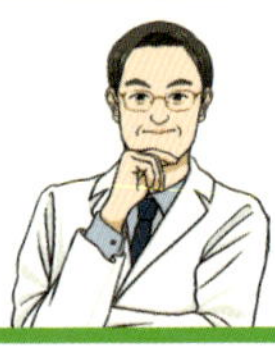

치주 및 예방치과 Q&A

전반적으로 치석이 많이 생기지 않는 환자에게도 정기적인 스케일링이 추천됩니다. 양치만으로 제거되지 않은 구석구석의 치태 및 치석을 제거하고, 대략적인 구강검진도 함께 받는 것이 장기적인 구강건강관리에 좋습니다.

Q44 잇몸치료를 받을 때 마취를 하는 경우가 있는데 왜 해야 하나요?

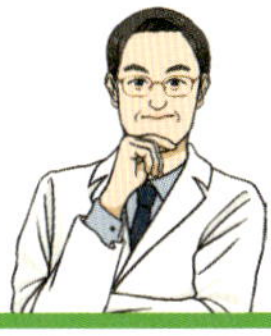

잇몸치료는 일반적인 스케일링과는 다르게 기구를 잇몸 깊숙이 집어넣어서 치아 속의 염증까지 제거하는 과정을 포함합니다. 그렇기 때문에 치료가 진행되는 과정에서 피가 날 수 있고 통증이 생길 수 있습니다. 그래서 치료하는 동안에 환자분의 통증을 줄이기 위해서 마취가 필요합니다.

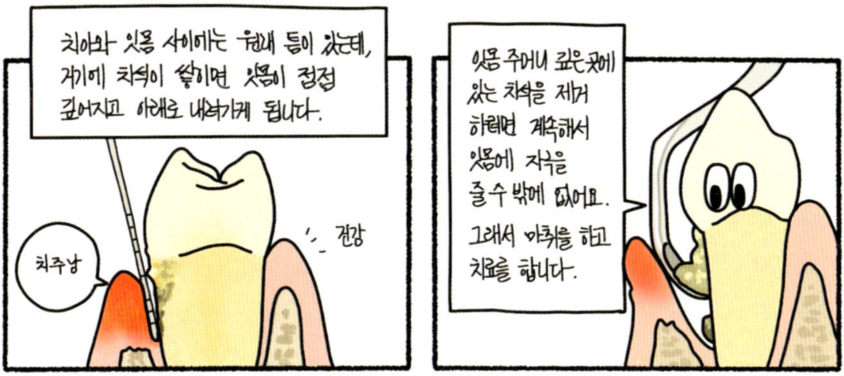
치아와 잇몸 사이에는 원래 틈이 있는데, 거기에 치석이 쌓이면 잇몸이 점점 깊어지고 아래로 내려가게 됩니다.
치주낭
건강
잇몸 주머니 깊은 곳에 있는 치석을 제거하려면 계속해서 잇몸에 자극을 줄 수 밖에 없어요.
그래서 마취를 하고 치료를 합니다.

Q45 잇몸치료(스케일링 등)를 받고 이가 더 시린 것 같아요. 왜 그런 거예요?

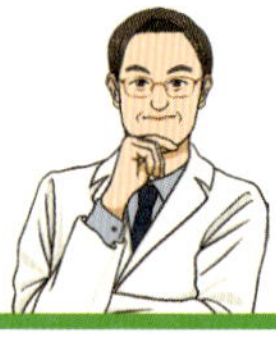

잇몸치료 및 스케일링을 받으면 염증으로 부풀어진 잇몸이 가라앉으면서 잇몸이 안정됩니다. 이러한 과정 때문에 환자들이 잇몸이 내려갔다는 불편감을 호소하시는 경우가 많은데 사실 치료 후의 잇몸이 정상상태입니다. 이렇게 잇몸이 안정되면 자연히 치아뿌리(치근) 부분이 조금은 드러나게 되어 시린 증상이 생길 수 있습니다. 하지만 이런 증상으로 치료는 필요하지는 않고 찬 음식을 조심하면서 생활하시면 자연스럽게 적응이 됩니다.

Q46 잇몸치료 후 잇몸이 내려가고 이가 길어진 것 같아요. 왜 그런 건가요?

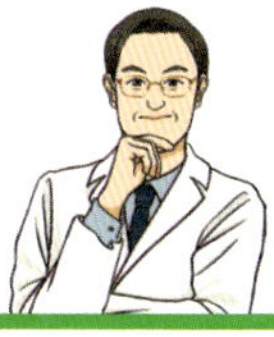

잇몸치료 및 스케일링을 받으면 염증으로 부풀어진 잇몸이 가라앉으면서 잇몸이 안정됩니다. 이러한 과정 때문에 환자들이 잇몸이 내려갔다는 불편감을 호소하시는 경우가 많은데 사실 치료 후의 잇몸이 정상상태입니다. 잇몸이 안정되어 내려가면 상대적으로 치아가 치료 전보다는 더 드러나게 되어 치아가 길어졌다는 느낌을 받을 수 있습니다. 하지만 그 상태가 정상상태라고 할 수 있습니다.

Q47 저 사람한테 (전공의 혹은 치과위생사를 지목하면서) 스케일링을 받았는데 이가 더욱 시리고 뭔가 잘못된 것 같아요. 이를 갈아냈거나 스케일링이 잘못된 것이 아닌가요?

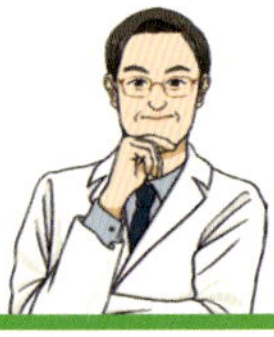

그렇지 않습니다. 전공의는 치과의사 면허증을 소지한 정식 치과의사이고 치과위생사는 스케일링 등 구강위생관리에 대해 전문적인 교육을 받은 사람들로서 모두 스케일링을 직접 시행할 수 있습니다. 스케일링이라는 것은 치아와 주변에 붙어 있는 치태, 바이오필름, 치석 등을 제거하여 안정적인 잇몸상태를 유지하기 위한 기본적인 예방개념의 치료입니다. 절대로 치아를 삭제하는 치료가 아닙니다. 설사 스케일링 기구가 치면에 접촉된다 하더라도 치아를 삭제할 정도의 힘이 발생하지 않습니다.

Q48 당뇨 때문에 오랜 기간 치료받고 있습니다. 잇몸도 안 좋아지는 것 같은데 어떻게 관리해야 할까요?

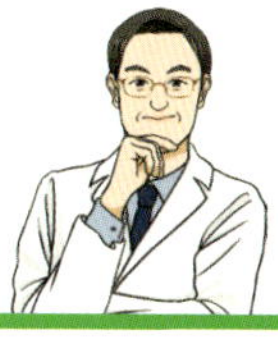

치주 및 예방치과 Q&A

당뇨는 면역기능을 저하시키고 창상치유를 지연시키며 치주조직의 염증 상태가 쉽게 발생하도록 합니다. 실제로 치주질환은 당뇨의 6대 합병증 중 하나에 해당합니다. 가장 우선적으로 혈당 조절이 잘되어야 합니다. 약을 복용하면서 혈당 조절이 잘될 경우 잇몸 상태는 당뇨가 없는 사람과 크게 다르지 않을 수 있습니다.

혈당 조절이 어려울 경우, 칫솔질 등 구강위생관리에 더 신경을 쓰셔야 합니다. 정확한 칫솔 사용 외에도, 치간칫솔, 치실, 워터픽 등과 같은 구강위생 보조용품들을 모두 사용하는 것이 좋으며 치과의사 혹은 치과위생사를 통해 관리법에 대한 교육을 잘 받고 실천해야 합니다. 그 외에도 최소 3개월 주기로 치과를 방문하여 전문가들에 의한 구강위생관리를 받는 것이 자신의 치아들을 최대한 보존할 수 있는 최선의 방법입니다.

Q49 나이 들면서 자꾸 앞니가 벌어지는 것 같습니다. 어떻게 해야 하나요?

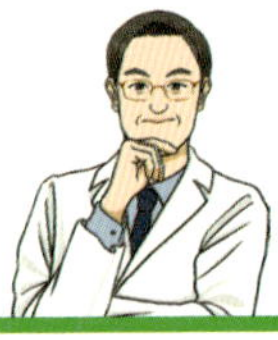

대개 위턱 앞니가 벌어지게 됩니다. 이는 잇몸질환 또는 어금니의 상실과 연관되어 있을 수 있습니다. 또는 어금니가 마모되었거나, 환자가 본래 타고난 치열과의 관계도 살펴봐야 합니다. 이와 같은 문제를 해결할 때 가장 관건이 되는 것이 잇몸 건강입니다. 벌어진 경우라도 잇몸치료를 통해 잇몸 건강이 회복될 수 있는 정도라면, 교정, 보철치료 등을 통해 심미적으로 해결할 수 있는 가능성이 높아집니다.

이때 잇몸질환이 어느 정도 해소되어 치주질환에 의한 치아 이동(migration)과 같은 현상이 더 이상 진행되지 않고 정기적인 유지관리가 가능할 경우 교정 및 보철적 치료를 권합니다. 종종 일부 환자들은 어금니로 저작이 불편함에도 불구하고 눈에 보이는 전치부의 심미적인 문제만을 치료의 최우선으로 하는 경우가 많은데 이것은 결국 원하는 결과를 얻을 수 없습니다, 가능하면 치주과 전문의의 의견을 들어 전치부 치주질환을 치주소파술이나 치주판막술을 이용하여 확실하게 치료한 이후 차근차근 치료하시길 권합니다.

CHAPTER 7

보존치료

Q1 신경치료가 뭔가요?

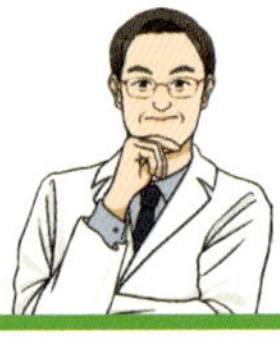

근관치료 Q&A

우리 치아뿌리 속에는 혈관과 신경이 지나가는 동굴(canal, 관)이 있습니다. 그런데 그 동굴에 세균이 한번 침투하면 스스로 낫기가 거의 불가능합니다. 치아가 썩은 부분을 통해 치아 내부로 침투하는 수많은 세균을 우리 몸의 면역세포가 막아내기에는 치아 뿌리끝 동굴 입구가 너무 좁습니다. 그래서 치과의사가 치아에 구멍을 내고 썩은 부분을 모두 제거하면서 감염된 신경과 혈관을 청소합니다. 그리고 깨끗한 재료를 그 속에 채워 넣어 다시 세균이 침투하는 것을 막아줍니다. 신경 및 혈관을 제거하기 때문에 '신경치료'라고도 하지만 원래 명칭은 치아뿌리의 관을 치료한다는 의미로 '근관치료'라고 합니다.

즉, 신경치료의 간략한 과정은 이렇습니다. ① 치아가 썩은 부분을 제거하면서 치아에 구멍을 뚫어 동굴을 찾습니다. ② 동굴 내부에 남아있는 감염된 조직을 최대한 제거합니다. ③ 그리고 치료 재료를 채워 넣기 위해 동굴 모양을 여러 가지 단계를 거쳐 다듬어줍니다. ④ 동굴 속에 소독약을 채워 남은 세균을 사멸시키고 깨끗한 재료를 채워 막아줍니다. ⑤ 다시 구강을 통해 세균이 침입할 수 없도록 크라운을 씌워 치아를 보호합니다. 충치를 제거하기 위해 치아를 삭제하기 때문에 조금밖에 남지 않은 치아를 보호하기 위해 크라운을 씌워 치아를 보호하는 것입니다.

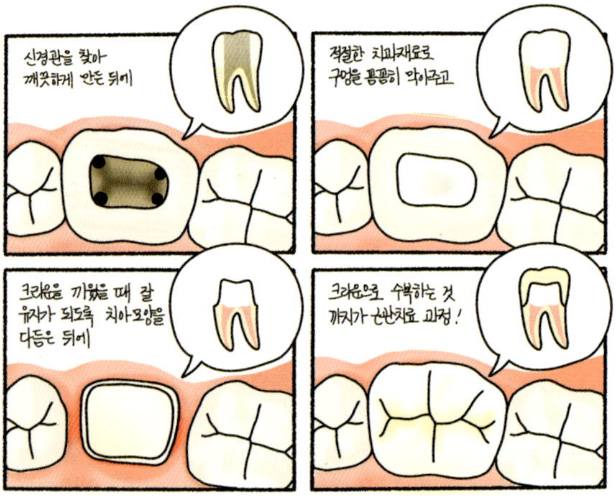

Q2 치과에서 신경치료를 시작했는데 신경치료를 받고 온 날 밤에 오히려 더 아파졌어요. 뭔가 잘못된 게 아닐까요?

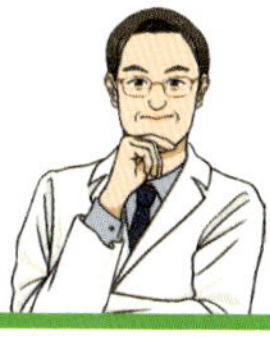

'플레어 업(Flare-Up)'이라고 부르는 이러한 현상은 치료가 잘못되었기 때문에 발생하는 것이 아닙니다. 치아뿌리 속은 외부 공기와 차단된 환경으로 공기를 싫어하는 '혐기성 세균'이 번식하기 좋은 환경입니다. 신경치료를 하기 위해 치아에 구멍을 뚫으면 외부 공기가 유입되면서 공기를 좋아하는 '호기성 세균'이 갑자기 번식할 수 있고 이 과정에서 알레르기 반응이 일어날 수도 있습니다. 비슷한 원리로 치주염(풍치)을 앓던 분이 잇몸치료를 받는 날 열려 있던 고름 주머니가 수축해 닫히면서 외부 공기가 차단돼 오히려 치료 다음 날 심한 통증을 호소하는 경우도 있습니다. 이런 현상은 예측하기 어렵고 관찰된 발생률도 연구별로 천차만별입니다. 다만 치료받기 전 치아에 고름이 잡혀 있거나 X-ray 상에서 상태가 좋지 않을수록 이러한 현상이 더 많이 일어나는 것으로 알려져 있습니다.

Q3 신경치료를 해서 치아 신경이 제거되었는데 왜 통증이 있나요?

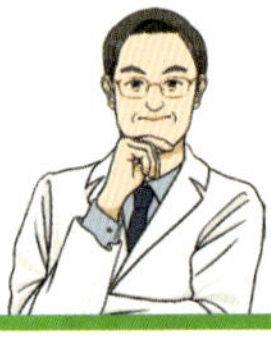

근관치료 Q&A

❶ 신경치료 후에는 자극에 의한 통증을 거의 느끼지 못합니다. 따라서 신경치료 후에 느끼는 통증은 치아 자체가 아니라 치아 주위를 감싸고 있는 조직에서 기인한 통증일 수 있습니다.

❷ 치아 신경은 뿌리 끝부분에 미세한 잔가지들이 존재하거나 부신경이 존재하는 경우가 많기 때문에 아무리 신경치료를 잘 하더라도 남아있는 잔존 신경에 의해 통증이 발생할 수 있습니다. 이러한 신경의 잔가지들이나 부신경은 방사선사진에서 거의 관찰되지 않으며 치료 도중에도 확인되지 않는 경우가 많습니다. 시간이 경과하면서 통증이 거의 없어지는 경우가 많지만 통증이 지속될 경우엔 3차원 CBCT와 같은 추가적인 검사와 치료가 필요할 수도 있습니다(이창하; 2022).

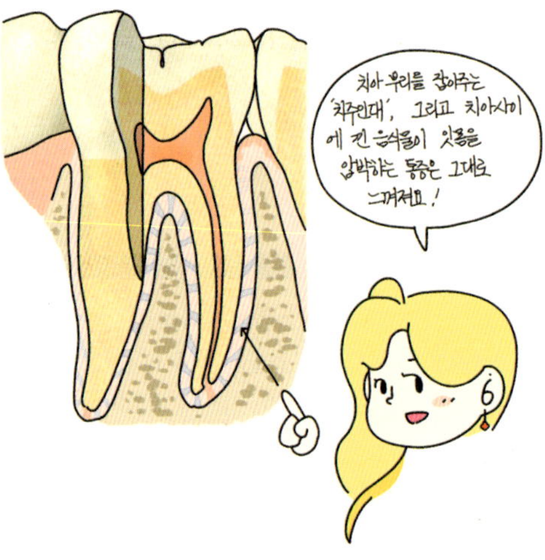

7-1. 치아 신경이 제거되어도 통증을 느낄 수 있다.

Q4 신경치료 하고 나서 씹을 때마다 불편한데, 왜 그런 건가요? 어떻게 해야 하나요?

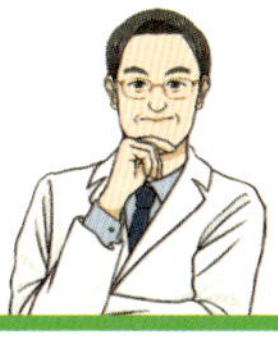

근관치료 Q&A

신경치료 후 뿌리 끝의 조직이 치유되는 과정이 필요합니다. 치료 후 지속되는 저작 시 불편감은 대부분의 경우 서서히 개선되므로 통증이 심한 것이 아니라면 조금 시간을 두고 지켜보는 것이 좋습니다. 단, 치아에 금이 간 경우라면 증상이 지속되거나 보다 심해질 수 있습니다.

참고 비치성 통증과의 감별

비치성 통증은 치아와 주위 조직에 명확한 원인이 없이 지속되는 통증을 의미합니다. 환자가 특정 치아의 통증을 호소하면서 내원하였지만 치아가 원인이 아닌 경우가 많습니다. 그럼에도 불구하고 환자는 특정 치아의 치료를 강하게 요구하기도 합니다. 삼차신경통과 같은 신경병성 통증이 치통으로 오인되는 경우가 매우 많습니다. 또한 상악동염이 있는데 코 주변의 얼굴뼈 안쪽은 빈 공간으로 되어 있고 이 부분을 부비동이라고 합니다. 가장 대표적인 것이 광대뼈 안쪽의 상악동이고, 비염이나 축농증 등으로 이 부비동(상악동)에 염증이 생긴 경우 꼭 치아가 아픈 것처럼 느끼게 됩니다. 이때는 찬물이나 뜨거운 물로 치아를 테스트해 보고 나무젓가락을 씹는 테스트 등을 해서 현재 통증이 치아에서 발생되는지, 아니면 상악동염 때문에 치아가 아픈 것처럼 느껴지는지 잘 구분하는 것이 매우 중요합니다. 만약 상악동염이 있다면 치과치료를 하기 전에 이비인후과 치료를 받는 것이 필요합니다. 또한 턱관절 질환이 있는 경우 꼭 치아가 아픈 것처럼 느끼기 때문에 매우 주의해야 합니다. 턱관절의 평가는 환자가 스스로 쉽게 할 수 있는데 귀 앞에 손가락을 대고 입을 벌렸다 다물기를 반복하면 움직이는 부위를 느낄 수 있고 이때 통증이 발생되거나 소리가 난다면 턱관절의 문제일 가능성이 높습니다. 이때는 치아 치료는 중단하고 턱관절 전문의의 진료를 받는 것이 좋습니다(김영균 & 김상윤; 2022, 김영균 & 김일형; 2021).

Q5 신경치료를 왜 하시나요? 뽑으면 안 됩니까?

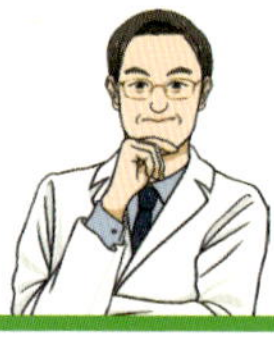

근관치료 Q&A

기능하고 있는 자연치아라면 신경치료를 해서 살리는 것이 좋습니다. 자연치를 살려서 일정 기간 동안 잘 사용할 수 있다면 발치 후 임플란트 치료를 하는 것에 비해 장점이 많습니다. 반면 기능하지 않는 치아(예: 사랑니), 치주질환이 심하여 많이 흔들리는 치아, 환자가 신경치료의 예후를 신뢰하지 못하는 경우, 잘 설명드렸음에도 불구하고 신경치료를 번거롭게 생각하고 발치 후 임플란트 치료를 강하게 고집하는 경우엔 발치할 수밖에 없습니다.

Q6 이전에 다른 치과에서는 신경치료를 받을 때 현미경으로 했습니다. 이 치과에서는 현미경을 사용하지 않나요?

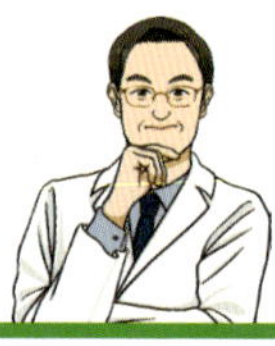

근관치료 Q&A

현미경은 단지 치아를 자세하게 보려고 하는 장비일 뿐이며 이는 치과의사의 선택에 달린 문제입니다. 이것은 우리가 필요하면 안경을 쓰는 것과 마찬가지입니다. 치과용 현미경을 사용하는 치과의사도 있고, 안경처럼 생긴 확대경(루페)을 사용하는 치과의사도 있고, 맨눈으로 치료를 하는 치과의사도 있습니다. 이는 선택의 문제일 뿐 정해진 규칙은 없습니다.

Q7 신경치료를 받으면 신경이 살아나는 것이 아닌가요? 치료 후 씹는 감각을 잘 느끼지 못하겠어요.

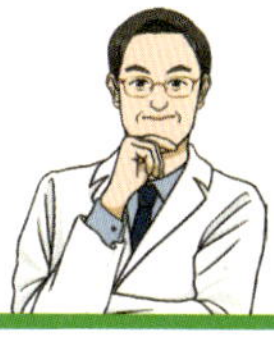

근관치료 Q&A

신경치료는 신경을 살리는 것이 아니라 썩거나 감염된 신경을 제거하는 치료입니다. 이후 신경이 존재하던 관 세척 및 소독을 시행한 후 치과용 재료로 채워 넣습니다. 따라서 치료 후에는 차고 뜨거운 자극을 잘 느끼지 못할 수 있지만 시간이 경과하면서 거의 모든 환자들이 잘 적응하게 됩니다(이창하; 2022). 만약 신경치료 후 크라운 수복을 했음에도 불구하고 씹는 감각을 잘 느끼지 못한다면 크라운이 잘 맞지 않거나 높이가 낮은 경우일 수도 있으니 전문가와 상의하시는 것이 좋습니다.

Q8 신경치료 중 파일이 파절되면 통증이 있거나 예후가 나쁜가요?

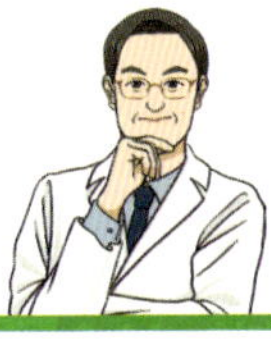

신경치료는 치아 내부에 있는 신경관을 소독하는 것이 중요합니다. 파일이 부러졌더라도 부러진 파일이 잘 소독된 파일이고, 나머지 신경관을 깨끗이 잘 소독하고 마무리 한다면 괜찮습니다. 따라서 파일이 파절되었다고 무조건 통증이 발생하거나 예후가 불량한 것은 아닙니다.

이럴 때는?

신경치료 중 파일이 부러지면 치과의사가 잘못한 건가요?

신경치료 중 여러 가지 원인에 의해 신경관 내에서 파일의 분리가 일어날 수 있습니다. 분리가 일어났다고 해서 의사의 과실이나 치료의 과실이라는 판단 근거는 없습니다. 이는 치료 과정에서 일어날 수 있는 일종의 사고입니다. 의료진은 사고를 예방하기 위해 최선을 다하고, 사고 발생 시 적절한 후속 조치를 취할 의무가 있습니다.

Q9 증상이 없는 치근단 염증을 방치하면 전신으로 퍼질 수도 있나요?

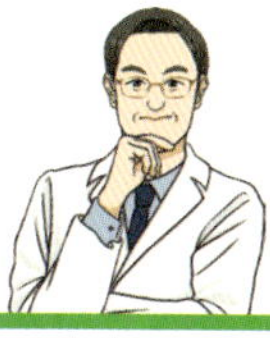

건강한 환자에서 치근단 염증이 심해져서 전신으로 퍼질 확률은 매우 낮습니다. 다만, 치아뿌리끝에 염증이 심해지면 안면부 근육막 사이로 확산될 수 있습니다. 치통과 함께 얼굴과 목 주변이 붓는다면 즉시 치과에 내원하여 응급치료를 받으셔야 합니다.

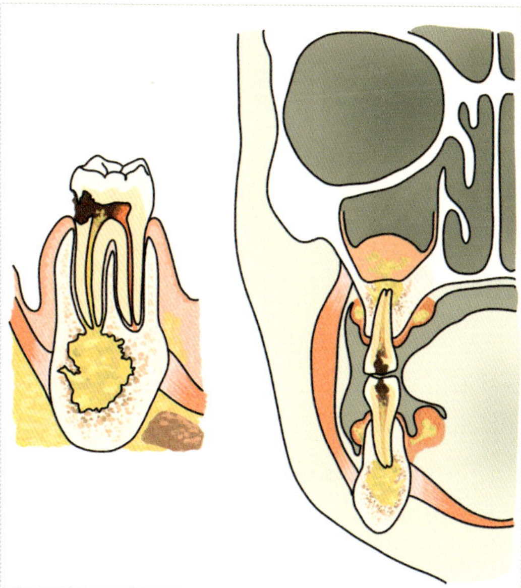

7-2. 치근단 염증이 심해지면 상악동이나 인접 근막들 사이의 공간을 따라 확산될 수 있다.

Q10 신경치료를 하면 꼭 이를 씌워야 하나요?

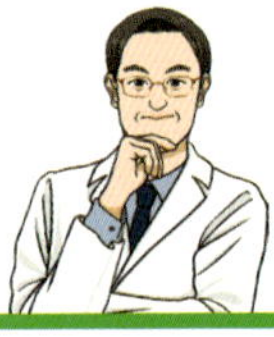

신경치료 후에 반드시 이를 씌워야 하는 것은 아닙니다. 신경치료를 하는 이유는 다양하고, 신경치료 후 치아의 상태도 개인마다, 개개의 치아마다 다릅니다.

그러나 신경치료를 받은 치아는 이미 상당 부분의 치질이 손상되었고, 치료를 잘하기 위해 치아를 많이 삭제하게 됩니다. 또한 신경이 제거되면서 치아 생활력이 상실되므로 치질이 정상 치아에 비해 많이 약해져서 음식을 씹을 때 파절될 위험성이 커집니다. 치아 파절을 방지하기 위해 치아의 보호가 필요하다고 판단되는 경우 씌우는 치료(크라운)를 할 수 있습니다. 담당 치과의사와 잘 상의하여 결정하시면 됩니다(이창하; 2022).

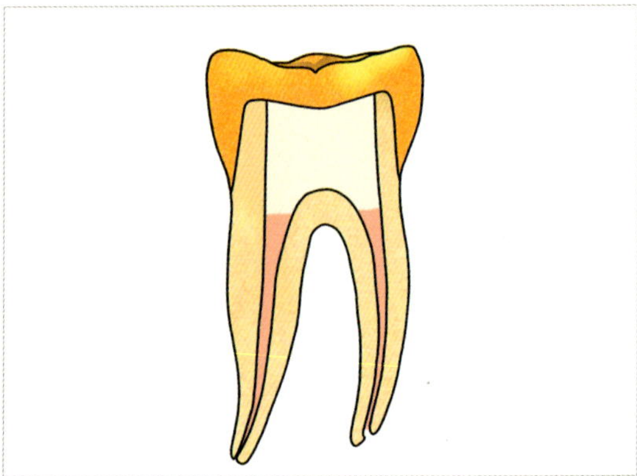

7-3. 신경치료를 수행하기 위해 형성했던 구멍을 때운 후 치아를 보호하기 위해 크라운을 씌울 수 있다.

Q11 왜 신경치료를 한 번에 치료하지 않고 여러 번 오라고 하시나요?

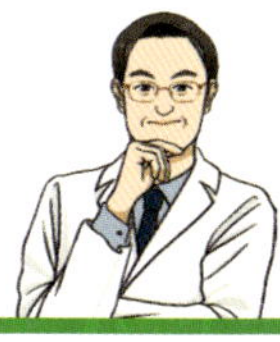

근관치료 Q&A

❶ 신경치료의 목적은 치아 내부에 있는 신경관을 찾아 신경을 제거하고, 깨끗하게 소독하는 데 있습니다. 소독이 여러 번 필요하다고 판단되는 경우 1주 간격으로 여러 번 치료하기도 합니다. 치아 상태에 따라 1회 내원으로 마무리되는 경우도 있습니다.

❷ 신경치료를 하는 방법은 정해진 것이 없습니다. 또 난이도에 따라서 여러 번 치료를 하는 경우도 있습니다. 최근의 신경치료 경향은 1회 또는 2회에 마치는 방향으로 가고 있지만 이건 참고용일 뿐이며, 치과의사가 선택하는 치료 방법이나 환자 치아의 상태에 따라서 신경치료 횟수는 다양하니 전문가와 잘 상의하셔서 치료받는 것이 좋습니다.

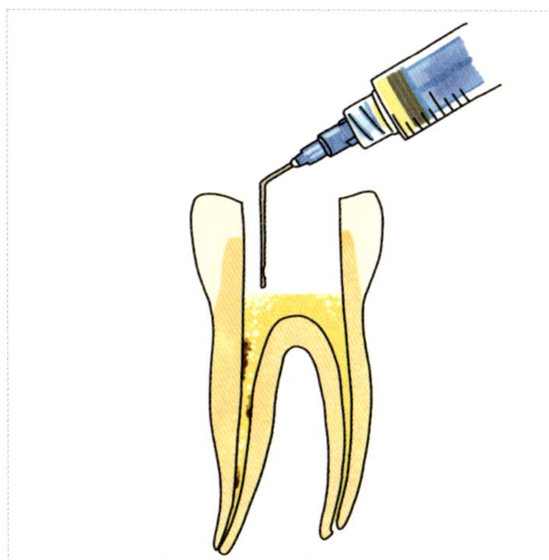

📷 **7-4.** 치아 내부의 신경관을 찾아 신경을 제거하고 깨끗하게 소독해야 한다.

이럴 때는?

방사선사진에서 치근단병변이 발견되었다. 그러나 환자는 아무런 증상이 없는 상태이기 때문에 치과의사에게 반드시 치료 혹은 치근단 부위 염증 제거 수술을 받아야 하는지 질문할 경우

치근단 염증의 수술 필요 여부는 증상이 있는지 없는지에 따라 결정되는 것이 아닙니다. 이런 경우 치과에 내원하셔서 정밀검사를 받고 치과의사와 상담하시기를 추천드립니다.

Q12 신경치료를 받은 치아는 언제까지 사용할 수 있나요? 영구적인가요?

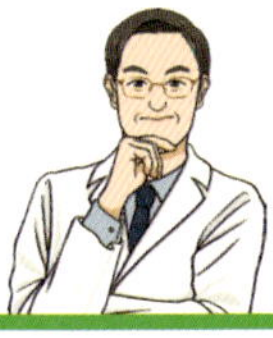

신경치료는 치아 내부에 있는 병적 신경조직을 제거하고 신경관을 멸균시킨 후 치과 재료로 신경관을 메우는 치료입니다. 치아 내부의 신경과 혈관이 제거되기 때문에 영양 공급이 되지 않아 정상 치아에 비해 치아의 강도가 약하고 푸석푸석해진다고 생각되어 왔으나, 신경치료한 치아의 수분함량을 장기간 관찰한 연구에 따르면 10년 후에도 정상 치아와 유사한 수분함량을 보인다고 합니다.

또한 신경치료를 받은 치아의 예후에 영향을 미치는 요소는 매우 다양합니다. 환자의 잇몸상태, 남은 치아 구조의 양상, 신경치료에 이르게 된 원인(충치, 외상, 치아균열 등), 생활습관 등에 따라 다른 예후를 나타냅니다.

최근 논문에서 근관치료 후 충전물을 채운 치아의 생존기간은 평균 11.1년이라고 보고된 바 있습니다. 또한 후속 치료 여부에 따라 치아 수명은 크게 달라집니다. 즉 크라운 수복을 잘해주고 관리가 잘 이루어질 경우 20년까지 수명이 증가될 수 있지만, 근관치료만 하고 방치할 경우 치아 수명은 6.5년까지 크게 감소한다고 보고하였습니다(Thyvalikakath T, et al; 2022).

Q13 근관치료 시 NiTi 파일 시스템을 섞어 사용해도 괜찮습니까?

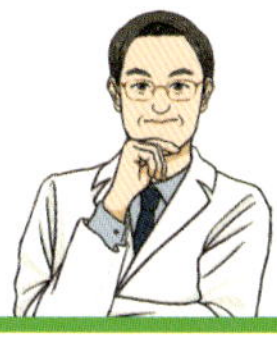

괜찮습니다. 오히려 추천되는 면도 있습니다만 주의할 점이 있습니다. 자신이 사용하는 NiTi file system의 tip 사이즈와 taper, 파일 단면의 형태와 재료적 특성 등을 알고, 그렇게 섞어 사용하는 목적에 맞게 조합할 수 있어야 합니다. 그래야 직전에 사용한 파일과 다음에 사용할 파일의 저항감 차이를 어느 정도 예상할 수 있어 파일의 분리를 예방할 수 있기 때문입니다. 치아의 석회화 정도, 만곡의 정도에 따라서도 다양한 파일을 조합할 수 있는데 초보자라면 선배 원장님들의 추천을 받아 조합하거나 혹은 단일 파일 시스템을 사용하는 것이 좋을 수 있습니다.

Q14 발치가 금기인 경우(예: 골다공증 약물 복용력) 임시방편으로 근관치료를 권하기도 합니다. 예후가 불량한 치아의 근관치료에 대한 가이드라인이 있을까요?

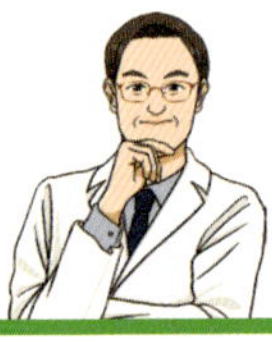

치아가 흔들리거나 잇몸이 많이 내려간 경우 보철 치료를 하기에는 비용이 부담스럽지만 당분간이라도 치아를 쓰고 싶을 때가 있습니다. 문제는 잇몸이 많이 내려간 치아의 경우 치아가 매우 시리기 때문에 물도 마시기 힘든 때가 많지요. 이때는 응급으로 신경을 제거해 주면 일단 시림은 해결되기 때문에 단기간 사용에는 도움이 될 때가 많습니다. 흔들리는 치아의 경우 보철 치료를 하지 않아도 치아가 부서질 가능성은 낮기 때문에 보철 치료 없이 레진 치료만으로 치료가 끝나게 됩니다. 단, 신경치료는 시림을 해결하기 위한 치료일 뿐이며 흔들리는 치아가 더 단단해지거나 수명이 길어지는 치료가 아님을 분명히 알고 치료받는 것이 좋습니다.

Q1 오래전 수복한 레진의 색깔이 변하면 다시 치료해야 하나요?

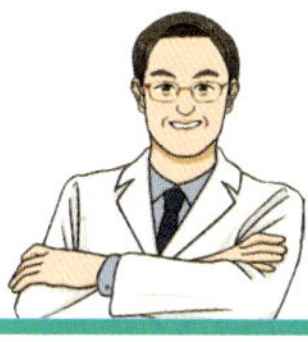

수복치료 Q&A

이전에 수복한 레진 주위로 충치가 재발했거나, 불편한 증상이 있다면 재치료가 필요하지만, 변색 자체만으로 재치료가 반드시 필요하지는 않습니다. 물론 미적으로 신경이 많이 쓰인다면 새로 치료받으실 수도 있습니다.

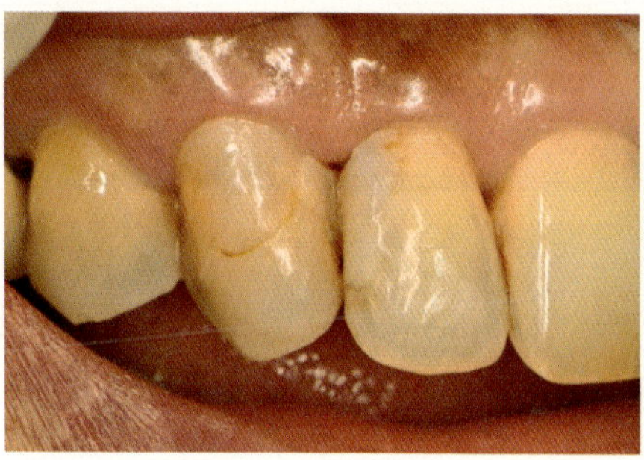

7-5. 레진 수복물 변연부가 누렇게 색깔이 변한 모습.

Q2 충치치료를 분명히 했는데 또 충치가 생길 수 있나요? 처음부터 치료가 잘못된 것이 아닌가요?

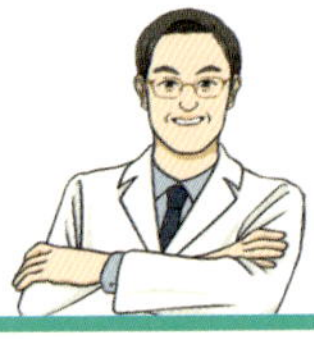

충치치료한 주변으로 다시 충치가 생길 수 있습니다. 이를 2차 우식이라고 합니다. 2차 우식의 원인들은 여러 가지가 있지만, 대부분은 구강위생관리가 잘되지 않아서 발생하므로 치료받은 치아도 잘 관리해야 합니다. 또한 충치는 세균이 생성하는 산에 의해 손상되는 질환입니다. 충치를 제거하고 수복재료로 잘 밀봉하였다 하더라도 남아있던 산에 의해 다시 손상되면서 충치가 재발할 수 있습니다(이창하; 2022).

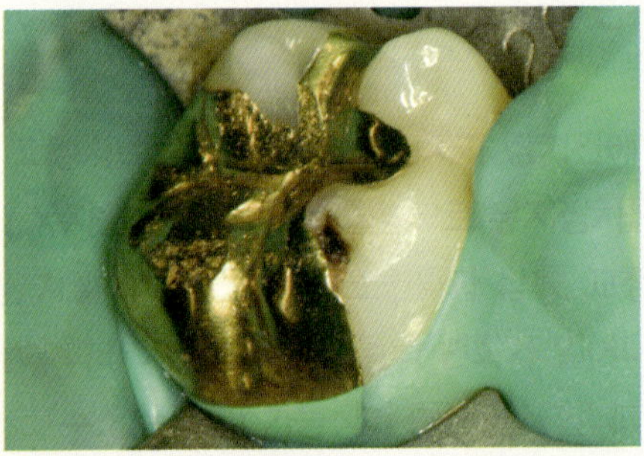

7-6. 인레이 수복한 치아 변연부에 검게 충치가 발생하였다.

Q3 인레이라는 치료는 어떤 방식의 치료인가요? 크라운도 아닌데 왜 하루만에 치료가 안 되고 다음에 다시 와야 하나요?

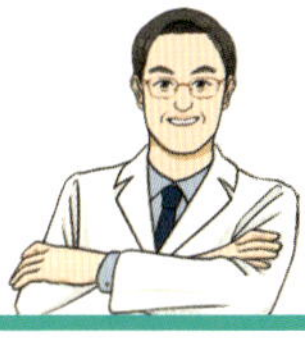

수복치료 Q&A

치아와 치아 사이가 썩었는데 신경치료를 받아야 할 정도는 아니라면 인레이라는 치료를 권해드릴 수 있습니다. 인레이는 레고블록처럼 틀을 맞추어 치아를 깎은 다음, 기공소에서 그 자리에 꼭 맞는 블록을 만들어 치과에서 끼워 맞춰주는 치료라고 생각하면 이해가 되실 겁니다. 블록(금, 세라믹 또는 레진 인레이 보철물)을 만들어야 하기 때문에 치아를 깎는 날 본을 한번 떠야 하고요. 블록을 제작할 동안 임시재료로 때워두었다가 다음번에 치과에 오시면 그동안 만들어진 블록을 붙여드리게 됩니다. 요즘엔 당일에 제작해서 붙여주는 치과도 있습니다만, 여러 상황이 맞아야 하고 수복물 제작이 최소 몇 시간 정도 걸리기 때문에 그 점은 미리 고려하셔야 합니다.

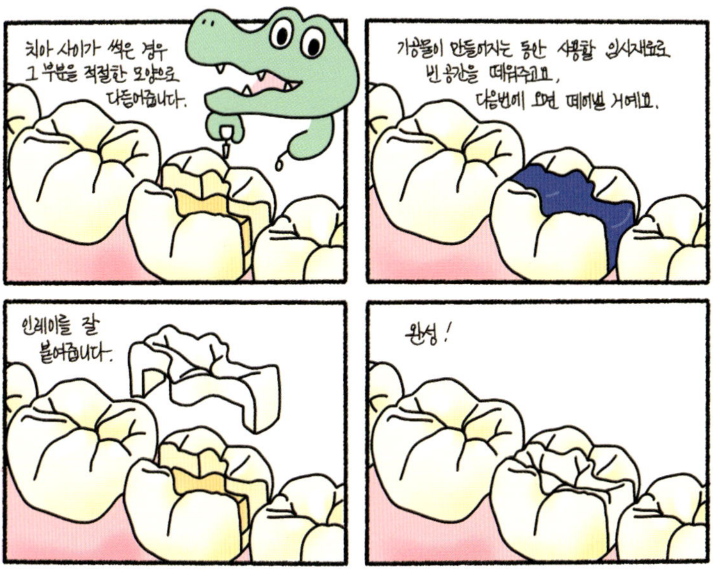

치아 사이가 썩은 경우
그 부분을 적절한 모양으로
다듬어줍니다.
가공물이 만들어지는 동안 사용할 임시재료로
빈 공간을 때워주고요,
다음번에 오면 떼어낼 거예요.
인레이를 잘
붙여줍니다.
완성!

Q4 옆 치과에 갔더니 충치치료를 인레이로 하자고 하더라고요. 또 다른 치과에서는 레진치료로 하자고 그래요. 뭐가 좀 더 치아에 좋은 건가요?

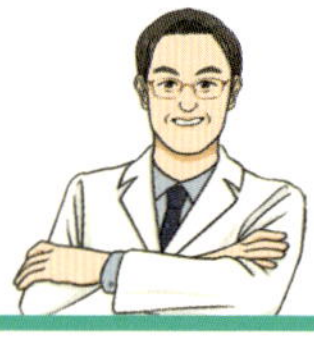

수복치료 Q&A

치아를 치료하는 데 정해진 방법은 없습니다. 동일한 치아 상태이더라도 치과의사마다 다른 치료방법을 제시할 수 있습니다. 여러 치과에 다녀보면서 비교하는 것은 환자분의 자유이자 권리입니다. 자신에게 잘 맞는 치과를 선택하여 치료받으시되, 한번 치료를 시작하면 치과의사를 신뢰하고 끝까지 잘 치료받을 것을 추천드립니다.

Q5 아말감은 몸에 나쁜 재료인가요?

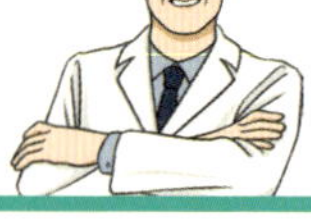

수복치료 Q&A

아말감은 수은과 다른 금속이 혼합되어 만들어진 합금입니다. 아말감을 조작할 때나 제거할 때 일정량의 수은 증기가 발생하게 되지만, 일단 치아에 잘 적합되어 안정화되면 수은 증기가 거의 발생하지 않아 인체에 유해하지 않습니다.

Q6 충치치료 재료가 다양하고, 보험재료도 있고 비보험재료도 있던데 무슨 차이인가요? 아말감은 보험재료인데 왜 요즘 잘 하지 않나요?

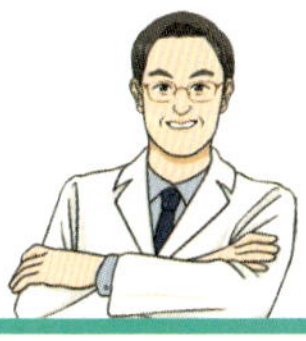

수복치료 **Q&A**

치아 수복에 사용되는 재료는 재료마다 특징과 장단점이 있습니다. 따라서 좋은 재료와 나쁜 재료가 있다고 보기는 어렵습니다. 치아 상태, 구강내 환경, 환자의 기호 및 경제적 사정 등을 고려하여 재료를 선택하게 됩니다.

아말감은 치과에서 전통적으로 오랫동안 사용되어 온 좋은 재료입니다. 최근에는 치아색과 유사하고 견고한 재료들이 많이 도입되어서 상대적으로 아말감 사용이 줄어드는 추세입니다.

Q7 치경부 마모의 원인이 칫솔질이라고 하는데, 다른 원인은 없나요? 치경부 마모가 있다고 해서 여러 번 때웠는데 계속 떨어져서 다시 하게 됩니다. 안 떨어지는 재료는 없나요? 꼭 해야 하나요?

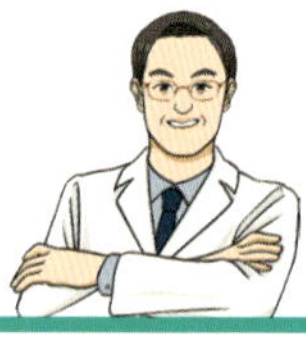

치경부 마모는 주로 칫솔질에 의한 자극이 세거나, 씹는 힘이 강한 경우 발생할 수 있습니다. 마모된 부위를 수복하더라도 이러한 환경적 자극이 지속되기 때문에 비교적 탈락이 빈번하게 발생합니다. 만약 시린 증상이 심하지 않다면 꼭 패인 부분을 모두 메워야 하는 것은 아닙니다.

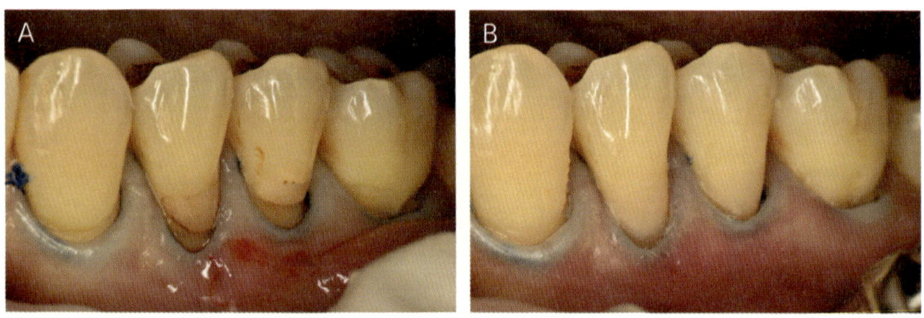

7-7. 치경부 마모증의 수복치료.
A: 치경부 마모 소견이 관찰됨 B: 마모된 부위를 레진으로 수복한 모습.

Q8 이를 때우고 나서 시립니다. 이유가 뭔가요?

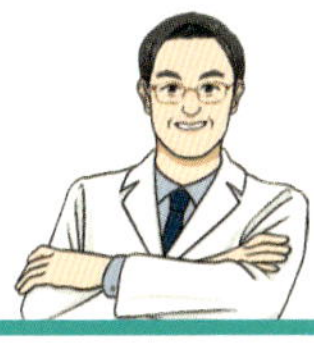

수복치료 Q&A

충치나 치아 마모 등의 이유로 치아의 일부분이 결손될 경우 치아를 수복하게 됩니다. 이때 상한 치아를 다듬고, 치아 수복재료를 부착하기 위한 화학적 처리를 합니다. 이런 과정에서 불가피하게 치아 내부 신경에 자극이 가해질 수 있습니다. 시간이 지나면 완화되는 경우가 대부분이나, 지속적으로 불편할 경우 치료가 필요할 수 있습니다. 또한 충치나 마모가 깊은 경우 치아 신경과 가깝기 때문에 치료 후에 시린 증상이 생길 수 있습니다. 일반적으로 치료 후에 시간이 지나면서 통증이 가라앉는 경우가 많지만, 시간이 지나도 통증이 지속된다면 재치료가 필요할 수도 있으므로 주치의와 상의하시는 것이 좋습니다.

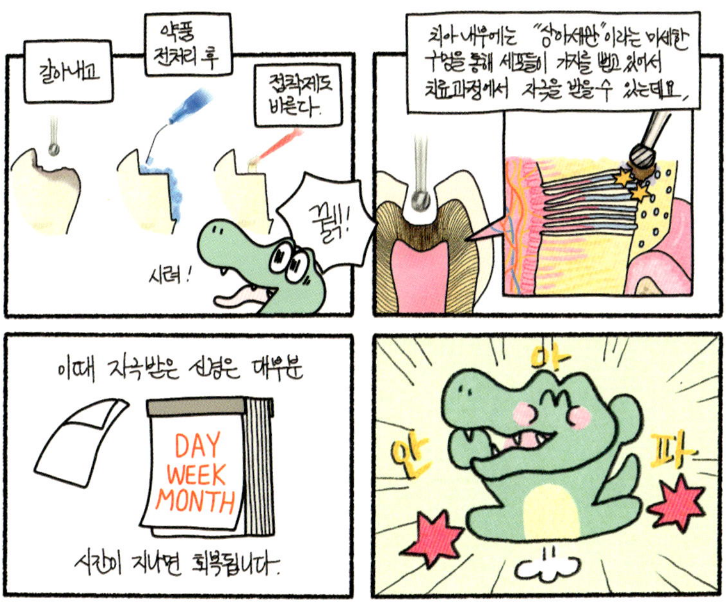
갈아내고
약품 전처리 후
접착제도 바른다.
시려!
치아 내부에는 "상아세관"이라는 미세한 구멍을 통해 세포들이 가지를 뻗고 있어서 치료과정에서 자극을 받을 수 있는데요,
이때 자극받은 신경은 대부분
DAY
WEEK
MONTH
시간이 지나면 회복됩니다.
안
아
파

Q9 갑자기 찬 것에 치아가 시리고 칫솔이 닿으면 시큰거려요. 충치가 생겼나요? 아니면 잇몸이 안 좋은 건가요?

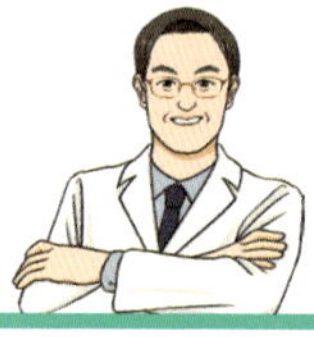

수복치료 Q&A

치아가 시리다면 치아 혹은 주변 잇몸의 문제로 보아야 합니다. 양치질할 때 치아가 시리다면 치경부 마모증의 가능성이 높지만 뿌리에 생긴 충치가 원인일 수도 있고, 잇몸질환으로 인해 주변 치조골이 소실되고 치근이 노출되면서 시릴 수도 있기 때문에 전문가의 진찰을 받아 보시는 것이 좋습니다.

이럴 때는?

환자가 음식을 씹을 때 갑자기 어금니가 시리거나 아프다는 증상을 주소로 내원하였다. 가만히 있을 때는 문제가 전혀 없다. 방사선사진에서도 이상 소견이 없고 우식증, 치주질환도 없다. 어떻게 설명할 것인가?

치아 균열(크랙)이 의심되기 때문에 정밀검사를 받으셔야 합니다. 필요할 경우 보존과 치과 전문의의 진찰이 필요할 수도 있습니다. 치아 균열은 방사선사진에서는 잘 발견되지 않습니다. 치아는 인체에서 가장 단단한 조직입니다. 뼈보다도 더 단단합니다. 그러나 아무리 단단한 물질이라도 반복적으로 외력이 가해지면 깨지거나 금이 가게 됩니다. 조개껍질을 예로 들겠습니다. 엄청 단단하지만 충격이 가해지면 깨집니다. 치아도 마찬가지로 장기간 동안 음식을 씹으면서 충격을 계속 받고 있고, 특히 딱딱하고 질긴 음식을 좋아하는 사람들에서는 충격이 매우 강해서 균열(크랙)이 발생할 가능성이 커집니다.

가만히 있을 때에는 아무런 증상이 없지만 특정 부위로 음식을 씹을 때 시큰거리는 통증이 발생할 수 있습니다. 정밀검사를 통해 진찰을 받으신 후 적절한 치료를 받으시면 됩니다. 구체적인 진단과 치료방법은 담당 치과의사와 상의하시기 바랍니다.

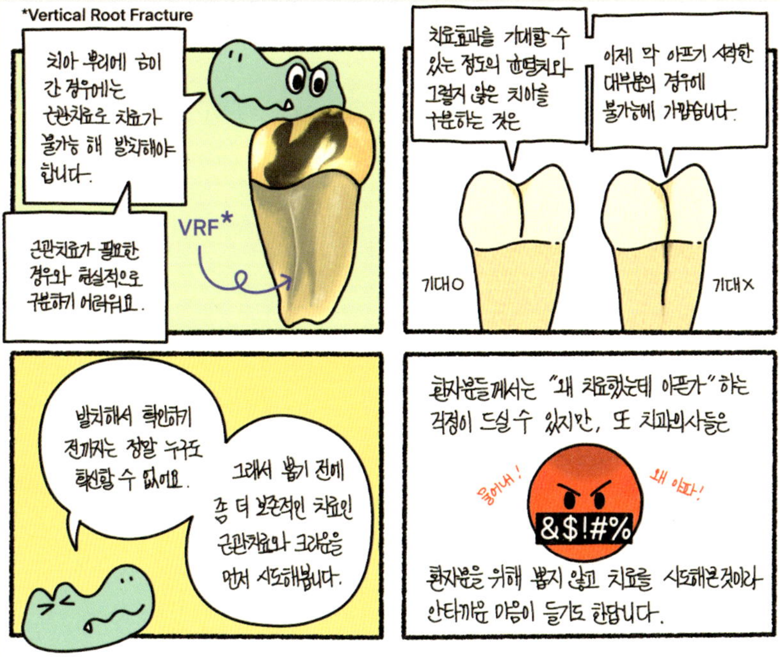

Q10 치아가 부러지면 복원할 수 있나요? 부러진 치아는 발치만이 답인가요?

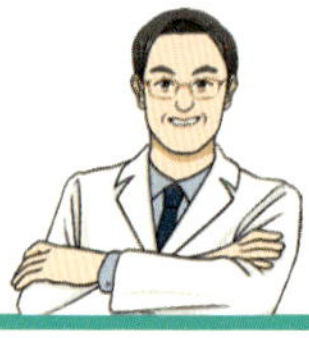

치아가 파절된 위치, 파절 정도에 따라서 치료방법이 달라집니다. 따라서 세밀한 임상 검사, 방사선 검사 등을 통해 잘 진단한 후 적절한 치료법을 선택하게 됩니다. 파절된 부위를 수복재료로 수복하는 치료, 신경치료 후 보철수복, 발치 등 상황에 따라 다양한 치료방법이 있습니다.

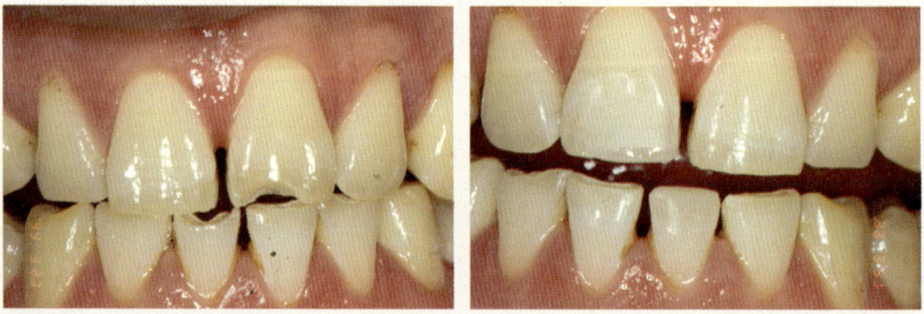

7-8. 법랑질(에나멜층)만 파절된 경우엔 레진으로 수복하면 좋은 결과를 얻을 수 있다.

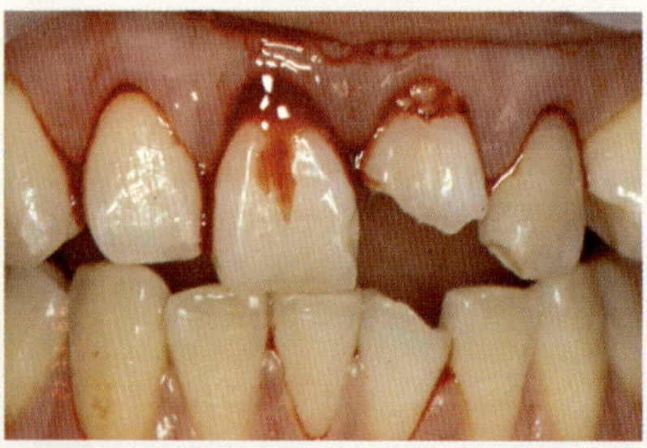

7-9. 치아탈구 및 치수가 노출된 파절이 발생하였다. 탈구치아 정복술과 파절치에 대한 신경치료 후 보철수복이 필요하다.

Q11 광고하는 "무삭제 라미네이트"는 정말 치아를 하나도 삭제하지 않는 건가요?

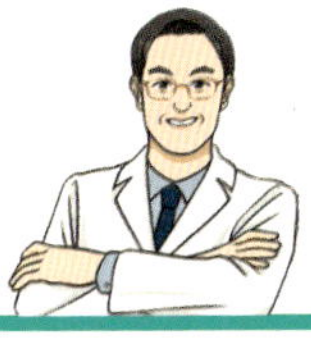

수복치료 Q&A

어느 정도 맞습니다. 그러나 환자분 치아의 특성에 따라 삭제가 필요한 경우가 더 많습니다. 물론 치아를 전혀 삭제하지 않아도 되는 경우가 있기는 하지만 대부분 치아 법랑질을 삭제하여 라미네이트 비니어(veneer) 보철물이 치아에 적절히 안착될 수 있도록 하는 삽입-철거로의 형성이 필요한 경우가 많기 때문입니다. 또는 환자군 특성상 앞니가 가지런한 모습을 만들고 싶어 하는 욕구가 크기 때문에 치아의 회전으로 돌출되어 있는 부분은 삭제하는 경우도 많이 있습니다.

예를 들어 안과에서 라식 수술 광고를 한다고 해서 환자 개개인의 각막 두께 등에 따라 모두가 라식 수술을 받을 수 있는 것은 아니듯이, 치과에서 '무삭제' 라미네이트 광고를 한다고 해서 모두가 무삭제 라미네이트 치료를 받을 수 있는 것은 아닙니다.

어떤 분이 앞니가 조금 깨진 부분을 무삭제 라미네이트로 치료했다고 해서 나도 똑같은 부위가 깨졌을 때 무삭제 라미네이트 치료를 받을 수 있다는 보장은 없습니다. 해당 치아의 굴곡이나 풍융한 정도, 인접 치아와의 위치관계, 대합치와의 교합관계 등에 따라 개개인의 특성에 맞는 치료가 필요하기 때문입니다.

특정 명칭을 붙인 "무삭제 라미네이트"는 치과계에 공통적으로 사용되는 세라믹 성분 재료를 이용해 만들어지는 것이므로 근본적으로 "라미네이트" 치료법과 다른 것이 아닙니다.

Q1 치과에서 치아를 하얗게 만들 수 있다고 들었습니다. 가능한가요? 어떤 치료법인가요?

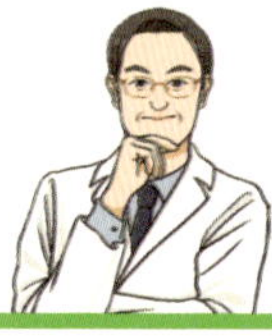

미백치료라고 칭하며 다음과 같은 2가지 종류의 치료법이 있습니다.
생활치 미백은 전체 치아에 변색이 있는 경우 전체 치아를 하얗게 미백하는 방법으로, 일반적으로 개인이 집에서 스스로 미백치료를 할 수 있으며 치과에서 만든 개인용 틀에다 미백제를 주입해서 밤에 착용하고 자면 됩니다. 보통 4시간 정도 착용하고 있는 걸 추천하는데, 일상생활을 할 때 4시간 정도 착용이 가능하다면 꼭 밤에 할 필요는 없습니다. 다만 미백틀을 장착하면 발음이 부정확하고 일상생활에 지장을 줄 수 있기 때문에 대체로 일과 시간이 끝난 밤에 착용하는 것을 추천합니다. 자기 전에 마지막 양치질을 하고 미백틀을 착용하는 게 가장 편리하기 때문에 밤 시간을 추천하는 것이며 사람에 따라 낮에 착용해도 아무 문제가 없습니다.

치아 하나만 변색이 있는 경우(외상이나 신경치료 받은 치아) 실활치 미백치료를 시행합니다. 치아 하나만 미백하는 방법으로 개인이 스스로 할 수 없으며 치과에 내원해서 미백치료를 받아야 합니다.

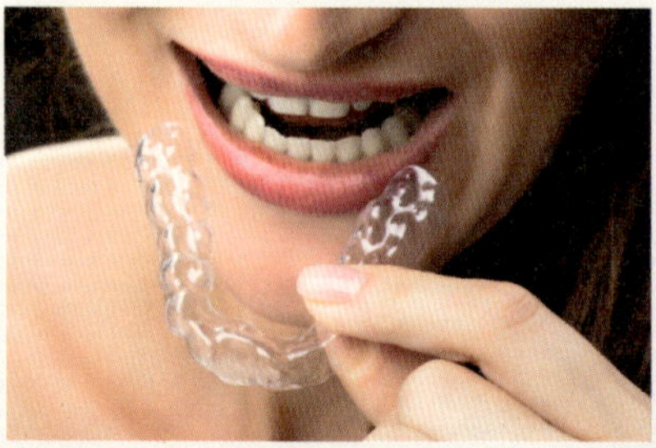

7-10. 미백치료를 하는 모습.

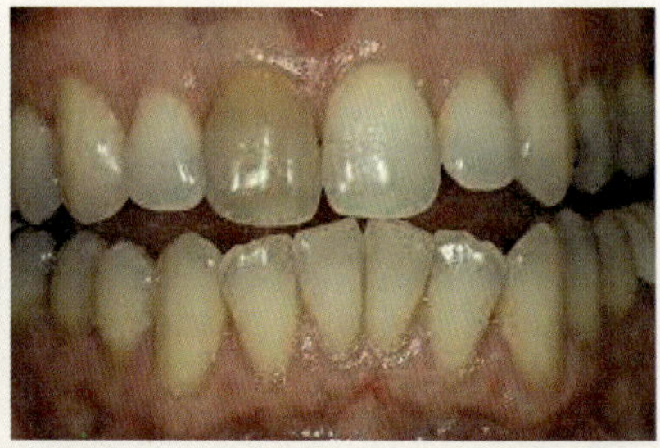

7-11. 치아 하나만 변색이 있는 경우 실활치 미백치료를 시행한다.

Q2 미백치료를 하면 이가 약해지나요?

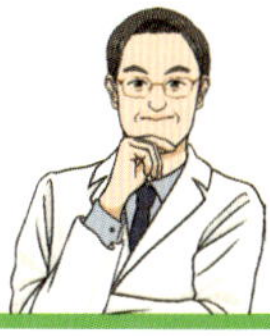

미백치료 Q&A

치아 미백에는 여러 가지 종류가 있고, 치아 변색의 원인과 치아의 상태에 따라 적절한 방식을 선택하게 됩니다. 미백치료 이후 치아의 시린 증상이 발생하여 이가 약해지는 것이 아닐까 우려하는 경우가 종종 있지만, 이는 미백치료 과정 중 신경이 자극을 받아 일시적으로 발생한 치아민감증으로 이해하면 됩니다. 미백치료는 치아를 깎는 치료가 아닙니다. 치아에 어떤 구조적인 변화는 일어나지 않기 때문에 안심하셔도 되며 치아가 예민한 경우에 시림 증상이 생기는 것이기 때문에 치아가 약해지는 일은 일어나지 않습니다.

만약 부분적으로 파절된 치아에 미백을 해야 한다면, 미리 레진으로 수복치료를 하고 미백을 할지 아니면 미백을 하고 나서 레진으로 수복치료를 할지 주치의 선생님과 상의하는 게 좋습니다.

Q3 미백치료는 어느 정도 주기로 받는 게 나을까요?

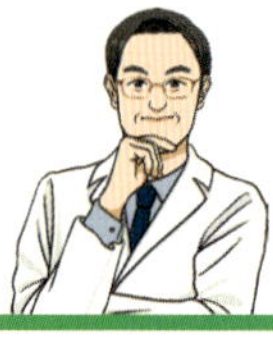

❶ 착색의 원인과 미백치료 방법에 따라서 달라집니다. 대표적으로 치아 내 신경이 죽어서 발생한 변색 같은 경우는 미백치료 후 약 2년 전후 경과 시 변색이 재발할 수 있습니다. 신경이 죽어서 변색이 일어난 경우는 한 번의 미백으로 오랫동안 유지되는 경우가 더 많지만, 만약 어떤 이유로 다시 변색된다면 같은 방법으로 실활치 미백을 하면 됩니다. 단, 미백의 효과가 마음에 들지 않거나 치아 모양을 바꾸고 싶다면 라미네이트나 크라운 치료를 고려할 수도 있습니다.

❷ 치아 미백은 환자의 주관적인 의견도 중요하므로 본인이 거울로 보고 판단했을 때 재치료가 필요하다고 생각되면 전문가와 상담해 보는 것이 좋습니다. 사람에 따라서 그리고 식습관(커피, 와인 등)에 따라서 미백한 치아가 다시 변색되는 기간이 짧은 환자의 경우 6개월 안에 다시 미백을 하는 경우도 있습니다. 미백치료는 말 그대로 미용치료이기 때문에 본인의 취향이 제일 중요하며 만약 변색이 너무 심하거나 자주 변색된다면 전문의와 상의하는 것이 좋습니다.

❸ 미백의 효과의 지속은 개개인마다 다릅니다. 상대적으로 빨리 미백 효과가 감소하는 사람도 있고 또 치아가 하얗다고 느끼는 건 사람에 따라서 다르기 때문에 특별히 변색이 진행되지 않아도 자주 미백을 원하는 환자들도 있습니다. 치아 시림이 없다면 미백을 자주 한다고 문제가 될 것은 전혀 없습니다. 미백은 치아 표면을 손상시키지 않습니다. 미백의 효과가 오래 지속되도록 하기 위해서 와인이나 커피 섭취를 줄이고 흡연은 절대로 하지 말아야 합니다.

CHAPTER 8

기 타

Q1 치과에서 필러, 보톡스 치료하신다고 들었는데 합법인가요? 믿을 수 있나요?

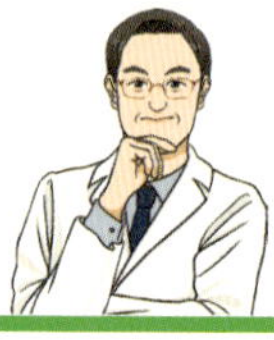

치의학 분야는 구강뿐만 아니라 두개골 하방과 눈 주위부터 쇄골 상방의 목부위까지의 각종 질환과 외상에 대한 치료를 담당하고 있습니다. 관련 기초교육(해부학, 생리학, 생화학, 미생물학, 약리학, 병리학, 재료학 등)을 충분히 받은 후 임상과목, 특히 구강악안면외과학과 구강내과학에서 턱관절장애, 구강안면통증, 심미미용치료, 안면 쁘띠 성형 등에 대한 교육도 충분히 받고 있습니다. 보톡스 및 필러는 치과의사들이 합법적으로 행할 수 있는 진료이며 오히려 구강내와 구강외 국소마취를 가장 잘하는 전문 의료진이기 때문에 통증을 최소화하면서 성공적인 치료를 하고 있습니다. 특히 치아보철 및 교정치료와 함께 입가 주위와 코 주변에 대한 쁘띠 치료는 치과에서 적절히 잘 받을 수 있으니 안심하시기 바랍니다.

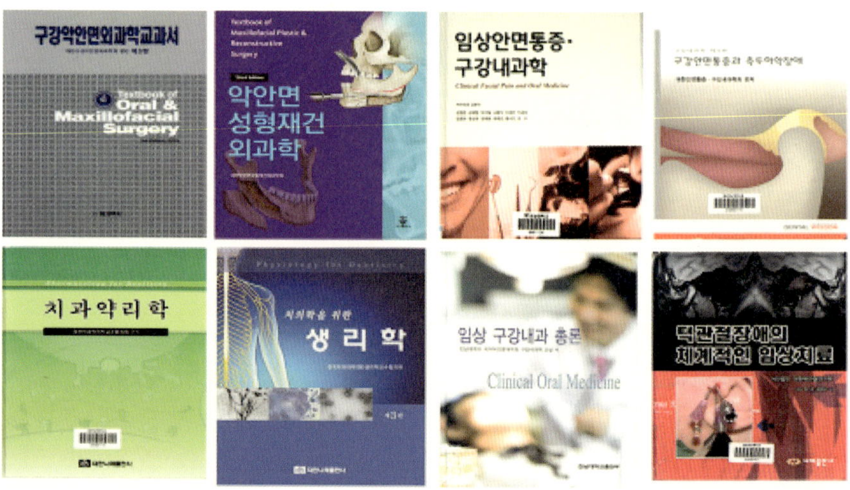

8-1. 필러, 보톡스 치료 관련 치과 교과서.

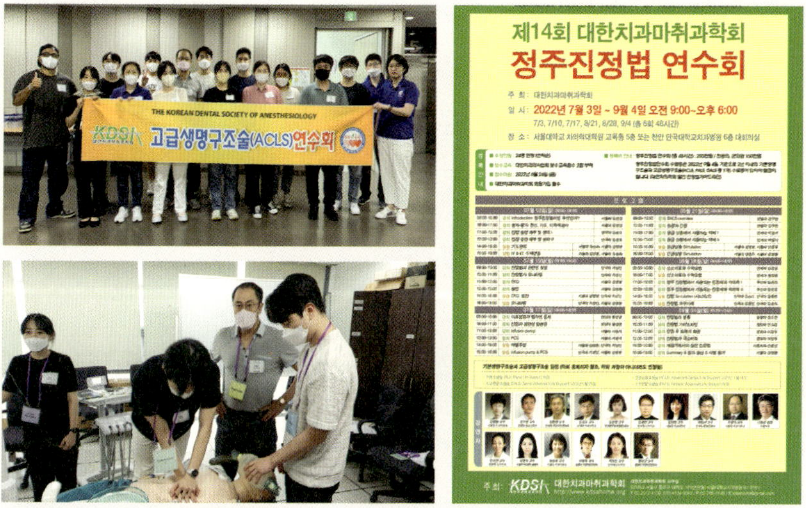

8-2. 치과의사 대상으로 다양한 응급의학 교육이 이루어지고 있다.

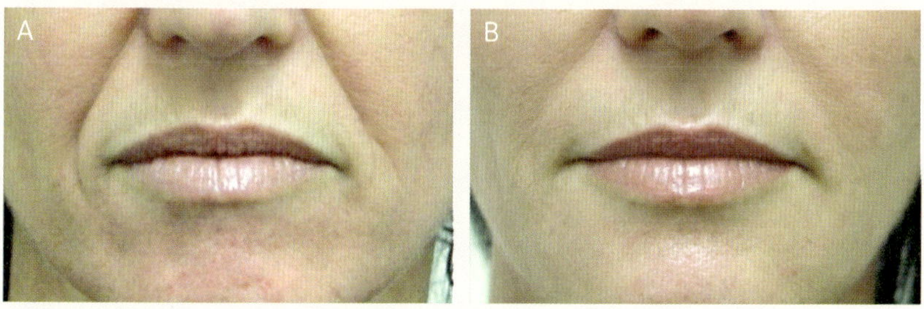

8-3. 필러를 주입하여 팔자주름을 개선시킨 모습. A: 시술 전 B: 시술 후.

Q2 다른 치과에서는 무통치료, 무통수술을 많이 하고 있습니다. 이 병원에서는 왜 무통치료를 하지 않나요?

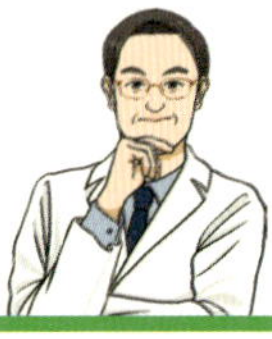

무통치료, 무통수술이라고 칭하는 용어는 의료법에서 금지하고 있습니다. 즉 과잉광고라는 얘기이죠. 치과치료를 하는데 어떻게 전혀 아프지 않게 마취하고 치료할 수 있을까요? 완벽한 무통치료, 무통수술은 전신마취 외에는 불가능합니다.

만약 이런 용어를 사용한다면 의식하진정법(일명 수면마취, 진정마취 등으로 알려져 있음)을 의미하며 다양한 약물을 사용하여 진정시킴으로써 환자가 통증을 덜 느끼게 하고 불안감을 경감시킬 수 있습니다. 그러나 반드시 집중감시기를 통해 산소포화도, 혈압, 체온 등의 생체징후를 측정해야 하며 정맥로를 확보하여 수액을 공급하면서 응급처치에 대비하고 산소호흡기, 심폐소생술 관련 약제 및 기구 등이 완비된 상태에서 시행되어야 합니다. 의식하진정법 도중에 깊게 진정마취가 되고 자발적 호흡이 잘 안되는 상황에 직면하면 즉시 기관삽관술 및 심폐소생술이 시행될 수 있어야 합니다. 이러한 준비가 잘 되어 있는지를 반드시 확인하고 치료에 동의하셔야 합니다.

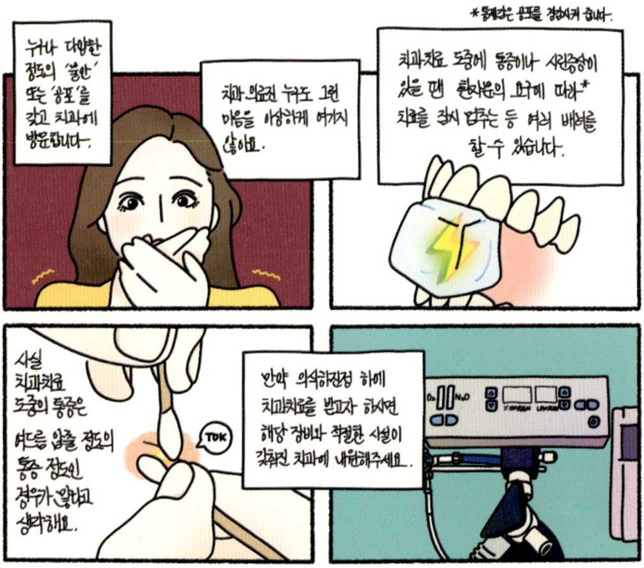

Q3 치과공포증이 있습니다. 치아 상태가 너무 안 좋아서 치료를 받기는 해야 하는데, 방법이 없을까요?

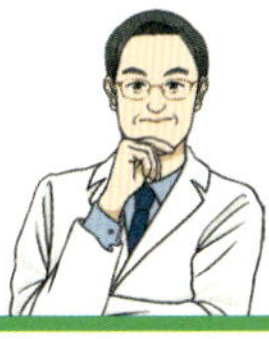

기타 질문 Q&A

치과를 방문하면 부끄러워하지 마시고 치과공포증이 심하다는 내용을 접수 단계부터 담당 직원들에게 알려주세요. 또한 치과의사와 상담할 때에도 미리 말씀하시면 해당 치과에서 적절한 조치를 취할 것입니다. 이 책을 집필하고 있는 교수들도 모두 치과공포증이 있습니다. 즉 심리적인 상태는 사람들마다 차이가 있고 과거의 무서웠던 치과 경험으로 인한 공포증이 성인이 되어도 계속 남아있거나 더 심해질 수도 있습니다.

치과공포증이 있더라도 경미한 상태라면 치과에서 편안하고 최대한 통증을 완화시키려고 노력하면서 치료를 진행할 것입니다. 그러나 공포증이 매우 심한 환자들은 치료 중에 실신하는 등의 문제가 발생할 수도 있기 때문에 의식하진정법(일반인들에게 수면마취, 무통마취, 무통치료 등으로 많이 알려져 있음) 하에서 치료가 진행되기도 합니다. 그러나 의식하진정법은 환자의 생체징후(혈압, 맥박, 호흡, 산소포화도 등)를 집중적으로 감시하면서 수행되어야 하고 해당 치과에는 응급상황을 대비한 시설, 장비, 기구 및 약물들이 구비되어 있어야 합니다. 이런 것들을 충분히 확인하신 후 진료를 받으시면 안전합니다. 그러나 의심스럽거나 좀 더 안전한 환경에서 치료를 원하시면 상급의료기관 치과를 방문하여 진료를 받으시는 것이 좋습니다.

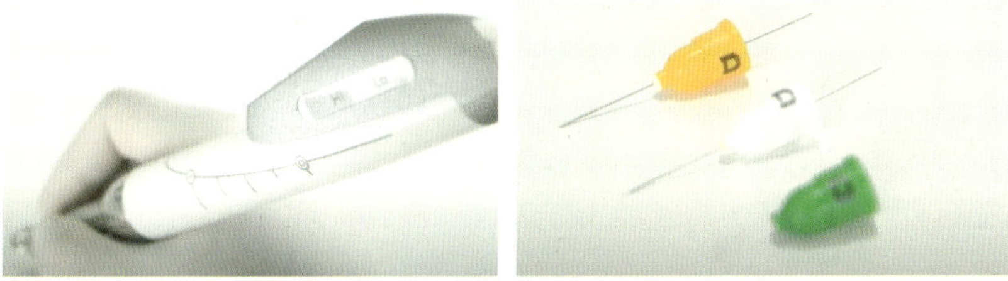

8-4. 통증을 최소화하기 위해 개발된 국소마취기.

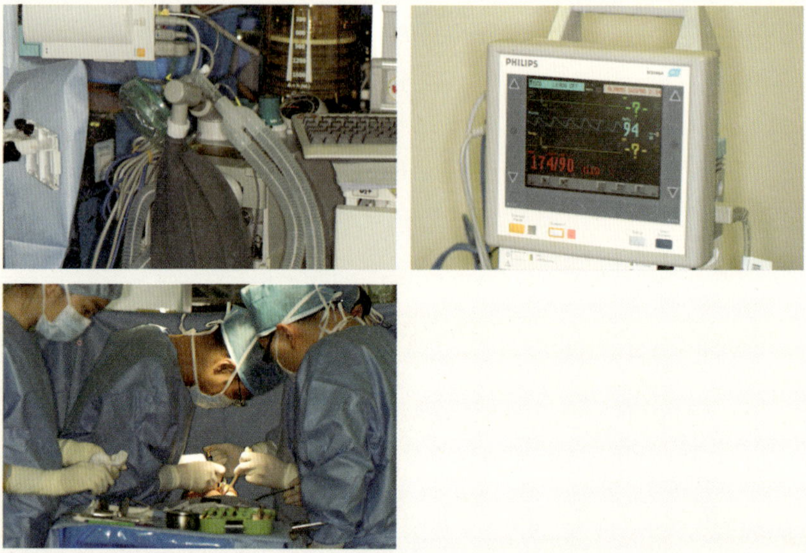

8-5. 환자의 생체징후 감시기, 응급처치를 위한 장비와 기구가 잘 구비되어 있어야 한다.

이럴 때는?

치과에서 처방한 약 복용 후 심한 가려움증, 두드러기, 피부 발적 등이 발생하여 응급실에 내원하여 치료받은 환자(혹은 내과에 내원하여 치료받음)가 치과 외래에 내원하여 이유를 묻는다. 어떻게 답하는 것이 좋은가?

치과에서 많이 처방하는 약물들은 항생제, 진통제, 항경련제, 진정제, 국소마취제, 스테로이드제 등 종류가 매우 많습니다. 모든 약물들은 각각의 부작용들이 있으며 일부 환자들에서는 가려움증, 두드러기, 피부 발적과 같은 증상들이 심할 수 있습니다. 부작용이 발생하면 약물 복용을 중단하고 가까운 내과 혹은 피부과 진료를 받으시면 됩니다. 그러나 약물을 처방한 치과의원을 방문하셔도 적절한 조치를 받으실 수 있습니다.

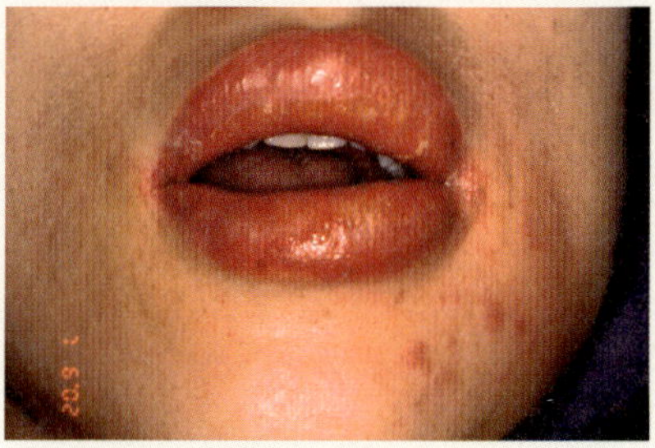

8-6. 항생제 복용 후 입술과 얼굴에 발생한 부종과 두드러기.

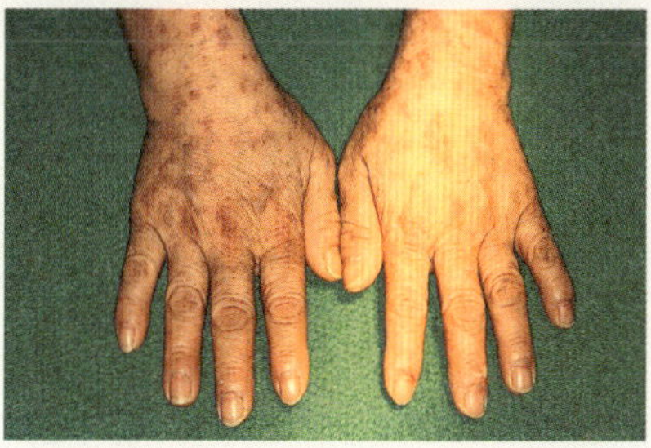

8-7. 장기간 항생제 복용 후 손에 발생한 다발성 두드러기.

Q4 입이 많이 마릅니다(구강건조증). 방법이 없을까요?

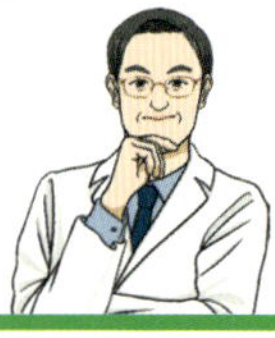

❶ 인공타액은 타액을 대체할 수 있는 물질로, 수시로 입안을 적셔 구강건조증 증상을 완화시킬 수 있습니다. 구강건조감의 정도가 극심한 환자에서 도움이 됩니다.

❷ 타액분비 촉진 약물을 사용해 볼 수 있습니다. 쇼그렌 증후군 환자나 방사선 치료를 받은 환자에서 발생한 구강건조증의 경우 pilocarpine이라는 약을 처방하면 도움이 됩니다. 단, 이 약물은 부작용으로 콧물과 땀의 분비가 증가될 수 있고, 심혈관계질환자, 녹내장 환자는 복용을 피해야 합니다.

❸ 구강건조 증상 완화를 위해 가정에서 쉽게 시행할 수 있는 보조요법도 있습니다. 가습기를 사용하고, 입술에 보습제나 바셀린을 자주 바르며, 설탕이 들어있지 않은 껌을 씹거나, 신선한 야채나 과일을 자주 먹는 것이 구강건조증 증상 완화에 도움이 됩니다. 한편, 술과 담배는 구강건조감을 증가시키므로 되도록 삼가는 것이 좋습니다.

❹ 구강 양치 용액에는 알코올 성분이 들어있는 경우가 많아 오히려 구강건조 증상을 악화시키기도 하기 때문에 사용을 주의해야 합니다.

Q5 프로덴티스(프로바이오틱스 개념의 건강보조식품)는 약이 아니고 건강보조식품인 것 같은데 왜 비싸게 비용을 받고 처방하십니까?

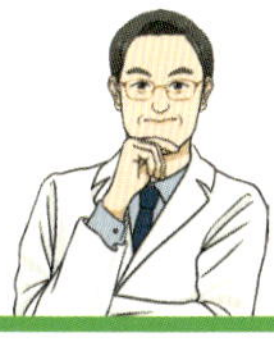

기타 질문 Q&A

프로덴티스는 바이오가이아라는 스웨덴 생명공학 기업에서 만든 프로바이오틱스로 건강한 여성의 모유에서 유래한 유산균, 락토바실러스 루테리로 만든 건강보조식품이 맞습니다. 치과치료와 병행하여 섭취 시 구강건강에 도움을 줄 수 있습니다. 이외에도 유사한 다양한 제품들이 출시되어 있으며 치과의사와 상의하여 복용하시면 구강건강에 도움이 될 것입니다.

이럴 때는?

1. 많이 흔들리던 어금니를 쉽게 발치하였다. 환자가 오늘 거래처 사람과 매우 중요한 만남이 있어서 술을 마셔야 하는데 괜찮은지 질문할 경우

금주하는 것이 가장 안전한 것은 분명합니다. 그러나 중요한 만남이 있어서 반드시 술을 마셔야 하는 상황이라면 표준잔 기준으로 1잔 정도만 하는 것이 안전할 것으로 생각됩니다(김영균; 2021).

참고 표준잔

표 8-1. 표준 1잔의 주종에 따른 분류

술의 종류	용량	잔	병 혹은 캔
20% 소주 360 mL	90 mL	2	소주 1/4병
4.5% 맥주 350 mL	350 mL		작은 병맥주 1병, 캔맥주 1캔
6% 막걸리 300 mL	300 mL	1사발	
40% 미니양주 45 mL	45 mL	1	
12% 와인	150 mL	1	

표 8-2. 술 1병을 표준잔으로 환산하는 기준

술의 종류	1병당 용량	표준잔
20% 소주	360 mL	4
15% 소주	360 mL	3
4.5% 맥주	500 mL	1.3
40% 양주	500 mL	11
6% 막걸리	750 mL	2.5
12% 와인	750 mL	5

2. 술을 매우 즐기는 애주가가 맥주 한 잔 정도 마시는 것은 전혀 문제가 없다고 알고 있는데 왜 술을 먹지 말라고 하는지 질문할 경우

술은 한 잔만 마시더라도 알레르기 반응이나 전신건강에 악영향을 초래하는 환자들도 있습니다. 즉 알코올에 이상 반응이 있는 사람들은 절대로 술을 마시면 안 됩니다. 또한 흡연과 음주를 동시에 할 경우 건강에 나쁠 뿐만 아니라 치과수술 후 합병증이 발생할 위험성이 훨씬 증가하는 것은 분명합니다. 그러나 건강하고 평상시 술을 좋아하시는 애주가들은 간단한 치과수술 후 표준잔 1잔 정도는 큰 문제가 없을 것으로 생각됩니다(김영균; 2021).

3. 하루 1갑 정도의 담배를 피우는 환자에게 임플란트, 발치, 소수술, 치주치료 전 금연을 권유하였다. 그러나 환자가 담배를 끊을 수 없다며 주변 지인들은 흡연해도 치과진료에 전혀 문제가 없는데 왜 금연해야 하는지 질문할 경우

① 음주와 달리 흡연은 백해무익한 것으로 알려져 있으며 구강건강에도 악영향을 미치는 것은 분명합니다. 특히 담배에 함유되어 있는 니코틴과 타르는 구강위생관리를 불량하게 하고 창상치유를 방해합니다. 수술 후 흡연으로 인해 발생하는 열기는 술후 통증과 부종을 더욱 증가시킬 수 있습니다. 또한 담배를 빨 때 발생하는 압력으로 인해 수술 부위에서 출혈이 좀 더 심해질 수도 있습니다.

② 흡연이 창상치유, 임플란트가 뼈에 잘 안착되는 것과 장기 예후에 부정적 영향을 미치고 치과수술 후 다양한 합병증이 잘 발생하는 것은 분명합니다. 그러나 담배를 피우는 사람이 임플란트와 같은 치과수술을 받지 못하는 것은 아닙니다. 금연이 원칙이지만 그렇지 못할 경우에는 임플란트 실패 가능성을 충분히 이해하신 후 치료를 받으셔야 합니다.

Q6 치과를 네 곳이나 갔는데 충치 진단이 전부 다릅니다. A치과에서는 없다고 했고 B치과에서는 10개라고 했습니다. 치과의사들의 소견이 다른 이유가 무엇인가요?

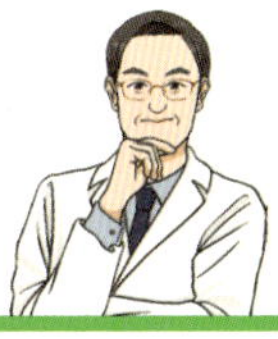

기타 질문 Q&A

충치 진단은 치과의사가 탐침기를 사용하여 눈으로 보면서 진찰하는 경우가 대부분입니다. 물론 방사선사진이나 최근 개발된 형광영상검사법을 통해 좀 더 자세히 확인할 수도 있지만 이 방법으로도 확실히 진단할 수 없는 경우가 많습니다. 충치는 등급에 따라 4단계 정도로 분류하는데, 1단계(C1)는 초기 충치로서 예방적으로 치료를 해야 한다는 의견과 더 이상 진행되지 않도록 잘 관리하면서 관찰하는 것이 좋다고 주장하는 의견으로 나뉩니다. 따라서 치과의사들의 개념에 따라서 충치의 개수가 다를 수밖에 없습니다. 그러나 2단계 이상의 치료가 반드시 필요한 충치의 진단은 대부분 일치할 것입니다.

Q7 저 치과의사는 OO대 출신이 아닌 것 같은데 왜 OO대병원에 근무하고 있나요? 저분 말고 OO대 출신 치과의사로 진료를 변경하고 싶습니다.

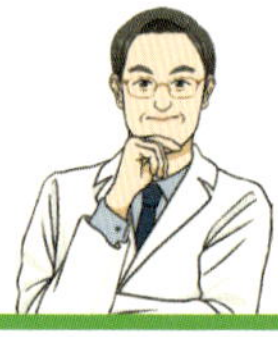

해당 선생님은 정상적인 치과대학 교육, 면허, 수련 등을 거친 의료진이며 이 병원에서 근무하는 것에 아무 문제가 없습니다. 환자분이 의료진 변경을 원하시는 경우 변경 가능하니 걱정하지 마시고 요청하시면 됩니다. 참고로 전국 치과대학과 의과대학에 입학하는 학생들은 매우 우수한 인재들입니다. 또한 면허를 취득한 이후에는 지속적인 자기개발, 연구활동 및 임상경험에 의해 치과의사들의 실력이 계속 향상되고 있습니다. OO대 출신이라고 해서 모든 방면에서 뛰어난 것은 아닙니다.

OO대학교병원에 근무하는 교수 및 전공의들이 모두 OO대 출신인 것은 아닙니다. 각 대학병원들은 졸업하여 면허를 취득한 의료진들 중 특정 분야에 뛰어난 인재들을 초빙하기 때문에 다른 대학 출신 의료진들이 많이 근무하고 있습니다.

의료진들도 인간이기 때문에 직접적으로 출신대학을 물어보신다거나, 의료진을 바꿔달라고 하면 기분이 좋을 리가 없습니다. 환자들은 특정 의료진에게 진료를 받고자 선택할 권리가 있지만 해당 파트에 원하시는 의료진이 없을 수도 있습니다. 의료진의 약력은 각 병원 홈페이지에서 조회가 가능하니 각자 살펴보시고 변경을 요청하실 경우엔 예약 담당자에게 조용히 요청하시는 것이 좋다고 생각합니다.

이럴 때는?

치료를 받고 있던 환자가 진료의를 다른 의사로 바꿔달라고 한다. 사유는 매우 불친절하고 실력도 없다는 것이다. 어떻게 대처할 것인가?

(환자분의 이야기를 경청하고 공감을 표합니다) 환자분이 원하는 경우 진료의를 변경해 드릴 수 있으니 전혀 걱정하지 마시고 잘 치료를 받으시면 됩니다.

참고

환자와 의료진의 상호 간 협력과 신뢰가 매우 중요합니다. 환자들과 분쟁이 생기거나 치료가 잘 안될 경우 의료진을 바꾸면 치료가 잘되고 원만하게 해결되는 경우가 매우 많습니다.

Q8 대학병원 치과는 일반 치과와 다르게 진료하나요?

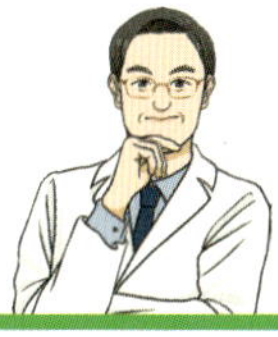

대학병원 치과는 진료과가 보다 세부적으로 나누어져 있다는 점과 필요시 다른 의과와의 협진이 가능하다는 점이 일반 치과와 다릅니다. 대학병원과 일반 치과 간 진료 방법에 특별한 차이가 있지는 않습니다.

Q9 큰 병원에 오면 동네 치과보다 좀 더 교과서적인 진료를 하는 것인가요? 치과 선생님마다 치료계획이 너무 다르니 뭐가 맞는지 모르겠네요. 대학병원에는 더 배우신 선생님들이 많으시니 진단하시는 것도 좀 더 정확한 거 아닌가요?

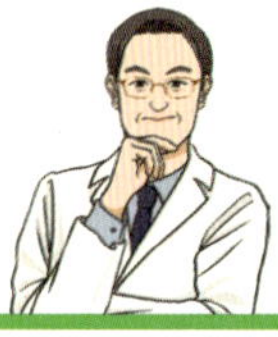

치과치료는 범위가 커질수록 치과의사에 따라 치료계획이 다양하게 됩니다. 이는 각 선생님의 경험과 술기, 경력에 따라 다를 수 있습니다. 동네 치과의 많은 원장님들이 대학병원과 같은 큰 병원에서 경험을 쌓고 나가신 분들이며, 그렇지 않다 하더라도 치료계획 수립에 있어 대학병원보다 더 유연한 접근을 하실 수 있습니다. 대학병원은 각 과의 전문의가 해당 과에 대한 최상의 치료계획을 설명해 드릴 수 있으나, 해당 전문 과목 외의 과목에 대해서는 상대적으로 이해도와 경험이 낮을 수 있어 환자 상황에 보다 유연하게 대처하지 못하는 경우도 있습니다.

큰 병원이라고 하는 3차 병원의 치과 역할은 일반 치과에서 치료가 어려운 기저질환을 가지고 있는 환자, 광범위한 외상에 의한 기능적 문제가 있는 환자, 환자의 기질적, 해부학적 특성으로 인해 전문의의 치료가 요구되는 환자, 기존 치료로 문제의 해결이 어려운 환자 등의 경우로, 각 세부과목별로 전문적인 치료를 제공하는 것입니다.

이럴 때는?

턱관절 스플린트 제작을 위해 치과위생사가 구강스캐너를 사용하여 치아 본뜨기를 시행하였다. 도중에 환자가 왜 치과의사가 안 하고 보조자에게 지시하는 거냐, 의료법 위반이 아니냐고 항의를 한다. 어떻게 답할 것인가?

치과위생사는 치과의사를 도와 치아 및 구강 질환의 예방과 위생에 관한 진료 업무에 참여합니다.

치과위생사의 진료가 가능한 행위들은 아래 표와 같습니다. 구강스캐너는 구강내 연조직과 치아들의 형태를 스캔하는 특수 장비입니다. 디지털기술이 급격히 발전하면서 최근에는 기존의 치아 본뜨기(특수 재료를 트레이에 담아 구강내의 치아들과 주변 조직의 형태를 채득하는 행위) 대신에 구강스캐너를 사용하여 디지털수복 및 보철치료를 수행하는 빈도가 급격히 증가하고 있습니다. 즉 치과위생사의 업무 범위인 치아 본뜨기에 해당하는 행위이기 때문에 합법적이니 걱정하지 마시길 바랍니다.

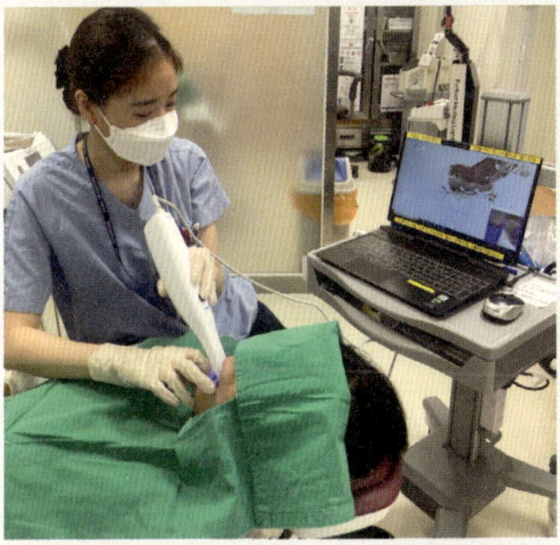

8-8. 치과위생사가 구강스캐닝을 시행하고 있는 모습.

참고 치과위생사의 업무 범위

	주요내용
관련법률	의료기사 등에 관한 법률과 동법 시행령
업무범위	1. 교정용 호선(둥근 형태의 교정용 줄)의 장착과 제거 2. 불소 바르기 3. 보건기관 또는 의료기관에서 수행하는 구강내 진단용 방사선 촬영 4. 임시 충전(치아의 와동을 특정 치과재료를 사용하여 임시로 막는 행위) 5. 임시 부착물의 장착 6. 부착물의 제거 7. 치석 등 침착물의 제거 8. 치아 본뜨기 9. 치면열구전색 10. 스케일링(치석제거) 11. 구강보건교육

Q10 치과의사 선생님은 별로 치료를 안 하는 것 같아요. 이 씌울 때도 직원들이 다 해주고 마지막에 붙이기만 하는 것 같아요. 처음부터 치과의사 선생님이 다 해주면 안 되나요? 직원들이 하는 건 영 믿음이 안 가요.

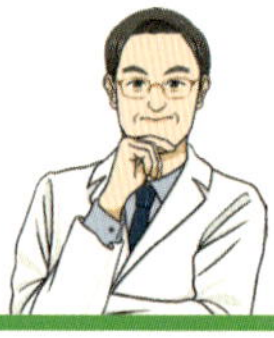

기타 질문 Q&A

치과치료의 모든 과정을 치과의사가 단독으로 수행할 수 없습니다. 특히 보철, 보존수복치료, 교정치료 등의 경우엔 치과위생사의 도움 없이 할 수 없는 진료행위들이 매우 많습니다. 보철물의 적합 등의 과정은 치과의사가 해야 하는 부분이므로 이와 같은 행위를 직원이 했다면 위법에 해당합니다. 그러나 치과의사의 감독과 지시하에 수행하는 구강내 스캔, 인상채득의 전후 처리, 보철물 적합과 접착 과정의 전후 처리는 치과위생사의 합법적 업무 범위에 해당합니다. 환자분께서 확인을 원하시면 담당 직원 또는 치과의사에게 치료 과정에 대한 설명을 정중하게 요청하시면 됩니다.

Q11 치과방사선을 자주 촬영하시는 것 같은데 방사선 노출량이 걱정됩니다. 문제없는 것이 확실한가요?

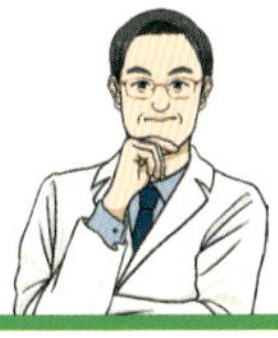

기타 질문 Q&A

❶ 치과방사선 촬영 시 노출되는 방사선량은 복부 CT를 한 번 촬영할 때 노출되는 양의 1/100 정도입니다. 또한 일반인들이 1년 동안 노출되는 방사선량은 1 mSv인데 이 양의 1/10에 해당하는 수준입니다. 일상생활 속 자연 방사선량이 2.4 mSv인데 비해 치아 부분 촬영 방사선량은 1회당 0.0085 mSv 이하이고 치아 전악 촬영 방사선량은 1회당 0.011 mSv 이하입니다.

❷ 치과질환 진단이나 치료 후 경과 평가 목적으로 사용되는 일반 치과방사선이나 저선량 CT (CBCT)에 대해 과도한 불안감을 가지실 필요가 전혀 없습니다. 일상생활에서도 사람들은 0.0004 cGy의 자연 방사선량을 받고 있습니다. 치아들을 전부 검사하기 위해 18장의 방사선사진을 촬영할 때 조사되는 방사선량은 0.00001 cGy에 불과합니다(전진모; 2022).

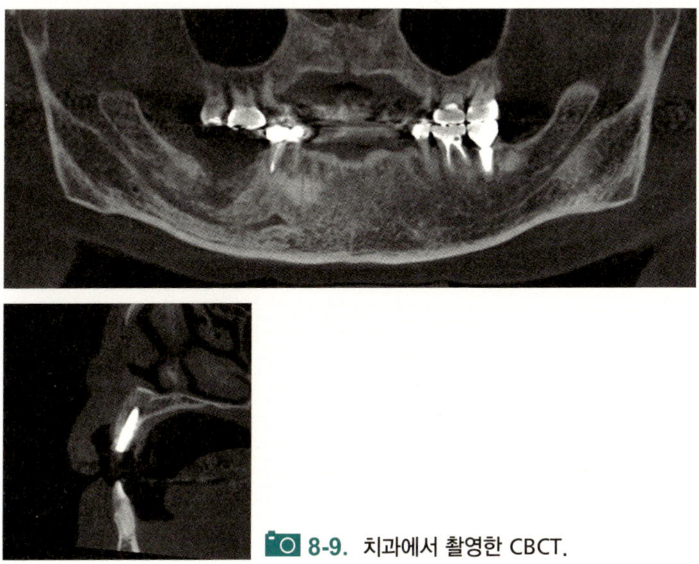

8-9. 치과에서 촬영한 CBCT.

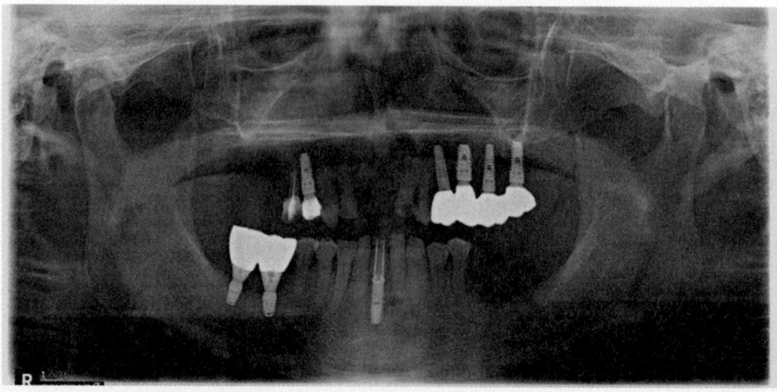

8-10. 파노라마 방사선사진.

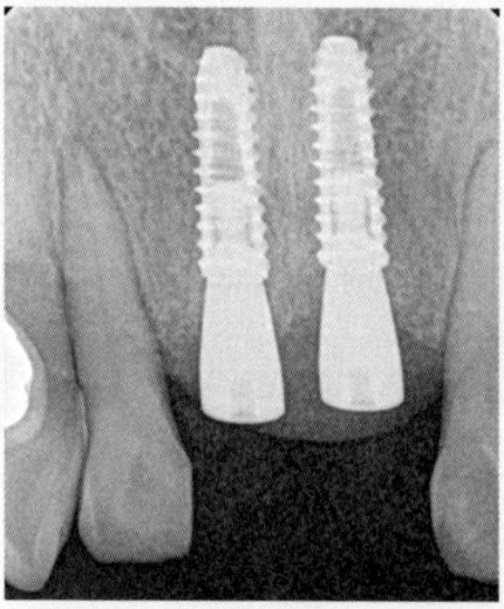

8-11. 치근단 방사선사진.

Q12 파노라마 방사선사진은 언제나 보험이 적용되나요?

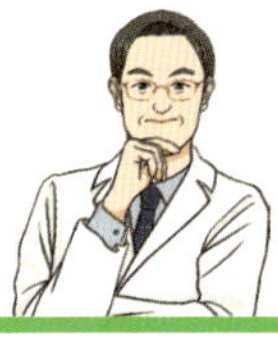

기타 질문 Q&A

일반적인 충치나 잇몸 치료 및 기타 다양한 치과질환의 진단을 위해서 촬영하는 파노라마 방사선사진은 보험 적용이 됩니다. 다만 정기검진을 위해 촬영하는 경우 6개월 이내의 파노라마 촬영은 보험이 적용되지 않기 때문에 주의가 필요합니다. 그리고 건강보험공단에서 정해 놓은 비급여 진료 행위(비급여 임플란트, 보철, 교정, 심미치료, 악교정수술 등)에 수반되는 파노라마 촬영은 보험 적용이 되지 않습니다.

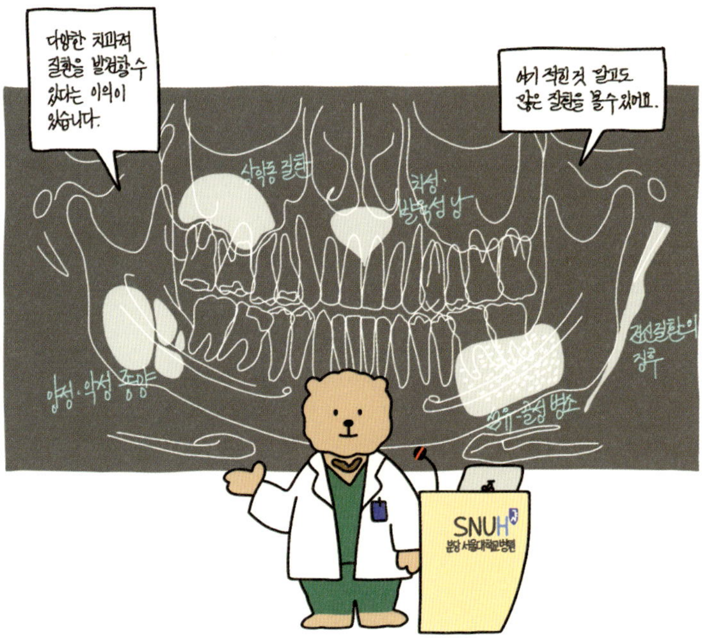

8-12. 파노라마 방사선사진은 치아와 잇몸 외 다양한 치과적 질환을 발견할 수 있다.

Q13 아래 치아 X-ray 사진을 찍을 때 입에 넣는 검은색 딱딱한 플라스틱(디지털 필름)이 잇몸을 눌러 아프고 불편해요. 꼭 그렇게 찍어야 하나요?

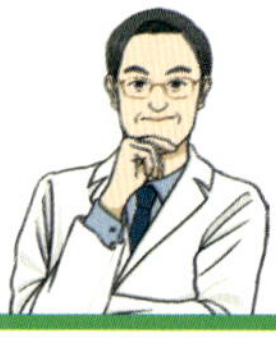

아래턱은 말발굽과 같은 U자 형태인데, U자 형태의 모양이 V자처럼 좁은 분들도 있고, 넓은 분들도 있습니다. 그 모양이 특히 좁은 분들께서는 앞니와 작은 어금니 사진을 찍기 위해 플라스틱으로 된 디지털필름을 위치시킬 때 잇몸이 눌려 불편하셨을 겁니다. 필름 크기가 작으면 치아가 다 나오지 않고, 필름이 구부러지면 사진이 왜곡되기 때문에 치과에선 현실적으로 정형화된 크기의 필름을 사용할 수밖에 없다는 한계점이 있어 아쉽습니다. 입안에 필름을 넣지 않고 찍는 파노라마 사진이나 CT도 있지만, 인체에 조사되는 방사선량이나 촬영시간, 그리고 영상을 통해 얻는 진단상의 이득을 비교해서 촬영방식을 결정하게 됩니다.

Q14 아스피린을 장기 복용하고 있습니다. 잇몸수술이나 이를 빼기 전에 반드시 끊어야 하나요?

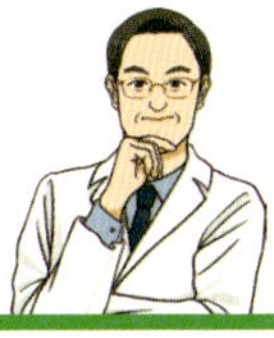

과거에는 무조건 발치, 임플란트, 잇몸수술 등을 받기 전에 3–7일 정도 중단하라고 권유한 적이 있으며 아직도 일부 의사, 치과의사들이 그렇게 권유하기도 합니다. 그러나 최근엔 개념이 바뀌었습니다. 즉 심혈관질환, 뇌혈관질환이 재발되거나 악화되는 것을 방지하기 위해 혈전용해제를 복용하고 있는데 임의로 중단할 경우 심근경색증, 뇌졸중과 같은 심각한 상황이 발생하는 것이 더 위험합니다. 물론 약물을 계속 복용함으로 인해 치과수술 중 혹은 수술 후에 피가 잘 멈추지 않고 오래 지속될 수도 있지만 상대적으로 심혈관, 뇌혈관 합병증에 비해서는 치명률이 훨씬 낮습니다. 따라서 반드시 치료를 받을 치과의사와 상의해야 하고 약물치료를 받고 있는 담당 의사의 자문을 받아야 합니다. 가장 안전한 방법은 혈액응고검사와 같은 혈액검사를 받은 후 투약 중단 혹은 지속 여부를 결정하는 것이 좋습니다.

Q15 관절염 때문에 스테로이드를 장기 복용하고 있습니다. 치과치료를 받아도 괜찮나요?

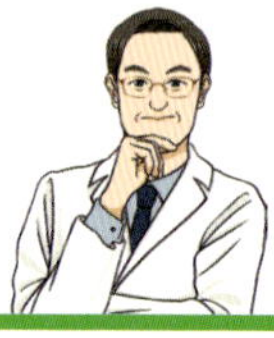

스테로이드를 장기간 투여받고 있는 환자들은 부신기능이 억제되어 있거나 면역기능이 저하되어 있을 가능성이 매우 높습니다. 따라서 심한 스트레스와 통증을 수반하는 치과치료 혹은 수술 전에 스테로이드를 적정량 투여받은 상태에서 치료가 이루어져야 합니다. 반드시 치료받을 치과의사와 담당 의사에게 관련 내용을 알리고 적절한 조치를 받아야 합니다.

만성 피부질환을 앓고 있는 환자들이 스테로이드가 함유된 연고를 장기간 사용하고 있을 수도 있습니다. 이 환자들도 스테로이드 장기 투여 환자로 간주하고 진료가 이루어져야 합니다.

Q16 임신 중에 치과치료를 받을 수 있나요?

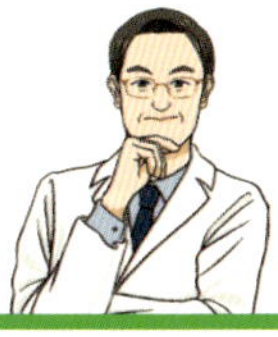

기타 질문 Q&A

가급적 임신 중기(4-6개월)에 치료받는 것이 좋습니다. 그러나 심한 진행성 치주염, 구강악안면감염, 외상 등과 같은 심각한 상황에 노출될 경우엔 응급처치를 받아야 하며, 필요한 경우엔 항생제와 같은 약물도 사용되어야 합니다. 태아를 보호한다고 모든 치료를 거부할 경우 증상이 악화되면서 전신적으로 심각한 문제를 유발하고 결국 태아에게 더욱 나쁜 영향을 미치기 때문입니다. 통증이 매우 심할 경우에도 참는 것이 능사가 아닙니다. 환자 자신과 태아를 보호하기 위해선 담당의와 상의하여 적절한 처치 및 약물 처방을 받는 것이 좋습니다.

Q17 치과 보험을 가입하는 것이 도움이 되나요?

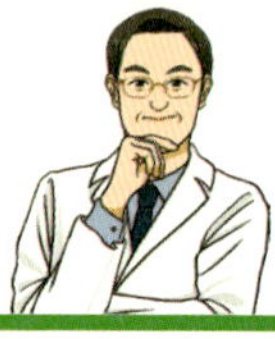

치과치료는 건강보험 적용을 받더라도 환자 입장에서는 비용이 비싸다고 느끼는 경우가 많습니다. 또한 비보험 진료(임플란트, 보철, 교정치료, 심미치료 등) 및 재료들이 많기 때문에 잘 알아보시고 사보험을 가입하는 것이 나쁘지 않다고 봅니다. 그러나 반드시 보험을 가입할 때에는 약관을 잘 살펴봐야 합니다. 치과진료비를 모두 지원해 줄 것 같이 홍보하지만 실제로 지원해 주는 진료 분야가 매우 제한적일 수 있기 때문입니다.

Q18 치과의사와 상담사의 설명을 잘 들었지만 결정하기가 매우 어렵습니다. 어떻게 해야 하나요? 원장님의 어머니라면 어떤 치료를 권하시겠습니까?

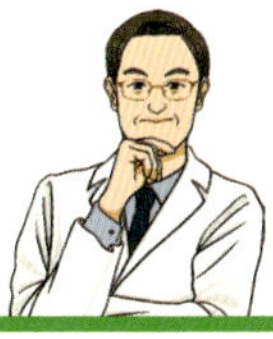

수많은 의술이 아직 과학적으로 불분명한 회색지대에 있기 때문에 이 방법이 옳고 저 방법이 틀렸다고 단정할 수 없습니다. 많은 치과치료들도 마찬가지입니다. 가령 치아 1개가 빠졌을 때 임플란트를 하는 방법도 있고, 인접치들을 갈아서 브릿지 보철치료를 하는 방법도 있으며 각각의 장단점이 있습니다. 충치 진단도 치과의사들마다 다릅니다. 즉 경미한 충치는 치료할 필요가 없고 칫솔질을 잘 하면서 경과를 관찰하는 것이 좋다는 생각을 가진 치과의사들에게 진찰을 받으면 충치 치아의 수가 매우 적어질 것이고, 경미한 초기 충치도 예방적 차원에서 치료하는 것이 좋다는 개념을 가진 치과의사들에게 진찰을 받으면 충치 치아의 수는 많아질 것입니다. 여러 치과에서 상담 및 진찰을 받을 때마다 각기 다른 진단과 치료법이 제시되는 것은 당연합니다.

결국 환자분께서 상담과 설명을 듣고 스스로 결정할 수밖에 없습니다. 만약 혼자서 결심하기 어렵다면 치과의사와 상담하러 갈 때 친한 친구나 가족 또는 자신과 의견이 같은 사람과 함께 가는 것도 좋습니다. 즉 동행인이 또 다른 '눈과 귀'가 되어 치과의사의 말을 좀 더 잘 이해할 수도 있고 환자 본인이 질문하기 어려운 것을 대신해 줄 수도 있기 때문입니다.

치과의사에게 "당신의 어머니라면 어떻게 하시겠습니까?"라고 묻는 것은 좋은 방법은 아니라고 생각됩니다. 왜냐하면 치과의사의 어머니 성향에 따라 다를 수 있기 때문입니다. 치과의사가 좋다고 생각하는 치료법이라 하더라도 어머니의 성향에 따라 거부될 수도 있습니다(제롬 그루프먼 & 패밀라 하츠밴드; 2022).

Q19 좋은 치과를 고르는 기준이 있나요?

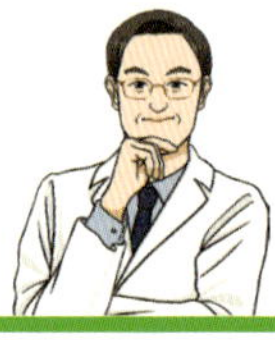

좋은 질문이지만 매우 어려운 질문입니다. 필자의 생각으로는 진단을 정확하게 하는 병원, 원장님이 직접 관리해 주는 병원, 자연치아를 최대한 살리려고 하는 병원, 그리고 적정 진료비를 받는 병의원을 추천합니다. 적정 진료비란 사회적 통념상 환자들에게 받아들여지는 수준의 비용입니다. 지나치게 비싼 진료비는 환자에게 부담이 되겠죠. 그렇다고 상식을 초월할 정도의 값싼 진료비도 큰 문제가 있을 것입니다. 최종 결정은 결국 환자 본인들이 잘 알아보시고 판단할 수밖에 없습니다.

Q20 코로나바이러스 감염 등을 예방하기 위해 백신을 맞는 것과 치과치료를 받는 것에 연관성이 있나요? 치과치료 시 사용되는 약물 등이 백신에 영향을 줄까요?

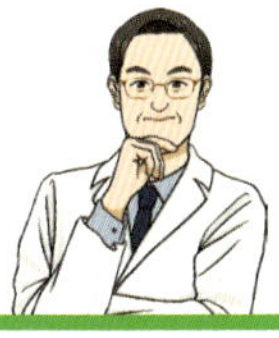

치과치료는 긴장과 스트레스 상황을 조장할 수 있습니다. 이는 일반적으로 면역의 저하를 초래할 수도 있으므로, 일정 정도 영향을 미칠 수 있을 것으로 추정되긴 합니다. 하지만 백신 접종 이후에 심각한 부작용만 없다면, 필요한 치과치료는 주의하면서 진행해도 무방합니다. 치과치료 시 사용되는 약물과 백신과의 직접적인 영향에 대해서 명확히 밝혀진 것은 없습니다.

Q21 치과치료를 받다가 코로나(독감, 심한 감기 등 전염성 질환) 때문에 중단한 상태입니다. 조금 더 기다렸다가 치료를 받아야 하나요?

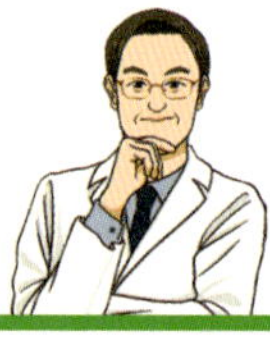

대한민국의 감염성 질환에 대한 관리 및 방역 수준은 전 세계에서 인정받고 있으며 의료수준도 최상위에 위치하고 있습니다. 치과에서는 특히 감염성 질환의 전파를 방지하기 위한 시스템이 잘 되어 있고 환경관리, 공기오염 관리, 기구 및 장비의 멸균과 소독관리는 매우 철저하며 치과에서 전염성 질환이 전파되는 사례는 거의 없습니다. 따라서 계속 필요한 치과치료를 미루는 것은 바람직하지 않습니다. 만약에 치과치료가 중 중단된 상태라면 치료받던 치과를 방문하여 후속 진료를 계속 받으시는 것이 좋습니다.

Q22 암 진단을 받아서 항암치료(화학요법)를 받을 예정입니다. 주위에서 항암치료 전에 치과치료를 받으라고 권유받았습니다. 왜 그런 건가요?

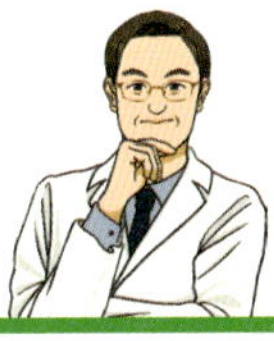

항암치료 이후에는 통상적인 치과치료를 받기 어려운 경우가 많습니다. 화학요법은 수술이나 방사선요법처럼 국소요법이 아닌 전신요법이기 때문에 일단 투여된 약물은 암세포뿐만 아니라 전신의 정상세포에도 영향을 미치므로 투여하는 약물의 용량, 용법, 시기 등에 세심한 주의가 필요합니다. 외과적 수술과 방사선요법과는 달리 화학요법의 후유증은 전신적으로 나타나며, 그중에서도 구강점막조직은 세포분열이 왕성하고 구강내에는 많은 세균이 상주하기 때문에 화학요법 후 약 50%가 구강 후유증(점막염, 구강궤양, 구강건조증 등)을 경험한다고 보고되고 있습니다(대한구강악안면외과학회; 2013). 또한 약제로 인해 골수 기능이 저하되면서 백혈구 감소 및 면역 저하에 따른 감염에 취약하고, 혈소판 감소로 인한 출혈 성향 등의 위험이 증가합니다.

한편 항암제 중에는 약물관련 악골괴사(약물로 인해 턱뼈가 썩는 질환)를 유발하는 약제가 있습니다. 전립선암, 유방암, 폐암 등의 치료 시 골전이를 방지하기 위해 특정 약물(데노수맙, 타이로신인산화효소수용체억제제나 혈관형성억제제)을 투여하는 경우에는 치료 시작 전에 반드시 치과에서 진찰을 받고 필요한 치료를 미리 받는 것이 적극 권장됩니다.

Q23 저는 밥 먹을 때 입술을 자주 씹어서 불편해요. 그것 때문에 구내염도 계속해서 생기는 것 같아요. 해결방법이 있을까요?

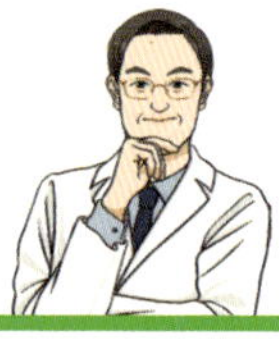

입술을 자주 씹는 분들은 보통 송곳니 부위 입술 안쪽이 씹히는 경우가 많은데요, 송곳니가 지나치게 날카롭거나 또는 송곳니의 각도가 바깥을 향해 있는 경우가 있습니다. 전체적인 치열이 고르지 않은 부정교합이라면 전체 교정치료를 받아보는 것도 방법이 될 수 있습니다. 보통 송곳니가 날카롭다는 건 송곳니가 다른 치아와 잘 맞닿지 않는 경우가 많기 때문에 부정교합이 있으신 분들일 확률이 높습니다. 비슷하게 어금니 교합이 틀어져 있는 분들은 볼살이 자주 씹히는 불편함이 있기도 합니다.

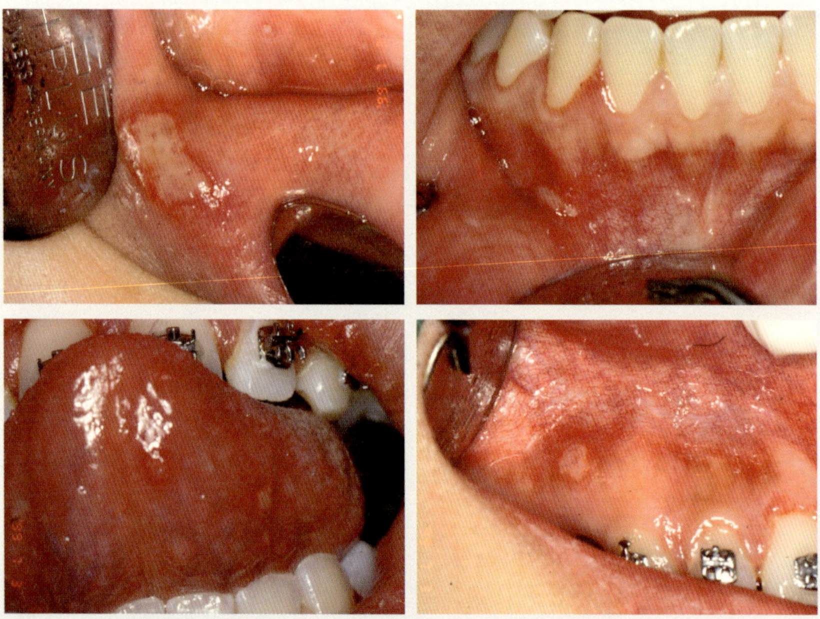

8-13. 입술 점막, 구강 전정부, 혀, 잇몸에 발생한 다발성구내염.

Q24 저는 분명히 치아들이 아픈데 선생님은 왜 이상이 없다고 하시나요?

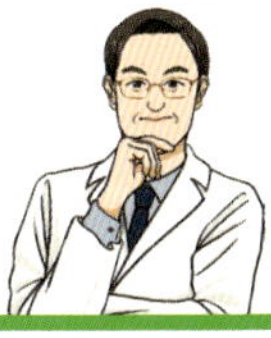

구강검사, 방사선검사 등을 세심하게 해 보았지만 충치나 잇몸질환은 없습니다. 이러한 경우엔 원인불명의 신경통이거나 다른 부위(턱관절, 심장 등)의 통증과 관련된 연관통일 수 있습니다. 절대로 치아를 건드리는 치료를 받으시면 안 되고 정밀검사 후 약물치료를 받거나 다른 전문의의 진료를 받으시는 것이 좋습니다.

Q25 치과에서 입을 크게 벌렸는데 조금 다물라고 하더라고요. 크게 벌리면 좋은 것 아닌가요? 왜 살짝 다물어야 하나요?

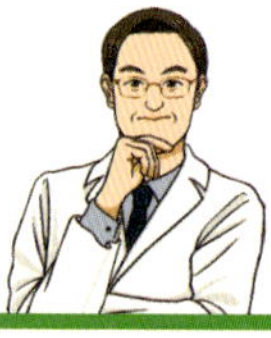

기타 질문 Q&A

두 가지 이유가 있습니다. 첫 번째는 뺨의 긴장을 풀기 위해서입니다. 입을 크게 벌리려다 보면 입가와 뺨에 힘이 들어가서 치아의 바깥면을 뺨이 덮어버립니다. 그러면 치아의 바깥면뿐만 아니라 입안 전체를 보기에도 시야가 가려지게 됩니다. 그래서 치과의사나 치과위생사는 구강내를 꼼꼼하게 보기 위해서 뺨의 긴장을 풀도록 유도해야 합니다. 그 방법 중 하나가 입을 살짝만 다물게 하는 것입니다.

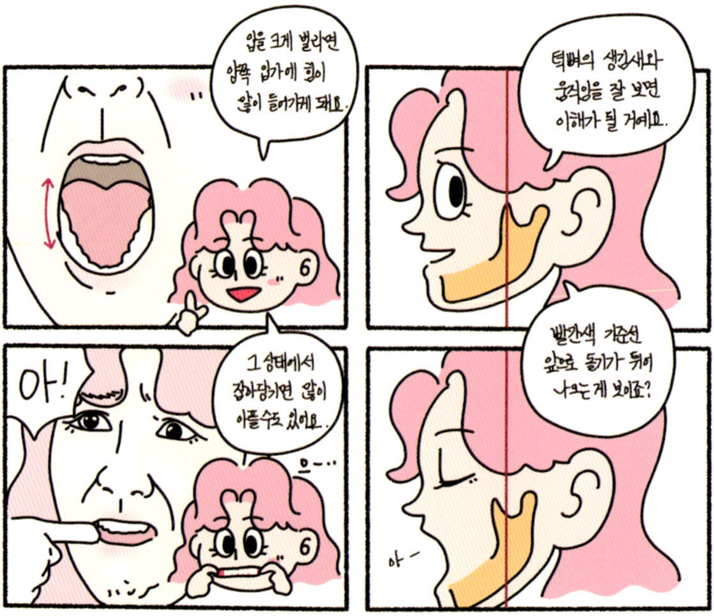
입을 크게 벌리면 양쪽 입가에 힘이 잔뜩 들어가게 돼요.
턱뼈의 생김새와 움직임을 잘 보면 이해가 될 거예요.
아!
그 상태에서 잡아당기면 입이 아플 수도 있어요.
으...
빨간색 기준선 앞으로 돌기가 튀어 나오는 게 보이죠?
아-

두 번째로 우리 턱이 특이하게 생겼기 때문인데요, 아래턱은 "ㄴ"글자처럼 생겼는데 세로로 긴 부분 가장 위쪽 끝에 관절돌기와 근돌기라고 부르는 돌출부가 있습니다. 그 중 뒤쪽의 관절돌기를 기준으로 아래턱 전체가 회전하면서 입을 벌렸다 다물었다 하게 되는데, 입을 크게 벌리면 그 앞에 있는 근돌기가 앞으로 기울어지면서 위턱의 안쪽 치아를 가리게 돼요. 그래서 입을 살짝 다물게 하면 근돌기가 뒤로 움직이면서 가장 안쪽 치아(특히 사랑니)가 잘 보이게 됩니다.

Q26 유치는 어차피 뽑을 건데 굳이 충치 치료 안 해도 되지 않나요?

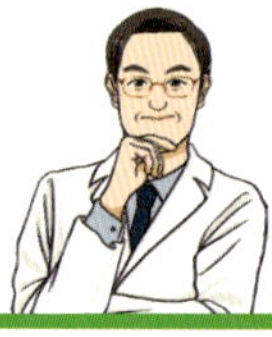

유치의 충치를 방치할 경우 뿌리 방향으로 감염이 진행되어 하방으로 병소가 형성되거나 차후 맹출할 영구치에 영향을 줄 수 있습니다. 따라서 치과의사와 상담 후 충치 치료, 발치, 혹은 관찰 등의 치료 방향을 결정하시기 바랍니다.

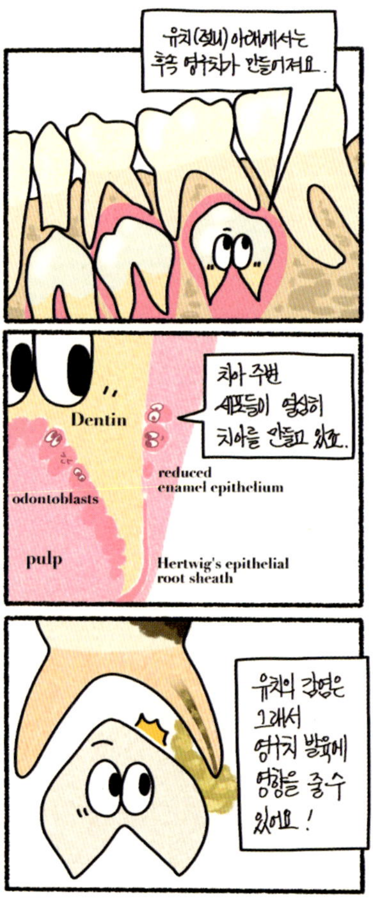

Q27 임상 사진 촬영용 DSLR/미러리스 카메라로 어떤 것을 구입하는 것이 좋을까요?

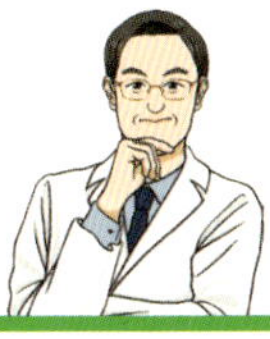

본인의 임상 실력을 확인하고 개선점을 찾기 위해, 혹은 마케팅이나 브랜딩을 위해, 또 대학병원에서는 특히 수련의 선생님들께서 임상 케이스 수집을 위해 카메라 구입을 고려하고 계시는 분들이 많습니다.

전통적으로 가장 많이 사용하는 기종은 니콘의 D5300 (2013년 출시 후 단종), D5600 (2016년 출시, 판매 중) 등 중급 DSLR입니다만, 컴퓨터 무선 전송 기능이 부실해 현재 트렌드와는 맞지 않는 면이 있습니다. 현재 정상 판매 중인 카메라 중에 가장 많이 언급되는 기종은 니콘의 Z50 (미러리스 카메라), 캐논의 200D2 (DSLR 카메라)입니다.

두 기종의 가장 큰 차이점은 무선전송 시스템의 컨셉인데요, 니콘 무선전송은 기본적으로 카메라와 컴퓨터의 1:1 연결 관계입니다. 와이파이 강도가 동일하다면 컴퓨터와의 연결이 더 빠르다는 장점이 있으나 연결되는 메인 컴퓨터의 위치가 중요하다는 단점이 있습니다. 반면 캐논 무선전송은 카메라 1대로 컴퓨터 최대 10대까지 등록해 놓고 각각 연결할 수 있다는 장점이 있어 체어마다 프로그램을 설치해 두고 필요할 때마다 연결할 수 있다는 장점이 있으나, 니콘보다는 조금 더(약 15~30초) 연결에 시간이 필요하다는 단점이 있습니다.

또 만약 이용해야 하는 와이파이의 SSID (와이파이 이름)가 한글이라면 니콘에서는 와이파이를 검색할 수 없어 연결할 수 없으나, 캐논은 해당 와이파이도 연결하여 무선전송에 이용할 수 있습니다. 물론 와이파이 증폭기를 활용하여 SSID를 영어로 변경하면 문제가 되지 않습니다.

표 8-3. 카메라 BODY 선택

니콘 DSLR 바디	D5600 (크롭바디 462g) D780 (풀프레임바디 840g)

니콘 미러리스 바디	Z50 (크롭바디 450g + 렌즈어댑터 125g)★ 스태프 겸용 추천 Z7ii (풀프레임바디 705g) ★
캐논 DSLR 바디	EOS 200D2 (크롭바디 402g)★ 스태프 겸용 추천 EOS 6D mark2 (풀프레임바디 765g)
캐논 미러리스 바디	EOS R시리즈 등 치과용으로는 생소함
소니 미러리스 바디	알파7시리즈 등 치과용으로는 생소함
파나소닉, 후지필름 등	사용 가능하나 대중적이지 않다는 단점
핫셀블라드, 라이카 등	사용 가능하나 매우 고가라는 단점

이외에도 모든 기종 활용 가능합니다. 위에 언급된 카메라는 대부분 크롭 바디[crop body, 렌즈를 통해 카메라 내부로 들어온 장면을 크롭(crop, 잘라내기)하여 확대된 상을 기록함]인데요, 이 말은 결국 센서가 작아서 렌즈로 받아들인 빛을 다 담을 수 없다는 뜻과 동일합니다.

표 8-4. 렌즈 선택

니콘 DSLR 렌즈	Nikon AF–S Micro NIKKOR 60 mm F2.8G ED Nikon AF–S Micro NIKKOR 85 mm F3.5G ED VR★ 크롭바디 추천 Nikon AF–S Micro NIKKOR 105 mm F2.8G ED VR★ 풀프레임바디 추천
니콘 미러리스 렌즈	DSLR용 렌즈사용시 FTZ II 어댑터 추가 구매 필요★ NIKKOR Z MC 105 mm f/2.8 VR S★ 풀프레임 추천(어댑터 불필요)
캐논 DSLR 렌즈	Canon EF–S 60 mm F2.8 Macro USM TAMRON SP 90 mm F2.8 Di MACRO 1:1 VC USD F017★ 크롭바디 추천
캐논 미러리스 렌즈	DSLR용 렌즈사용시 EF–EOS R 어댑터 추가 구매 필요 Canon RF 85 mm F2 MACRO IS STM Canon RF 100 mm F2.8 L Macro IS USM
소니 미러리스 렌즈	SONY FE 90 mm F2.8 Macro G OSS (SEL90M28G) SONY FE 100 mm F2.8 STF GM OSS (SEL100F28GM) 삼양옵틱스 100 mm F2.8 ED UMC MACRO (소니FE용) SIGMA A 105 mm F2.8 DG DN MACRO (소니FE용)

이외에도 매크로 촬영용 망원렌즈는 모두 사용 가능하지만 카메라 BODY마다 렌즈와의 연결부위 규격이 다르기 때문에 아무거나 사서 끼우면 안 되고 호환가능한 렌즈를 구입해야 합니다.

일반적으로 크롭 바디에는 85 mm~90 mm렌즈, 또는 105 mm렌즈 사용을 권장합니다. 반면 고급기인 풀프레임(full-frame, 렌즈로 받아들인 장면을 잘라내지 않고 전부 기록함) 카메라에서는 웬만하면 105 mm에 가까운 렌즈를 사용하는 것이 좋습니다[mm가 클수록 먼 거리의 좁은 범위를 크게 보이도록 촬영함(망원렌즈). 반대로 mm가 작을수록 넓은 범위를 한눈에 보이도록 촬영함(광각렌즈)].

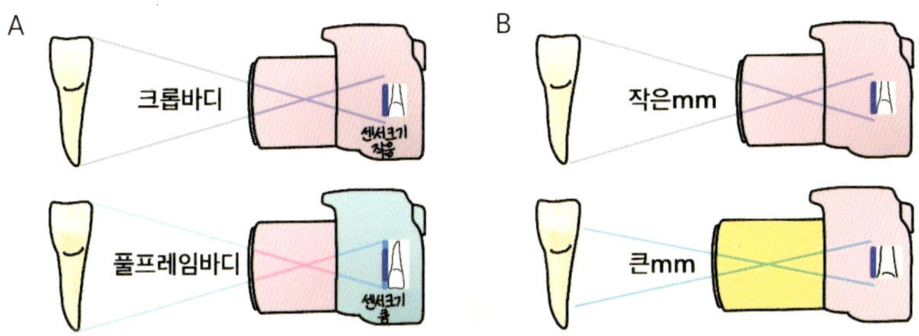

8-14. A: 렌즈 교체 없이 바디만 풀프레임으로 바꿔 끼우면 렌즈 성능을 온전히 활용하여 잘리는 부분 없이 찍을 수 있게 됨 B: 같은 바디에 렌즈만 망원렌즈로 바꿔 끼우면 치아가 더 크게 찍힘(임상에서는 소수의 치아만 집중해서 찍을 수 있게 됨. 더 많은 치아를 찍기 위해서는 피사체와의 거리를 벌려야 함)

60 mm렌즈 또한 무게가 가볍기 때문에 최대한 무게를 가볍게 세팅하기 위해서는 물론 사용 가능하지만 60 mm렌즈는 화각이 넓어 대개 교정용 안모 촬영에 사용되고 구내 촬영을 위해서는 환자 입에 매우 가깝게 다가가야 한다는 불편한 점이 있습니다.

표 8-5. **광원**(FLASH LIGHT) **선택**

디퓨저★	링플래시	트윈플래시★
가벼움 (스태프 촬영에 활용 가능)	무거움	무거움 (술자 직접 촬영에 적합)
광량 부족하나 기록용 촬영으로는 충분함	광량 충분하나 전치부 촬영 시 빛이 치아 순면에 집중되어 불리함	광량 매우 좋으며 빛 각도를 조절할 수 있어 심미촬영에 유리함

디퓨저는 공산품이 아니라서 맞춤제작 해주시는 분들께 따로 제작을 의뢰하거나 본인이 부품을 구해 조립해야 합니다. 보통 광원으로 사용하는 더듬이 디퓨저(카메라 자체 플래시를 광섬유를 이용해 렌즈 바로 옆에서 터지도록 하는 장치)로도 임상 기록용 사진 촬영에는 충분하지만 심미치료, 마케팅용 사진 촬영에는 부족하다는 평이 많습니다. 니콘 트윈플래시 r1c1이 단종된 후로 그런 경우에는 대부분 GODOX사의 트윈플래시 MF12-K2를 추천합니다.

개원의 선생님들께서 단 하나의 카메라만 구매해야 한다면 진단 및 진료 기록용으로 스태프와 함께 사용할 수 있는 저렴하고 가벼운 카메라, 렌즈, 디퓨저를 조합하여 사용하는 방법을 추천합니다. 그 후 카메라 사용량이 많아진다면 높은 품질의 사진을 얻기 위한 술자 직접 촬영용 고가의 렌즈와 트윈플래시를 추가 구입하는 것이 좋겠습니다. 카메라 바디 자체는 사진 퀄리티에 큰 영향을 주지는 않습니다.

높은 품질의 사진을 얻기 위해서는 알아야 할 내용이 더 많으니 수련의, 봉직의 선생님들도 가성비가 중요한지, 사진 품질이 중요한지 본인의 필요성에 맞게 구입하시면 좋겠습니다.

Reference

참고문헌

참고문헌

고정성보철학 교수협의회 저, 고정성 치과보철학 제2판. 대한나래출판사; 2017.

김기섭 원장. 보철물의 수명은 얼마나 되나요? 덴포라인 2001, 9 창간호; 62.

김병국, 김재형, 임회순. 임상구강 내와 총론. 나래출판사 2002;113-115.

김영균, 김상윤. Tough Cases. 치과진료 후 발생하는 골치아픈 증례들. Vol. 3. 턱관절질환. 군자출판사 2022.

김영균, 김상윤. 치과진료 후 발생하는 골치아픈 증례들 Tough cases Vol. 3. 턱관절질환. 군자출판사; 2022.

김영균, 김일형. Tough Cases. 치과진료 후 발생하는 골치아픈 증례들. Vol 1. 신경손상. 군자출판사 2021.

김영균, 김일형. 김영균, 김일형. 치과진료 후 발생하는 골치 아픈 증례들. Tough cases. Vol. 2. 구강안면통증. 군자출판사 2021.

김영균, 김일형. 치과진료 후 발생하는 골치 아픈 증례들. Tough cases Vol. 2. 구강안면통증. 군자출판사; 2021.

김영균, 김일형. 치과진료 후 발생하는 골치아픈 증례들. Tough cases Vol 1. 신경손상. 군자출판사; 2021.

김영균, 이양진, 윤필영 등. 임프란트의 모든 것 Q & A로 배운다 (I) 한국퀸테센스출판 2010.

김영균, 이양진, 윤필영 등. 임프란트의 모든 것 Q & A로 배운다(I). 한국퀸테센스; 2010.

김영균, 이양진, 윤필영 등. 치과 수술 및 전신적 문제점과 합병증. 대한나래출판사 2015.

김영균, 조득원, 김형기. Tough Cases. 치과진료 후 발생하는 골치아픈 증례들. Vol. 4. 구강악안면감염. 군자출판사 2023.

김영균. 음주와 임플란트주위염(Alcohol drinking and peri-implantitis). 치과임상. 2021;41(11):733-740.

김진, 박원서, 염안섭 등. 전신질환자 치과진료의 임상길잡이. 군자출판사; 2014.

김혜성. 입속세균에 대한 17가지 질문. 파라사이언스; 2022.

대법원 판결문. 2013도850 의료법위반

대한구강악안면외과학회. 구강악안면외과학교과서 제3판. 의치학사; 2013.

대한안면통증 & 구강내과학회. 구강연조직 질환의 진단과 치료. 신흥인터내셔날; 2010.

대한예방치과 구강보건학회. 불소치약 사용에 대한 예방치과연구회의 지침; 2021.

여환호, 김영균, 김수관. 치과환자의 응급처치 및 의과적 고려사항. 나래출판사 1996;185-188.

윤준호, 박영범, 오남식. 국내에서 치료된 고정성, 가철성, 그리고 임플란트 보철물의 수명 및 성공률 분석. 대한치과보철학회지 2018;56:95-104.

이창하. Q&A로 알아보는 슬기로운 치과생활-치과보존과- 서울대학교치과병원 매거진. STORY of SNUCH. Autumn 2022 Vol. 87:6-9.

일본방문치과협회. 노인을 위한 구강관리. 강부월, 박정란, 이형숙, 황윤숙 편역. 군자출판사; 2008.

전국치주과학교수협의회. 치주과학 7판. 군자출판사; 2020.

전수환 기자. 실패 보철물의 사용기간. 치의신보 2018.5.24(목) 제2610호; 7.

전진모. 현명한 환자를 위한 치과백서. 헤세의서재; 2022.

제롬 그루프먼, 패밀라 하츠밴드. 박상곤 옮김. 치료하는 마음. 원더박스; 2022.

총의치학교수협의회. 무치악 환자를 위한 보철치료; 신흥인터내셔날; 2009.

황정환, 최영철, 이긍호. 클로르헥시딘 바니쉬와 클로르헥시딘 양치액 사용시 치면 착색면적의 비교. 대한소아치과학회지 1998;25:513-524.

Adair SM. Evidence-based use of fluoride in contemporary pediatric dental practice. Pediatr Dent 2006;28:133-142.

Aps J, Badr N. Narrative review: the evidence for neurotoxicity of dental local anesthetics. J Dent Anesth Pain Med 2020;20:63-72.

Bergenholtz A, Olsson A. Efficacy of plaque-removal using interdental brushes and waxed dental floss. Eur J Oral Sci 1984;92:198-203.

Bloomer CR. Straws do not cause dry sockets when third molars are extracted. Tex Dent J 2011;129:25-33.

Budtz-Jørgensen E, Isidor F. A 5-year longitudinal study of cantilevered fixed partial dentures compared with removable partial dentures in a geriatric population. J Prosthet Dent 1990;64(1):42-47.

Cardoso CL, Rodrigues MTV, Junior OF, et al. Clinical concepts of dry socket. J Oral Maxillofac Surg 2010;68:1922-1932.

Chackartchi T, Chaushu S, Stabholz A. Orthodontic Treatment in Patients with Severe Periodontal Disease. In: Eliades T., Katsaros C. The ortho-perio patient: clinical evidence & therapeutic guidelines, 1st ed. Philadelphia: Quintessence Publishing Co, Inc., 2019;195-197.

Chakravarthi S. Platelet rich fibrin in the management of established dry socket. J Korean Assoc Oral Maxillofac Surg 2017;43:160-165.

Daly CG, Chapple CC, Cameron AC. effect of toothbrush wear on plaque control J Clin Periodontol 1996;23:45-49.

Dawson PE. Functional Occlusion From TMJ to Smile Design, ELSEVIER. 2006.

Dey M, Mishra BP, Awasthi D, Sahoo A. Articaine as an alternative in lidocaine allergy: Case report of a seventy year old male patient. Int J Surg Case Rep 2020;77:941-943.

Drake CW, Beck JD. The oral status of elderly removable partial denture wearers. J Oral Rehabil 1993;20(1):53-60.

El Deeb M, Wolford L, Bevis R. Complications of orthognathic surgery. Clinics in Plastic Surgery Vol 16 No 4 October 1989. Clin Plast Surg. 1989;16:825-40.

Falace DA. Emergency dental care. Diagnosis and management of urgent dental problems. Williams & Wilkins 1995;235-236.

González-Delgado P, Anton R, Soriano V, et al. Local anesthetics in a case of allergy to mepivacaine. J Investig Allergol Clin Immunol 2006;16:311-313.

Gulabivala K, Naini FB. The orthodontic-endodontic interface. In: Gulabivala K, Ng YL (Eds.). Endodontics (4th Ed.). Mosby (Elsevier), 2014.

Gupta R, Gupta B, Dua B, Gupta M. Assessment of various factors for rpd failure in adult population. Journal of Advanced Medical and Dental Sciences Research 2018;6(9):32-34.

Hopman AJG, Baart JA, Brand HS. Articaine and neurotoxicity - a review. Brit Dent J 2017;223:501-506.

Howe MS, Keys W, Richards D. Long-term (10-year) dental implant survival: A systematic review and sensitivity meta-analysis. J Dent 2019;84:9-21.

http://www.dtnews24.com/news/articleView.html?idxno=441236

https://health.chosun.com/site/data/html_dir/2021/02/26/2021022601674.html

https://www.mayoclinic.org/diseases-conditions/dry-mouth/diagnosis-treatment/drc-20356052

https://www.mk.co.kr/news/business/view/2022/04/357680/

Ioannou AL, Kotsakis GA, Hinrichs JE. Prognostic factors in periodontal therapy and their association with treatment outcomes. World J Clin Cases 2014;2(12):822-827. doi:10.12998/wjcc.v2.i12.822

Jepson NJ, Moynihan PJ, Kelly PJ, et al. Caries incidence following restoration of shortened lower dental arches in a randomized controlled trial. Br Dent J 2001;191(3):140-144.

Kalkan IK, Buhari GK, Ates H, et al. Local anesthetics hypersensitivity: Analysis of 14-years experience. J Asthma Allergy 2021;14:47-58.

Kielbassa AM. Dentine hypersensitivity: Simple steps for every diagnosis and management. Int Dent J 2002; 52:394-396

Larsen PE. Alveolar osteitis after surgical removal of impacted mandibular third molars: Identification of the patient at risk. Oral Surg Oral Med Oral Pathol 1992;73:393-397.

Lee J, Lee JY, Kim HJ, Seo KS. Dental anesthesia for patients with allergic reactions to lidocaine: two case reports. J Dent Anesth Pain Med 2016;16:209-212.

Liu XX, Tenenbaum HC, Wilder RX, et al; Pathogenesis, diagnosis and management of dentin hypersensitivity: An evidence-based overview for dental practitioners. BMC Oral Health 2020;20L220. https://doi.org/10.1186/s12903-020-01199-z.

Machuca C, Baker SR, Sufi F, et al. Derivation of a short form of the dentine hypersensitivity experience questionnaire. J Clin Periodontol 2014;41:46-51.

Misch CE. Dental Implant Prosthetics 2ndedition,ELSEVIER2014.

Nevalainen MJ, Närhi TO, Ainamo A. A 5-year follow-up study on the prosthetic rehabilitation of the elderly in helsinki, finland. J Oral Rehabil 2004;31(7):647-652.

Njokanma AR, Fatusi OA, Kolawole O, et al. Does platelet-rich fibrin increase bone regeneration in mandibular third molar extraction sockets? J Korean Assoc Oral Maxillofac Surg 2022;48:371-381.

Pavlidakey PGBrodell EE, Helms SE. Diphenhydramine as an alternative local anesthetic agent. J

Clin Aesthet Dermatol 2009;2:37-40.

Pitchika V, Pink C, Völzke H, et al. Long-term impact of powered toothbrush on oral health: 11-year cohort study. J Clin Periodontol 2019;46:713-722.

Poulopoulos A, Papadopoulos P, Andreadis D. Chemotherapy: oral side effects and dental interventions -a review of the literature. Stomatological Dis Sci 2017;1:35-49. http://dx.doi.org/10.20517/2573-0002.2017.03

Preshaw PM, Walls AW, Jakubovics NS, et al. Association of removable partial denture use with oral and systemic health. J Dent 2011;39(11):711-719.

Proffit WR, Sarver DM, Fields HW. Orthodontic Diagnosis: The Problem-Oriented Approach. In: Proffit W.R., Fields H.W., Larson B.E., Sarver D.M. Contemporary orthodontics, 6th ed. Philadelphia: Elsevier, Inc., 2018;147-148.

Prosthodont 1992;30:259-272.

Rosenstiel SF, Land MF, Fujimoto J. Contemporary Fixed Prosthodontics 4thedition,ELSEVIER2006.Snoeck M. Articaine: a review of its use for loacal and regional anesthesia. Local Reg Anesth 2012;5:23-33.

Sheens S, Owens J, Addy M. A possible predictor of inactivation. J Clin Periodontol 2001;28:46-51.

Steele JG, Walls AW, Murray JJ. Partial dentures as an independent indicator of root caries risk in a group of older adults. Gerodontology 1997;14(2):67-74.

Tan E, Daly C. Comparison of new and 3-month-old toothbrushes in plaque removal. J Clin Periodontol 2002;29:645-650.

Taylor M, Masood M, Mnatzaganian G. Longevity of compelete denture: A systematic review and meta-analyis. J Prosthet Dent 2021;123:611-619.

Thyvalikakath T, KaPradd M, Siddiqui Z, et al. Root Canal Treatment Survival Analysis in National Dental PBRN Practices. J Dent Res 2022 May 12;220345221093936. doi:10.1177/00220345221093936.

Trombelli L, Franceschetti G, Farina R. Effect of professional mechanical plaque removal performed on a long-term, routine basis in the secondary prevention of periodontitis: A systematic review. J Clin Periodontol 2015;42(Suppl 16), S221-236.

Turner M, Aziz SR. Management of the pregnant oral and maxillofacial surgery patient. J Oral Maxillofac Surg 2002;60:1479-1488.

Wilkins EM. Interdental care. Clinical practice of the dental hygienist (10th ed.). Philadelphia, PA: Lippincott Williams & Wilkins, 2010;429-442.

Wu J, Cannon RD, Ji P, Farella M, Mei L. Halitosis: prevalence, risk factors, sources, measurement and treatment - a review of the literature. Aust Dent J 2020;65(1):4-11.

Yoon ME, Jin TH, Dong JK. A study on the smile in Korean youth. J Korean Acad

Ziahosseini P, Hussain F, Millar B. Management of gingival black triangles. Br Dent J 2014;217:559-563.

INDEX

찾아보기

국문

ㄱ

ㅅ

ㅇ

ㅈ

ㅊ

영문

A

B

C

D

E • F

G • H

I

L • M

N • O

P

R